终结
阿尔茨海默病

全球首套预防与逆转
老年痴呆的个性化程序

The End of
Alzheimer's

[美] 戴尔·E.布来得森—著　　何琼尔—译　　何裕民—主审

湖南科学技术出版社

国家一级出版社　全国百佳图书出版单位

AVERY

An imprint of Penguin Random House LLC
375 Hudson Street
New York, New York 10014

Most Avery books are available at special quantity discounts for bulk purchase
for sales promotions, premiums, fund-raising, and educational needs.
Special books or book excerpts also can be created to fit specific needs.
For details, write SpecialMarkets@penguinrandomhouse.com.

Library of Congress Cataloging-in-Publication Data

Names: Bredesen, Dale E., author.
Title: The end of Alzheimer's: the first program to prevent and reverse
cognitive decline / Dale E. Bredesen.
Description: New York: Avery, [2017] | Includes bibliographical references and index.
Identifiers: LCCN 2017029515| ISBN 9780735216204 (hardcover: alk. paper) |
ISBN 9780735216228 (epub)
Subjects: | MESH: Alzheimer Disease—therapy | Alzheimer Disease—psychology |
Cognitive Dysfunction—prevention & control | Cognition—physiology
Classification: LCC RC523 | NLM WT 155 | DDC 616.8/311—dc23
LC record available at https://lccn.loc.gov/2017029515

Printed in the United States of America
9   10

Book design by Tanya Maiboroda

Illustrations by Joe LeMonnier

假如总统傻呆了？

王一方（北京大学医学部教授）

幸好是假如，不然会因为对号入座而引发外交纠纷，不过，现实生活中总统失智并非什么天方夜谭，也非危言耸听。曾带领美利坚创造经济高速发展奇迹，并在美苏博弈中拖垮苏联，赢得冷战，被称为美国历史上最成功、最睿智总统之一的罗纳德·里根后来就痴呆了，照老百姓的话语就是傻呆了。不由得让人感叹，"你也有今天"。想当年，竞逐连任时的里根秀出一组健身房的照片，殊不知那只能证明总统候选人有一个好身板，未必有治国安邦的大智慧；罗斯福总统坐轮椅也不影响美国人民对他超凡睿智的敬佩与信赖。因此，无论是总统，还是平民百姓，进入老龄时代，体能、智能都很重要，缺一不可，相反，失能、失智，一个都不想要，如果一定要分出先后，人们可能宁愿先失能，后失智，与其傻呆着满街跑，找不到回家的路，不如头脑清爽地蜗居家中，甚至床上。就医学干预而言，失能的治疗、照顾要比失智简便得多、有为得多。绝不是经济的考量，花费对于有优待条例的总统而言自然不在话下，他不会看病难、看病贵，更不会因病致贫、因病返贫，里根在得知自己失智先于失能（其实失智也是一种失能，即大脑的失能，完全彻底的脑失能便是死亡的降临），患有老年痴呆症后，与同为疾苦（乳腺癌临床治愈）阴影下生活多年的南希夫人做出决定，在他还未彻底呆傻的时候给美国人民写了一封告别信，信是这样写的——"我亲爱的同胞们：最近，我被告知，我是数百万名美国早老性痴呆病患者之一。当下，我认为重要的是让你们也都知道这个情况。我们衷心希望这能进一步提高人们对早老性痴呆症的警惕。也许，这促使人们去更好地理解罹患此病的个人和家庭……不幸的是，早老性痴呆症的发展常会使患者的家庭背上沉重的负担。我只希望有一种方法，能使南希从这种痛苦中解脱出来。"

这封信里传达的信息其实很无奈，也很无力，因为当时的医学界对老年痴呆（学名为阿尔茨海默病）基本上没有好办法，也无特诊指标与特效药，当时的普遍认知是阿尔茨海默病是一种退行性疾病，无法逆转，甚至有人认为，阿尔茨海默病与癌症都是对人类长寿欲望的阻断机制，是人类的自毁机制。所以，贵为退休总统的里根在信中也只能提醒人们要提高"警惕"，给这样的患者及其家庭更多的关注、关切、理解、共情，帮助他们从沉重的压力下适当"解脱"一些。因此，很长一段时间里，阿尔茨海默病的治疗原则一直是"照顾比治疗重要，陪伴比药物重要"。

正在人们彷徨不安时，一个锐耳声音在响彻："终结阿尔茨海默病！"让全球数以几千万计的阿尔茨海默病患者，以及数亿的阿尔茨海默病家庭成员振奋不已，人们迅速将目光聚集到发出这个声音的美国加州大学洛杉矶分校的教授戴尔·E. 布来得森，他立足于实验室与病房里的精深研究，发愿要为苦海迷航的患者与家属提供个性化的预防与干预方案。国际出版大鳄兰登集团旗下的企鹅出版公司知悉后，很快就推出他的新作。新作马上就雄踞畅销书排行榜之首。旅美学者何琼尔敏锐地捕捉到这缕革命性的曙光，第一时间将该书译为中文，交由国内科普出版重镇湖南科学技术出版社推出中文版，实在是国内阿尔茨海默病患者及其家属的福音。

先睹为快，对布来得森教授扎实的神经科学基础研究与前沿的精准医学研究思路感到敬佩。该书没有抛出一个千人一方，万人一药的所谓万能计划，而是贴近阿尔茨海默病患者的个性化特征，提出一人一策的综合解决方案，首先要建立与疾病周旋的信心，可能一时山重水复，也可能顷刻柳暗花明，诊疗过程中，考虑到身心灵因素都在改变着疗效和生活品质，而不只是在单一向度（靶点）左右疗效与预后，也就是说，全人医学思维主导着阿尔茨海默病的诊疗方向。精准医学是近年来基于分子生物学（细胞组学、基因组学）进展而萌生的一个重视个性化干预的治疗手段，从临床决策的规律来看，它更注重疾病的偶然性、多样性、复杂性，干预的整合性、艺术性，医患互动性。因此，读者也不能抱定刻舟求剑、照葫芦画瓢的思维来阅读本书，学一招，应一效，毕其一役而全胜，而应该细心揣摩，耐心跟进，积小胜为大胜，从作者的精准医学思维中寻找疾病干预与患者生活管理的艺术，将诊疗技术与人性关爱融合起来。尤其不能将疾病诊断、治疗、转归完全寄希望于某一仪器、药物，这样将会陷入希望—奢望—失望—绝望的泥沼之中，真正做到把书读活，而不是把书读死。

有鉴于此，欣然为序！

下一波，失智症将会汹涌而至

何裕民（中华医学会心身医学分会前任会长）

熟识本人的都知道，三四十年来，除关注医学一些重大问题（包括中医药学和医学人文等）外，笔者临床孜孜以求的是癌症的有效防治等。应该说，二三十年的努力，还是结出了一些硕果的：例如，我们在世界上率先倡导癌症是慢性病，开始学界颇有微词，现已成为共识；揭示癌症发病的"同花顺"（多因素叠加所致）理论；强调欲更好地控制癌症，也需以"同花顺"压"同花顺"（多环节加以改善及纠治），这些，现基本都已妇孺皆知。中国癌症防治 30 年来成效显著，5 年生存率大幅度提升。可以说，中国人的恐癌时代已接近尾声：癌症的发病率/死亡率将接近和越过峰值，短则七八年，长则十年十五年，癌症的发病率/死亡率肯定会明显回落。人们将得以更从容地与癌共舞。

但进化医学（严格意义上，应称"演化医学"）告诉人们：侵犯人类汹涌的恶性之疾往往一波未平，另一波已在酝酿中。接替癌症大潮的，将是更为凶猛的认知症（学名为"阿尔茨海默病"，俗称"老年痴呆""失智"，简称"AD"）。而且，就像 20 世纪 80～90 年代的癌症一样，当时人们对这突如其来且致死率极高的病症一筹莫展，故那时候有"十个癌症九个埋，还有一个不是癌"之戏语。今天，AD 同样，且其势远胜于癌症，同样是百般无奈，主流医学界集体失语。

然而，就在人类黔驴技穷之际，本书给出了一个全新的思路，而且，初露锋芒便其效不俗。因此，本书注定会成为人类阻击阿尔茨海默病艰难征程上的里程碑式的标记。至少，会在人类防治 AD 的历史上，留下浓墨重彩的一笔！

何以有此言论，并非是笔者溢美之词，其充足理由有三：

首先，诚如作者布来得森书中所言，"它（AD）是全世界十大常见的致死性疾病中，唯一无药可治之病"。不仅无药可治，而且，近年来世界大型药企纷纷"知难而退"，撤出了已经撤下重金的阿尔茨海默病药物研发之列，颇有壮士"断臂止血"的勇气和无奈。更何况有此类举动者不止一家企业，几乎是所有的大型药企。因为研发商的嗅觉异常敏感，他们谁都知道 AD 是个巨大的"金矿"，但只是潜在的。而一次次研发新药碰得头破血流后，始知在目前条件下此领域"无突围之机会"（至少在目前思路下走不通）。硬啃骨头，只能赔了夫人又折兵，损失更惨重！不如避其锐气，静等时机。这种情况，在疯狂逐利的世界药企领域，着实是一大例外！

其次，阿尔茨海默病的新增患者，犹如潮涌，其澎湃之势，似乎难以抵挡。以事实为例：有关材料认为中国阿尔茨海默病患者在 970 万～1000 万之间。根据笔者从事肿瘤临床的多年经验，中国的慢性病申报制度严重滞后，因此，该数字是明显缩水了的。以癌症为例，中国官方数字是每年 320 万新发癌症患者，而我们估计，每年新增癌症患者早已超过 400 万。也许，东邻日本的相似情况最能说明问题：日本期望寿命高于中国，理论上说，AD 患者的发病率也高于中国。日本 2015 年官方（厚生省）数字：阿尔茨海默病患者保有量 468 万。近期日本官方发布的《高龄化社会白皮书》预计，到 2025 年，日本失智老人将快速增加到 730 万人；未来平均每 5 个 65 岁以上年龄者中，就有一人患失智。而近期出版的《日本未来年表》中，透露了保密的预测估算，将有 10% 的日本人可能失智，这将使日本成为 1300 万失智人口的"失智症大国"。须知，日本人口不到中国的 1/10（1.28 亿），即使中国发病率只是日本的 1/3，也将是高达 4000 万人，这是多么可怕的场景啊！其实，平素只要笔者谈起阿尔茨海默病，周边总会有人凑上来说，自己身边谁谁怎么了，谁谁高度疑似老年痴呆！因此，说此病高发之势，犹如钱江潮涌，毫不为过！或许，听之任之，你我真的都可能很难幸免于老年痴呆。

再次，就像作者所言："此病不仅夺命，而且，患者将历经数年甚至数十年毫无尊严的苟延残喘，并让家人饱受折磨……"这一可怕的事实无需赘述，可说是众所周知。

阿尔茨海默病既来势汹涌，势不可挡；又没法治疗，甚至以往认为连防范都无能为力；且当事人及陪伴者的结局又是如此糟糕痛苦……就在一片漆黑、茫然之际，冒出了有可能终结阿尔茨海默病的一缕阳光，一丝希望。令人欣慰的是，这一努力不仅仅停留在理论及机制研究上，而且已经在人群中一定范围内成功实施了，那不将扭转乾坤，改写人类与阿尔茨海默病的抗争史吗？

因此，笔者对 *The End of Alzheimer's* 一书十分看好；对为了纠治阿尔茨海默病而作出重要贡献的布来得森教授的团队，表示由衷的敬佩与感激！因为他们所提供的不只是一种创新性的治疗程序及方法，更是开创了一个全新的世纪。

说起此书的引进，还有一点感慨值得一说。

作为一位对健康等诸多问题感兴趣者，笔者诊疗闲余喜欢阅读，虽不甚精，却读了不少书，每月也有十余本。但英文原版书读得很少。阴差阳错中，偶然机会看到何琼尔博士提供的刚刚面世的英文原版书，便动了深究的欲望，读毕掩卷而思，获益良多！

细析何以有如此感触，因素是多方面的：

第一，这是一本针对性很强的书。笔者从事肿瘤治疗近 40年，近年来颇有感触：随着肿瘤治疗的进步，如今欲逃脱癌症恶魔的纠缠已非难事。近40年来，癌症生存者日渐增多。以上海为例，患癌而活着者，从20世纪80年代初的区区两三万人，飙升到现在的36.8万人（据上海权威部门2018年4月16日报道），美国则接近1500万人；上海癌症患者5年相对生存率已达53%，而发达国家的5年生存率早已高达70%～80%。以我所在的肿瘤治疗专业机构（上海民生中医门诊部）为例，中西医结合手段治疗癌症，5年相对生存率达到83.1%（而且涉及数万例大样本），包括原本被认定是癌中之王、活不过两三个月的肝癌。今年毕业的赵博士，因为博士论文需要，统计分析了本机构资料完整的413例肝癌患者，结论是肝癌患者平均生存期110.5个月（9.2年），中位生存期75个月；曾做过手术切除肝癌并加中医药善后的，平均生存期（128.02±12.76）个月（10.68年），中位生存期92个月；1年、3年、5年生存率分别为95.80%、89.00%和85.40%。即使没法手术切除的晚期患者，中医药加综合治疗（包括靶向药物）的99例患者，1年、3年、5年生存率分别为92.90%、76.50%和72.70%。这说明什么问题，说明今天癌症已经有好办法对付；好好治疗，死于癌症者会越来越少。诚如本书作者布来得森所言："每个人都可能认识一些癌症康复者。"其实，每个人周边都有很多癌症康复者。你想想，全美国癌症生存者高达1500万，每20个美国人中（全美3亿人，不管男女老少）就有一位癌症康复者。上海虽尚未达到美国康复水平，也是每50人中有一位癌症康复者。因此，可以自信地说，生了癌，合理治疗，康复已不再是什么难事。人们大可不必再为癌症恐惧了！起码在发达城市，合理治疗，并配合有友好的支持性氛围条件，生了癌（包括像难治性的肝癌）还是能够好好活着的。

也许，上帝认为人类总需要有所忌惮，否则易狂妄而不知天高地厚！当人们还来不及为癌症的有所控制而弹冠相庆时，其他恶魔已悄悄逆袭，准备取代癌症的江湖地位而继续惩罚并警示人类。阿尔茨海默病就是来势最凶猛的取代者之一。笔者最早对阿尔茨海默病产生关注是因为美国里根总统。而真正为此病感到焦躁不安是十余年前，我的一大批老患者几经努力，多年治疗后虽逃离了癌症魔爪，但短则七八年，长则十余年，不少人纷纷又陷入了阿尔茨海默病这一深不见底的泥潭。我记得很清楚，南方某省一位高官，2000年前后因肺癌，没法手术而在我处诊治，化疗两次后没法继续，做了放疗，康复得很好；与我成为亦患亦友的莫逆之交，他也因晚期肺癌康复良好而被众人视为楷模。然而，2008年前后，他因反应迟钝、健忘、不认识回家的路，逐步发展成生活没法自理，六亲不认（但说到我的名字依然眼皮及手脚会有动作）。大概2013年前后，他彻底丧失认知能力。我去看他时，赤身裸露，似一具仅存呼吸的"僵尸"，毫无尊严及自我意识可言。我木呆地站在他床边，不胜唏嘘。他可是"文化大革命"前北京某名牌大学的高材生，才华横溢，38岁就主政一方，成为当时最年轻的正厅级干部啊！可现在，AD的折磨，使他尊严全无，意识尽失，如此惨不忍睹。2016年夏，他总算彻底"解脱"了！但好友的这一幕在我的脑海里久久回放，时不时会在梦中浮现。此后，我又陆续目睹了好几位癌症患者的类似惨剧。四五年前，在癌症诊疗中，我下意识地加强了对AD的关注，发现癌症患者（特别是经过铂类等化疗者及脑部放疗者）更容易被阿尔茨海默病盯上。这些没有死于癌症的患者，庆幸逃脱了癌魔，却最终凄惨无助且尊严尽失地被阿尔茨海默病缠上而不治。粗略估算，癌症患者晚年陷入AD泥潭的，占1/4～1/3！为此，当深圳某大型公益讲座邀我做一场健康科普演讲时，我上台第一句话就说："也许，今天我们越来越不怕癌症，越来越少死于恶性肿瘤！却又被更难缠的阿尔茨海默病盯上了！谁都不敢说自己能够幸免于阿尔茨海默病！更可怕的是，此病令人活着毫无尊严，只能苟延残喘！"一番话，令台下听众耳朵都竖立起来。

在中国，今天的阿尔茨海默病现状，犹如 20 世纪 80 年代癌症的肆虐。

也许，这是我第一眼看到 *The End of Alzheimer's* 一书时就滋生出强烈深究欲望的内驱力所在。

第二，这是本基础研究与实践紧密结合的书。笔者书看多了，翻阅一下即能掂出"分量"！近年来，从海外引进的图书（包括健康类图书），"标题党"之类的确实也不少。有些书题目养眼，却空洞无物。本书则不然。作者本身是资深权威的医学科学家，最重要的是，他既是做理论研究的，又是从事临床诊疗的，属典型的双跨型人才，故才有可能做出完全不一样的成就。他用还原论方法研究 AD 的患病机制，利用实验的方式来解决难题，总结出了阿尔茨海默病的个性化治疗程序，并用之临床，终见成效。值得一提的是，他的这种方法，与东方医学（中医及印度医学）的方法不谋而合。

其实，正像他书中所记载的，2003 年以来，美国食品药品监督管理局（FDA）否定了所申报的与本病有关的 245 种试验新药中的 244 种，人们所做出的反应要么是"逃离"——国际大药企纷纷撤离 AD 研发领域；要么是孤注一掷，大赌一把，但很少思考是不是需要改弦易辙，换换思路与方向——是不是基本假设错了。作者难能可贵之处在于：愿意闭门思过，另辟蹊径，从而柳暗花明！作者对 AD 做了细分，认为阿尔茨海默病实际上是一大类疾病的总称，至少包括三大类型：炎症型、萎缩型、毒素型，从而需要截然不同的纠治方案；并条分缕析地按 36 个因素（书中称"漏洞"）来逐一加以处理；而且，临床治疗结果表明：对炎症型、萎缩型 AD 效果不错，对毒素型 AD 效果稍次些。对此，笔者深有同感。记得 20 世纪 80～90

年代，癌症诊治过程中，并无靶向、微创等疗法，按照三板斧（手术、化疗、放疗）常规治疗，疗效很差，故那时候有"十个癌症九个埋，还有一个不是癌"之说。后来，我们逐渐也细分癌症，并按照中西医结合原则，同时从认知、心理、医疗、药物、饮食、运动、社会（支持）、环境（改善）等诸多环节切入，明显提升了疗效。故对于布来得森教授以类似的情趣及智慧研判AD，在细分基础上逐步加以改善，自然倍感亲切（太熟识了），且坚信其深含旨趣，相信疗效一定不错。因为辩证法的精髓就是具体细分对象，分别处置，如此往往能够在迷路中找出"通幽之径"，柳暗花明。顺便提及，根据以往我们的临床经验，与此书思路不谋而合，已有确诊为阿尔茨海默病的患者，病情有了明显的改善。

最后，需指出的是，这本书虽是针对阿尔茨海默病而言的，但其操作意义超出了单一病种，而具有普适价值。因为它揭示了一个事实：解决复杂问题（包括难治性疾病的治疗问题），除西方的针对性还原（破解）方法外，还有东方的复杂性综合措施。值得玩味的是，书中布来得森教授提及他与来自中国学者的对话：中国学者不远万里来到美国寻求AD的科学解决之道；而身在美国的学者（布来得森本人）以西方思路分析AD碰壁后，却更愿意从东方智慧中吸取精华，寻得破解之策；这，适成一种对照与互补。其实，我们在癌症的治疗中，也有同样的体会：复杂难题，求助东方智慧及经验，融合现代科技，也许更容易破解！

鉴于上述诸多因素，相信这是一本难得的佳作，不仅阿尔茨海默病患者及其家属、医护人员会从中获益；而且，把它当作一本智慧之书来读，举一反三，推而广之，也许同样会是开卷有益的！

鉴此，乐以为序！

致中国读者 ·———

戴尔·E.布来得森

欣闻本书即将译成中文与中国读者见面，我十分欣喜，故借此机会向读者说说心里话，也算是还了自己一个夙愿。

早在学生时代，我就听闻中国地大物博，历史悠久，文化灿烂，心颇向往。而且，在自己的学术生涯中，与许多中国学者进行了广泛深入的交流，深深感受到中国传统医学的恢弘博大及实用价值，我们发明的这套逆转阿尔茨海默病的个性化治疗程序，是我和团队在沿世界主流路径探索多年，仍然严重受阻、困惑时，受到中医学及印度医学智慧的启迪而萌生的。因此，我坚信中国的读者对此书一定会有亲切感，并且非常容易接受。这也可能成为全球科学技术交汇大潮中熠熠生辉的典范。

众所周知，阿尔茨海默病已经成为我们日常生活的一部分，几乎每天都能听到它的名字，在朋友、亲人身上看到它，感觉到它一直在我们身边蔓延。它的发病率还在不断攀升，现在已成为一个重大的全球性医疗健康问题。此病是美国第三大死亡原因，而且由于人口老龄化、空气污染和西餐的普及，它在中国也将成为一个日益严重的问题。遗憾的是，以前还没有有效的治疗方法，就像我在书中写的那样："直到现在为止，每个人都认识一位癌症康复者，但没有人认识一个阿尔茨海默病的康复者。"

我和实验室的同事研究阿尔茨海默病的病因、病机已经30年了，在2014年，我们公布了第一批阿尔茨海默病患者康复的病例。此后，这批阿尔茨海默病康复者的状况得到持续改善，一些人已经恢复了工作，一些人现已用 ReCODE［Re 是指 Reverse（逆转）、CO 是指 Cognitive（认知）、DE 是指 Decline

（衰退）〕个性化治疗程序超过 6 年了。我们发明的这个前所未有的个性化治疗程序与以前屡屡失败的阿尔茨海默病治法完全不同：从前，人们在不知道为什么会发展成认知衰退的情况下，往往使用单一药物治疗。我们经过几十年努力，现在已经确定造成记忆损失有许多因素，从而需要一一采取针对性解决方法。就是说，需要用个性化、多维度的治疗程序来医治不同患者、不同类型的记忆损失。这实质上是将 21 世纪的精准医学与中国传统医学有机组合的佳果。现在已有 2000 多位患者在用我们发明的这一个性化治疗程序，病情大都获得明显的改进。此疗法及其基本原理、细节、操作要点以及患者本身的故事等，都在书中得到讲解。

30 年来，我们的医学研究得出了一些令人惊讶的结论。例如，我们发现阿尔茨海默病不是一种单一的疾病，实际上，它分为 4 种不同类型：炎症型/热性型（Ⅰ型）、萎缩型/寒性型（Ⅱ型）、糖类中毒型/甜证型（1.5 型，因为它结合了Ⅰ型和Ⅱ型的特征）、毒素型/恶性型（Ⅲ型）。这些不同的类型都分别有不同病因、病理及最佳治疗和预防方法，故需要"因人制宜"。我们还惊讶地发现，阿尔茨海默病实际上是机体对炎症、支持大脑的重要营养因子缺失、胰岛素抵抗、毒素（如汞、霉菌）入侵等所导致的损伤性机制的自我保护反应，这些致病因素是诱发认知能力下降的关键性因素。

几乎所有人身上都存在着诱发阿尔茨海默病的一些高危因素。而且，很多人还可能同时存在着多类高危因素。因此，我们建议每个成年人都应该接受相应的心智评估检测，并在适当年龄开始实施预防计划，如果症状已开始出现，则尽早治疗达到逆转。例如，就像医学保健指南建议人们在 50 岁左右时开始进行常规性的结肠镜检查，以预防结肠癌一样，我们主张 45 岁以上的人应接受"认知镜检查"（一组相应的血液测试），以了解我们自身存在的危险因素，便于尽早采取相应的预防认知衰退的措施。

好消息是：现在人们应对阿尔茨海默病终于有了切实的希望。如果我们共同努力，积极展开有效防范工作的话，阿尔茨海默病应该可以成为一种罕见病。如果这样，我们可以大幅度减轻阿尔茨海默病给全球人民带来的沉重负担，让更多的人摆脱此病的困苦。

我们获悉中国有高达 1000 万人为阿尔茨海默病所困扰，希望此书可以帮助患者改善这一尴尬境地，让更多的中国老年人健康、优雅而有尊严地度过人生最后的美好时光！

英文版 *The End of Alzheimer's* 由美国著名的企鹅出版公司 2017 年 8 月出版，问世后在《纽约时报》畅销书排行榜上高居前列长达 5 个月之久。现在，此书正被翻译成 26 种不同语言，走向世界各地，它将有可能从根本上改变全球应对阿尔茨海默病的尴尬困境。

我感谢译者何琼尔博士和主审何裕民先生认真负责地将本书译成了中文，感谢湖南科学技术出版社对本书出版和发行做出的贡献，也感谢中文版权代理商安德鲁公司所做的努力。

　　《终结阿尔茨海默病》是一部意义重大的杰作，布来得森教授用详实的文字让我们重新认识了这种可怕的疾病，它不再神秘而无药可治，而是可预防且可逆转的。

　　——**大卫·帕尔马特**，医学博士，《纽约时报》畅销书《谷物大脑》和《脑的创造者》作者

　　《终结阿尔茨海默病》是一部精湛、权威而激励人心的防疾治病指南。不论你是否携带 ApoE4 基因，还是诊断为此病而害怕的患者，这本书都可以使对阿尔茨海默病的恐惧者转变成积极有效的防范者。

　　——**莎拉·哥特福德**，医学博士，《纽约时报》畅销书《年轻人》作者

　　戴尔·E. 布来得森教授是世界一流的神经病学科学家，他创新而严谨的研究，为阿尔茨海默病创造出一套安全有效的预防及治疗方案。本书将彻底地更新我们对此病的认识。

　　——**杰弗里·布兰德**，克里弗兰医学中心功能性药物研究所创始人

　　布来得森教授给至今为止最棘手的阿尔茨海默病的临床难题提供了巨大的希望。他的研究表明：能用一定方式中止此病的发展，并在许多情况下可缓解和改善早期的阿尔茨海默病。

　　——**里洛·霍德**，医学、哲学博士，奥巴马总统亲自授予的国家科学奖章获得者，美国系统医学研究所创始人

　　每个对大脑健康感兴趣的百姓和医学工作者，都应该来阅读这本前所未有的书，它将给大脑健康医学带来真正的变革。

　　——**迈克尔·莫贞奇**，2016 年国际卡夫利神经学奖获得者

不论是为自己，还是为所爱的人，或是为患者，它都是对阿尔茨海默病这种绝症感兴趣者的必读之书！

——**纳森·普莱斯，** 教授，哲学博士，美国系统医学研究所副主席

多年来，通过在我的患者身上运用布来得森教授对于阿尔茨海默病的深刻见解及方法，我可以保证：如果按照他的建议去执行，就能把自己、爱人、朋友等从这可预防和缓解的病魔中解救出来。

——**史蒂芬·甘得瑞，** 医学博士，国际心肺研究所医学主席，《纽约时报》畅销书《植物悖论》作者

本书标志着阿尔茨海默病治疗的一个史无前例的重大转折点，此病的患者、家属以及高危人群等，都可以因此而拥有真正的希望。

——**克里司·库赖索，** 美国文理学院理学硕士，《纽约时报》畅销书《古老的治病良法》作者

《终结阿尔茨海默病》一书是新医学的开始，布来得森教授把科学升华为智慧，并造福于人类，且提供了中止阿尔茨海默病进展之途径。

——**派特里克·哈拿威，** 医学博士，克里弗兰医学中心功能性药物研究所创始人、医学主席

有患者说，本书中提出的实验性治法，彻底逆转了他们的症状，让他们重新过上了正常人的生活。

——**玛丽亚·舒尔瓦，** 施瓦辛格之妻，美国知名电视节目《今日秀》嘉宾

《终结阿尔茨海默病》首次把尖端科学转化为可以改善此病的现实计划，且显著地改善了大脑的心智功能。如果你想拥有健康的大脑，就请阅读此书。

——**马克·海曼**，医学博士，克里弗兰医学中心功能性药物研究所主席，《纽约时报》畅销书《吃肉变瘦》作者

《终结阿尔茨海默病》是本意义非凡的书。布来得森教授针对我们这个时代最重要的健康难题，研究出了我多年来所看到的最令人兴奋的成就，帮助我们重新认识了这种既复杂又残酷的疾病，创造出了第一套有效的预防、治疗措施。这是一部不朽杰作、必读之书。

——**阮根·查特吉**，英国皇家医学院成员

人类对疾病的认知，总是要经历从不知到知这一过程的。为结束阿尔茨海默病患者的痛苦，我们期待终结对阿尔茨海默病不知的这一天早日到来。愿《终结阿尔茨海默病》一书的出版，能够给患者带来福音。

——**杜治政**，教授，著名医学大师，中华医学会伦理学分会原会长，中国医学人文学的开创者、引领者

我们的亲人失智无异于生命尊严丧失。想减少或避免这种痛苦，可读读这本世界顶级科学家的书！

——**袁钟**，教授，中国医师协会医学人文分会候任会长，著名健康传播专家，中国协和医科大学出版社原社长

正在人们为 AD 而彷徨不安时，一个锐耳声音在响彻："终结阿尔茨海默病！"让全球数以几千万计的阿尔茨海默病患者，以及数亿的阿尔茨海默病家庭成员振奋不已。

——**王一方**，北京大学医学部教授，著名的医学人文权威学者

这是一本融合了基础与应用，西方实证精神与东方智慧经验的佳作，它的广为传播，将大大改善阿尔茨海默病的防治现状，并将启动综合防范慢性病的一类有效且低成本而人人可及的新模式！

——**赵明杰**，教授，大连医科大学人文学院院长，中华医学会伦理学分会会长，著名医学哲学专家

全球人的健康需要全体人的努力，包括自我责任、专家贡献和社会动员。不论过去做得怎样，这本书都可以是一个新的开始！

——**段志光**，教授，山西医科大学原校长，现任山西中医药大学党委书记，著名医学家、医学人文学者

综合防治 AD 的全新理念，个性化综合防治方法，普及推广，造福人类，为 AD 患者和亲人带来希望和福音。本书读后脑洞大开，的确是一部震撼人心的不朽杰作。奉上几句感言："防治失智，心身同治；心智大开，健脑人生。"

——**吴爱勤**，教授，中华医学会心身医学分会会长，著名精神病学专家，苏州医学院原院长

本书注定会成为人类阻击阿尔茨海默病艰难征程上的里程碑式的标记。至少，会在人类防治 AD 的历史上，留下浓墨重彩的一笔！

——**何裕民**，教授，中华医学会心身医学分会前任会长，中国健诺思医学研究院创始人兼名誉院长，著名临床肿瘤专家，畅销书《癌症只是慢性病》《抗癌力》作者

从"脑储备"到"认知储备"，人们已经认识到失智的实质不是"脑细胞"的减少，而是神经环路功能和效率的下降。从理论上提示认知培训和锻炼等可以提高神经环路的功能和效率，

进而延缓或改善失智者的病情。本书中提到的个性化的治疗程序正从实践方面证实了这个假设。因此，这是非常鼓舞人心之大事，值得大力推广。

——**袁勇贵**，教授，中华医学会心身医学分会候任会长，著名脑科专家，医学领军人才

无药可医的"阿尔茨海默病"，在这里变得有法可医，这是本书的看点，更是其带给病患的希望：其中最先接受本书个性化程序治疗的 10 名患者，有 9 名在 3～6 个月内病情明显好转。尤其可贵的是，这些可医之法，虽然出自美国的现代医学权威，但却也借助了东方传统智慧，这就使阿尔茨海默病这一世纪绝症，有了奇迹出现的可能。

——**佟彤**，主任记者，《北京晨报》首席记者，著名健康传播专家

这是一本带给人希望的书：有针对性地科学改善营养，消除体内的慢性炎症，排出体内毒素，这或许应该是人类预防和应对包括阿尔茨海默病在内的许多慢性病的一个探索性方向。

——**庄丽**，主任编辑，中央广播电视总台、《养生大讲堂》主持人，著名健康传播专家

就像《终结阿尔茨海默病》作者在书中强调的那样：新的关于认知症的有效疗法"实质上是将 21 世纪的精准医学与中国传统医学有机组合的佳果"，它已在 2000 多人身上获得佳效，说明这种有机组合的临床意义的确非凡！布来得森在本书中创造的有效疗法，不仅对阿尔茨海默病的防治是重大突破，而且预示这类中西医有机整合之思路，也有可能在其他一些疑难病的防治中创造奇迹！

——**张晔**，教授，旅英资深中医学家、资深针灸医师，上海中医药大学原针灸系教授，现任英国凤凰中医研究院院长

这本书献给我的妻子

Dr. 爱达·拉辛·布来得森

一位有爱心的好医生，把综合性的功能医学

带到我生命中，让我认识了这一领域的重要性

也献给我深爱着的两个女儿：塔拉和泰丝

目　录

The Alzheimer's Solution

第一部分

阿尔茨海默病有救了

--- · 第一章 · ---

破解认知衰退之谜

> 盲目与现实抗争无法改变任何现状，只有不断
> 推陈出新，才能有所改变。
>
> ——R. 巴克敏斯特·福勒

关于阿尔茨海默病（AD）①，我们听到的诸多说法总是可怕而沉重的，例如此病不可治愈，且无药可用；也缺乏行之有效的预防方法。多年来，此恶魔让全世界最杰出的神经科学家们一筹莫展。尽管政府机构、制药公司花费了数千亿美元，而生物科技专家们发明和试验了许多治疗阿尔茨海默病药物，但 99.6% 的努力均以彻底失败而告终，甚至有些有成功希望的药还没能进入临床试验阶段。

如果你认为剩下那 0.4% 的希望可能存在于已经面市的各种发现中，因为毕竟最终我们只需要一种有效的药物，那么，你就想错了！就像阿尔茨海默病研究组织（Alzheimer's Association）所阐述的严峻现实："自从 2003 年起，得到批准上市的治疗阿尔茨海默病新药中，没有任何一种是真正有效的，现有的药物对阻止此病的发生或缓解症状毫无效果。"虽然现有 4

译者注： ————————————————————

① 阿尔茨海默病（Alzheimer's disease，AD），因在老年性痴呆患者中占多数，故俗称"老年痴呆"，也曾称其为"早老性痴呆"（严格意义上，早老性痴呆应在 64 岁以前出现明显症状）。因为"老年痴呆"有歧视之嫌，故近来人们更多以认知症、认知障碍作为此病的规范用词。

002　**终结阿尔茨海默病**

种药物"可能有助于缓解失忆、精神错乱等",但有效时间非常有限。

可能你还在绞尽脑汁地回想上次听闻美国食品药品监督管理局（FDA）批准针对阿尔茨海默病的新药是什么时候，如果想不起也不足为奇，因为从 2000 年至 2010 年，244 种进入测试阶段的实验性新药中，只有一种"美金刚"（Memantine）在 2003 年被批准用于此病治疗。但我要说的却是，即使是美金刚，治疗此病的效果也不理想。

就像我所说的：现实非常严峻！所以，被诊断为阿尔茨海默病是人们最不愿意听到的噩耗。一位因爱妻长期患阿尔茨海默病而在痛苦之中备受煎熬的男士，心灰意冷地摇着头说："我们不断地被告之：能缓解此病的药物正在研发之中。但他们为什么要给我们空虚的希望呢？我可以告诉你：每天煎熬在这种病痛之中的人们，最不愿意听到的就是这类空头支票！"

当下阿尔茨海默病已成为热门话题之一。在新闻报道、博客、广播和电视电影（不管是真实的，还是虚构的）中，我们一次又一次听说过关于阿尔茨海默病患者的故事。不幸的是：每个故事都是以悲剧而告终。没有其他任何一种疾病像阿尔茨海默病这样，让我们感到如此地恐惧，分析其原因有以下两点：

第一，我要强调的是，在全世界十大最常见的导致死亡的疾病中，这是唯一一种缺乏有效治疗方案的疾病。所谓"有效"，我已经把标准放得很低了：如果我们有药物或是其他方法能稍微改善一下阿尔茨海默病患者的症状，我就要感恩戴德了！任何一位有亲人为阿尔茨海默病所缠身，或有阿尔茨海默病的潜在危险，或已患了阿尔茨海默病的人都会这样做的！可惜的是，并没有那样的药。我们甚至缺乏能有效阻止此病前期征兆——主观认知衰退（SCI）/轻度认知衰退（MCI）的药物和方法。

不可思议的是：近 20 年来医学在癌症、艾滋病、肺囊性纤维化或心血管疾病等领域取得了突飞猛进的进展，但直到 2017 年我写这本书时，不仅没有发明阿尔茨海默病的克星药物，就连有效预防和缓解阿尔茨海默病的措施也没有。还记得评论家是怎样嘲讽电视专题或 *LIFE TIME*（美国一个专门反映生活主题的电视频道）的吗？其播放的剧目中，天使般的孩童或圣人般的父母亲勇敢面对及抗击癌症，最后借助新的神奇药方，创造奇迹，剧终前完全恢复了健康。当然了，甜蜜花哨的柔情在阿尔茨海默病领域，如果有获得好结果的一线希望，我们宁愿接受这种嘲讽和感慨。

第二，阿尔茨海默病之所以令人畏惧，是因为它"不仅仅"是致命的，而是它远比致命更可怕！在死神带走患者之前的几年或几十年间，阿尔茨海默病剥夺了患者的人权和尊严，"威慑"着他的家庭，让他们的记忆力、思维想象力及生存能力等，一去不返，且继续冷酷无情地将患者及其家属拽入深不见底的精神黑洞之中，让他们忘却所爱之人，自己的过去，甚至自己本身。

2014 年，让人心碎的电影《永远的爱丽丝》（*Still Alice*）中的主人翁，一个语言学教授，不幸发现自己体内带有一种会导致阿尔茨海默病的基因，该基因 1995 年被发现，这种基因会让人在中年时患上阿尔茨海默病。你也许听说过肿瘤生物学家发现与癌症发病相关的基因，最后针对它精准地制作药物，取得了巨大突破的故事吧！那么，阿尔茨海默病呢？自 1995 年该基因被发现以来，并没有任何突破性的研究进展，更没有制出新药有效治疗阿尔茨海默病。

这种疾病的可怕还有一个令人惊讶的特殊原因：分子生物学和神经科学在 20 世纪取得了一波又一波的突破性进展，生物学家已基本厘清了高度复杂的癌症发病机制，并找到了许多阻止癌症恶化的方法。另外，根据与思维和情感相关的脑化学、脑电反应过程及其特点，发明了有效（虽不完美的）药物用于治疗抑郁症、精神分裂症、焦虑症和双向情感障碍等。尽管这些药物还有待深入研究，努力加以改进，但在应对这些疾病的过程中，人们至少知道研究方向正确，有着可信赖的基础。而阿尔茨海默病领域则完全不是这样的！

面对这个疾病，好像大自然用人们无法看见的墨水书写了"规则"，又让邪恶的精灵趁我们转身之际，整段整段地重新任意涂改了"规则"。这里我指的是：在实验老鼠上看似确凿的证据，矛头指向一种叫蛋白沉淀物β（amyloid beta，简称β-淀粉样蛋白）的堆积所生成的斑块，这种黏性蛋白斑块最终导致突触的损害，进而引发阿尔茨海默病的发作。

实验证明：β-淀粉样蛋白在大脑的积淀过程常常需经历一系列步骤。所以，如果中断这些步骤，或制止这类蛋白斑块的形成，很可能就是一种有效防范甚至治愈阿尔茨海默病的方案。从1980年开始，大多数神经生物学家把它命名为"淀粉样蛋白理论"，并以此假设作为防治该病的宝典。国际一流医学杂志上发表了大量这方面的研究论文，美国国家医学机构等也积极拨款用于这类研究。

然而，当制药公司尝试以"淀粉样蛋白理论"为基础研制新药时，结果却令人费解而沮丧。临床实验中，人脑并没有像"规则"手册所阐述的那样，对这些药物产生反应。如果只是这些药物应有的功能失效，那又另当别论。但事实不是这样！在许多情况下，针对β-淀粉样蛋白的抗体，可有效地溶解β-淀粉样蛋白斑块；也有药物是针对β-淀粉样蛋白产生所需要的酶，从而能够成功阻止β-淀粉样蛋白的生成；这些实验性药物，都基本能够达到研究者的初衷，似乎是符合"规则"手册的。但患者病情不但没有好转，有些患者的病情反而还不可思议地恶化了！这些巨额花费所做的临床实验（每个项目至少花费 5000 万美元以上）中不断得出的结果，与"淀粉样蛋白理论"的试管研究、β-淀粉样蛋白鼠的模型研究或所有 β-淀粉样蛋白有关理论预测情况恰恰相反，因为人们总认定：把 β-淀粉样蛋白作为目标是打开阿尔茨海默病之门的金钥匙，但结果却事与愿违，就好像航空火箭在发射前夕突然爆炸一样。

这一定是在关键问题上有重大失误！

可悲的是，与倚重淀粉样蛋白理论一样，主流医学仍认为阿尔茨海默病只是单纯的一种病。因此，通常用多奈哌齐〔处方名"安理申"（Aricept）〕或盐酸美金刚（又名"易倍申"）来治疗。我曾说过，直至现在还没有治疗阿尔茨海默病的药物。

我们具体来分析一下：

安理申是一种胆碱酯酶抑制药，其功能是抑制胆碱酯酶分解乙酰胆碱①。乙酰胆碱是大脑内的一种神经递质，负责将信息从一个神经元传递到下一个神经元，从而形成人们的思考、记忆、体验和运动等，对记忆的形成和大脑功能的维持十分重要。表面上看，阿尔茨海默病的病理很简单：在患者大脑里，乙酰胆碱的含量减少。所以，当使用胆碱酯酶抑制药时②，可增加大脑突触中的乙酰胆碱。自然而然地，即使阿尔茨海默病损害了大脑，突触功能仍可维持一段时间。

从保守角度看，此逻辑可行。但也不得不提出严重警告：

译者注：

① 乙酰胆碱是大脑的一种神经递质，特异性地作用于各类胆碱受体，其作用广泛；胆碱酯酶则是一类糖蛋白，专司乙酰胆碱分解，特异性较高。胆碱酯酶抑制药则保护乙酰胆碱不被分解，以保持活力。

② 其他用于治疗阿尔茨海默病的胆碱酯酶抑制药还包括利斯的明〔Rivastigmine，处方名"艾斯能"（Exdlon）〕、加兰他敏（Galantamine，Razadgne）等。

首先，抑制乙酰胆碱的分解并不能从根本上改变或减缓阿尔茨海默病的症状，所以疾病还会继续发展。其次，可想而知，大脑对胆碱酯酶抑制药的反应就是生产更多的胆碱酯酶。那就明显地限制了该药的功效（如果突然停药，后果可能不堪设想）。再者，就像其他许多药物一样，胆碱酯酶抑制药有副作用，包括腹泻、恶心、呕吐、头痛、关节痛、昏昏欲睡、食欲下降、心动过缓等。

以美金刚（Memantine）来说，它的作用也是针对与阿尔茨海默病本质无关的大脑化学物和分子。就如安理申一样，它至少有一段时间可以减少（甚至减缓）该病症状，通常被用于疾病较晚期，也可以和胆碱酯酶抑制药同时使用。通过对神经递质谷氨酸（glutamate）① 的作用，美金刚阻止大脑神经元之间的信息传递。抑制谷氨酸可以减少其在神经元激活时产生的毒性作用。不巧的是，美金刚同时也抑制记忆形成本身所必需的神经传递，故本身也可能成为认知衰退的诱因。

更重要的是，不论是胆碱酯酶抑制药还是作用于谷氨酸递质的"美金刚"，都不能从根本上解决阿尔茨海默病的病理问题，也不能阻止其恶化，更不能治愈此病。

以上这些，已够令人悲观的了！但还没提及一个更根本的问题：阿尔茨海默病并不是单纯的一种病。表面上看，症状可能很相似，但就像我在第六章里写的那样，我们已经发现了3大类型的阿尔茨海默病。通过对患者生化状态的分析，我们从中发现了3种截然不同的病理类型，每一种类型都需要不同的疗法。如果希望用同一疗法治愈不同类型的疾病，就好像希望用抗生素治疗所有的感染性疾病一样天真可笑。

译者注：————————————————————●

① 谷氨酸是一种酸性氨基酸，是大脑主要的兴奋性神经递质，并在蛋白质的代谢过程中占据重要地位。

30多年来，对于阿尔茨海默病的挑战，医学界和神经学界的精英们就屡战屡败。从该病被命名至淀粉样蛋白理论创立间的70余年就更不用说了，何况这期间对阿尔茨海默病研究甚少。原因之一是我们"走错了路"！特别是所有的治疗方案设计都基于"淀粉样蛋白理论"假设的，但是，这个理论假设却从未被证实过。难怪乎，再努力也是错的！

可见，阿尔茨海默病如同恶魔般地令人惶恐不安：一半是因为无知而无助，一半是因为真的无药可救！

直到现在

我可以明白无误地告诉你：

阿尔茨海默病是可以预防的！而且，经过治疗的许多患者，其认知衰退都已经被逆转了！

这正是我和同事们首次在国际权威医疗杂志上，经同行评审后发表的病案报告中所展示出的卓越疗效。当然，认知衰退可以被"逆转"，彻底否定了几十年来的传统认知！但是，上百例患者实施后的真实效果证明：一步一步的实施措施，的确颠覆了专家们所声称的认知衰退不可避免和阿尔茨海默病不可逆转的陈腐之见。

这些石破天惊的结果，不可避免地引起种种怀疑论调。我希望读者们带着挑剔的审视眼光，来看看我领导的实验室近30年的学术研究成果，就会明白为什么能够在阿尔茨海默病和它的前期症状——轻度认知衰退（MCI）、主观认知衰退（SCI）中率先创造成功"逆袭"的奇迹！

我也企盼读者们持怀疑态度，来读读书中这些患者一个个从精神深渊中逃脱而出的点点滴滴的真实故事。我更苛求读者们以追根刨底的科学精神，分析我们为每个可疑患者量体裁衣打造的预防方案，以及对已发病者量身定制的个性化治疗程序，看看它能否从根本上阻止 AD 之类神经系统功能衰退性疾病的病理过程，令患者绝处逢生，记忆力有所恢复，从而能够重新过上认知正常的生活。

如果我所陈述的事实能够说服你，请你敞开心扉地接受，并从今天起就改变自己的生活，不论现在的你，是不是已经意识到认知开始有所下降！毋庸赘述，这本书最大、最直接的受益者是那些已经出现记忆和认知下降的患者，以及他们的家属和护理人员。依从这套程序，对那些已有认知下降但还不一定是阿尔茨海默病的人，以及已发展成阿尔茨海默病的患者，不仅都能中止其病情恶化，且可以改善已经"定型"了的认知衰退。甚至对那些病情特别严重的、已陷入老年性痴呆边缘（在这之前，每个专家也许都已断定他们的结局不可避免，且无药可救）的患者，我们研发的抗阿尔茨海默病的治疗程序，能够避免其进一步陷入无可救药的泥潭。

此书还有第二大类受益人群：那些已被基因检测明确告之潜在前景灰暗者，他们带有一种特殊的基因变种（等位基因），名为载脂蛋白 E（ApoE，是传递血脂的蛋白），他们的余生将与健康快乐者有天壤之别。因为 ApoE4 是已知的最常见的与阿尔茨海默病高度相关的危险基因❶。如果你带有一个 ApoE4 的基因（也就是说，从父母中的一位继承而来），这将会使你的阿尔茨海默病发病率增加 30%。如果你同时获得了两个 ApoE4 基因（也就是说，从父母双亲身上同时继承到两个这样的基因），这将使你的发病率升高到 50% 以上（不同研究的论文中

作者注：————————————————————————•

❶ 其他危险基因，包括早老素 1（presenilin -1，PS1）和早老素 2（presenilin -2，PS2）等，也会增高阿尔茨海默病的风险，而且大多数情况下都导致症状在 60 岁之前出现，有些甚至可出现在 30 岁左右。但这些基因只在少数大家庭中被发现，占病例总数的不到 5%。

得出其发病率为 50％～90％）。而在没有 ApoE4 基因的人群里，相对来说本病发病率较低，只有 9％。

大多数 ApoE4 基因的携带者对他们自己 DNA 里有这颗"定时炸弹"并不知情。只有当阿尔茨海默病的征兆出现后才会想起去做基因检测。这可以理解！既然没有好的预防方式，那又何必要让自己太早知道 ApoE4 基因的隐患呢？事实上，诺贝尔奖得主詹姆士·沃森博士（DNA 双螺旋结构的发现者之一）2007 年就对自己的基因组做了测序。他说，他并不想知道自己有没有携带 ApoE4 基因，因为，既然没有良策可以解救，又何必非要让自己得知此类噩耗呢？然而现在，我们已有了可以减缓或中止阿尔茨海默病恶化的方案，包括可以惠及那些携带有 ApoE4 基因的人，那就需要人们提前进行基因检测，以检查他们是否真的带有此类基因。有的话，我们可以在症状出现之前早早地进行防范干预，以显著减少老年痴呆的发病率。当 ApoE4 基因携带者获悉他们的"定时炸弹"虽然无法排除，但可通过一系列步骤阻断其进程，有效防范阿尔茨海默病时，情况将截然不同！

还有一个潜在的获益人群，我认为此书可能会改变他们人生的意义，那就是每个 40 岁以上的中年人。随年龄的增长，从 40 岁开始，大脑的效用就进入下行通道了。人们最大的困扰就是认知能力的退化。这些简单却又不可或缺的生存能力——比如，能读懂亲人来信，看电影或读书时能够理解情节，能对我们身边的人察颜观色，能感知我们周围的人和事，并保持自身的世界观，能处理基本的日常生活，而不是像失能、失智者那样，需依赖别人喂食、更衣、沐浴和行动等，能够回忆起人生重大事件以及珍贵的友情等，这些，是证明我们人生意义的基本要素。如果我们失去这些生活能力，也就意味着我们失去了自我生活的价值及意义。

对于各位侥幸没有经历过这类损失，但又能够理解未来此类危险性的人而言，我有一个忠告：趁早深入地了解认知衰退，至少在大多数情况下，尤其是在早期，此病是有办法解救的。它绝非先前人们固执认定的希望渺茫或不可救治，恰恰相反，我们对救治阿尔茨海默病产生了新希望，这是人类首次产生的这类新的希望。

所有这些的理由都基于一个重大发现：阿尔茨海默病的"病源"并不是大脑的不正常运行——像癌细胞样不停繁衍，或像心脏病患者中动脉粥样硬化导致血管堵塞那样。阿尔茨海默病根源在于大脑巨大的神经突触网络系统的自然缩减。但这缩减速度"超常"了。就像在1940年的经典电影《幻想》（Fantasia）里米老鼠让魔法扫帚帮助它拎水，但最终却不能加以控制而使扫帚"抓狂"了。在阿尔茨海默病患者中，是大脑的正常运行程序失控了。

这并不是一本科技专著或学术论著，虽然我罗列了支持我观点的大量科学证据。这是一本实践性很强的、运用简单、一步一步防范和改善认知衰退步骤清晰的"说明书"；可以用于阻击早期的阿尔茨海默病、轻度认知衰退和主观认知衰退，以保持大脑良好状态的"行动指南"；它也是一本能让7500万带有ApoE4基因的美国人逃离由DNA注定的噩运的"赦免书"。2014年，我们首次发表了能改善认知衰退的这套治疗程序的论文[1]。在10位明确有阿尔茨海默病或早期症状的患者中，有9位患者呈现出认知功能的改善。多年来，通过对阿尔茨海默病

作者注：

[1] 在2015年和2016年，连续有3篇科学论文，再次证实了第一篇论文的研究成果。

的神经生物研究，我们提炼出这套治疗方案，命名为ReCODE❶个性化治疗程序，目的是帮助患者改善认知衰退。它不但不可思议地改善了认知能力，且可以让这种改善能够持续地保持着。第一位患者5年前开始使用ReCODE个性化治疗程序，在5年后的73岁高龄时，她依然认知清晰，工作正常，并且周游世界。接着，我们在对后续的近百名实施此程序患者的追踪研究中，也证实了这类改善是普遍的、持久的，且不仅仅发生在单一类型的病理中。

2014年，研究论文发表后，我们接到了成千上万个电子邮件、信件和电话，分别来自患者、医生或家属等，包括从美国、英国、澳大利亚等国以及亚洲、南美洲等地专程来访者，希望深度了解这个成功的治疗程序。刊登这篇文章的《老龄》（*Aging*）杂志的编辑告诉我们说，此杂志有史以来所发表的数万篇论文中，我的这篇文章影响之大，位居最佳的万分之一以内。在公开发表的科学论文中，我并没有详细描写这套个性治疗程序的每一个步骤（因为科学杂志存在字数限制），而在这本书里则全部给出了。我也重新叙述了ReCODE个性化治疗程序开发研究的全过程及其科学基础。在附录中，我罗列了ReCODE个性化治疗程序所需的一系列食品、营养补充品（保健品）以及其他一些所需品的来源。包括对此套治疗程序认知颇深的医生、保健人员、专家等的联系方式。他们可以指导读者自行运用这套程序，或辅导读者的亲人学会如何合理地使用此程序。

在我看来，没有什么比改善AD患者生活质量更重要的事

作者注：

❶ 这个方案最早命名为MEND，取代谢（metabolic）、增强（enhancement）、神经（neuro）、退化（degeneration）4个词词首。但现在MEND已经过时了，被更为合理的ReCODE个性化治疗程序所代替。

情了！这就是几十年来一直驱动我长期投身于阿尔茨海默病预防及治疗研究的动力所在。如果有许多人使用 ReCODE 个性化治疗程序，他们所救治的和能影响的，将远远不止是他们个人自身；因为阿尔茨海默病会危害到九分之一的 65 岁以上的美国人，那可是 520 万人啊！更何况，随着"婴儿潮"一代人的不断增龄，进入老年，新涌现出的阿尔茨海默病的巨大威胁，对长期护理/养老机构等造成巨大冲击，对受此无情绝症祸害的百万余个家庭给予沉重打击。据估计，到 2050 年，全球将有 1.6 亿人患上阿尔茨海默病。这意味着本病的防范和治疗已迫在眉睫。上百例从认知衰退中解脱的患者的事实证明：不管医学教科书是如何悲观地评价 AD 这类疾病的，今天，防范和救治阿尔茨海默病已不再是天方夜谭了。

我们现在已经知道该怎么做了！那么，从当下就开始行动……

这就是我所要强调指出的：如果有足够多的人群使用 ReCODE 个性化治疗程序，其结果将会震撼全国，甚至惠及全世界！至少，每年可以减少巨额的医疗费用开支，缓解全球因认知衰退所造成的沉重负担，延长人均寿命。

所有一切都是可能的！

现在，终于有了第一个关于阿尔茨海默病的好消息。它满载着惊喜，满载着让你的生命"返老还童"的祝福。

有一个你将会读到的动人故事：一位患者说他在使用了这个治疗程序后，重新与子孙们憧憬未来了！

另一位患者说：她的记忆是近 30 年来最好的。

一位音乐家的妻子说：她的丈夫现在可以重新弹吉他了。

还有一位女士说：她以前每次从大学回家时都感到母亲在渐渐"消失"；然而现在，母亲重新又是家庭的一分子了。

你将要读到的是一个改变了的新世纪的肇始，也将是终结阿尔茨海默病的开端。

第二章到第五章

讲述了 ReCODE 个性化治疗程序的科学探索过程：具体介绍了这套方案的科学依据；揭开阿尔茨海默病神秘面纱下的真面目；它源自哪里？为什么会这么常见？这些发现，从理论上支持了这套首创的认知衰退防范/治疗的程序；鉴定了哪些代谢失常（或其他变故）会增加本病的发病率；以及如何对已患上的认知衰退进行改善。

这些发现也挑战了阿尔茨海默病传统的治疗方案。在我们看来，这个可怕的病，其实是大脑正常运行失控所引起的。那就是：大脑在受创伤、受感染或其他损害（我将一一加以解释）情况下的自我保护性反应。这种自我保护机制诱发产生了引起阿尔茨海默病的β-淀粉样蛋白（你理解得没错，就是那个几十年来一直被诋毁，每个神经学家都想要加以溶解消除的β-淀粉样蛋白）；其实，它是有保护作用的！怪不得，以前试图消除β-淀粉样蛋白的种种努力，都没有奏效！

和现在（把 AD 看作是一种单一疾病）的传统观念恰恰相反：所谓阿尔茨海默病，其实是包括了3种情况下大脑自动产生的保护性措施：一是受到炎症感染，二是神经突触的支持营养因子不足，三是长期接触毒性物质。

第六章

我将详细阐述每一种情况。现在，先让我简单地强调：理解阿尔茨海默病的这三种分类（通常会有合并症的发生），深刻地改变了我们对阿尔茨海默病的认识、评估、预防及治疗等；也意味着我们可以更好地治疗轻度认知衰退、主观认知衰退等，阻止其进一步发展成晚期的阿尔茨海默病。

第七章

你将会知道可以有哪些测试，辨认哪些因素可能会引起认知衰退，或可能提升 AD 的发病率；是不是你已无意中被阿尔茨海默病盯上了？要防范 AD，这些测试是必需的。因为认知衰退的触发因素常因人而异，存在着许多不同的变量。通过这些测试，可以给你建立一份个人危险档案：让你总结出哪些方面需要进行调整，才可达到最大程度的改善。你还将被告知每种测试的基本原理——所衡量的生理参数与大脑功能之间的关系，以及它们与罹患阿尔茨海默病之间的关联性。第七章中还总结了"认知镜检查"所包含的各种测试，并说明了这些测试的基本原理。

第八章和第九章

在得出测试结果后着重介绍了针对性的防范措施。包括如何改善认知衰退，阻止其进一步发展所必须调整的基本事项：如控制炎症和感染，消解胰岛素抵抗，杜绝激素及支持性营养因子的流失，防范毒素侵犯等。还有，需保护和更新已失去效能的大脑突触连接。因此，这不是一个"一方治百病"的单一疗法，而是一个系列性的治疗程序。每个人的 ReCODE 个性化治疗程序版本都是根据其自身测试的结果，权衡后"量身定制"的，你的版本也许和其他人的都不一样，因为这个版本是根据你独特的生理特征而设计的。当然，ReCODE 个性化治疗程序本身所具有的预防和改善认知功能的疗效，就代表着它的创新性和独特性；它对个人特殊性的注重，更强化了这一优势。

第十章到第十二章

阐述了如何达到最佳疗效及其注意重点，并指导患者努力保持良好的改善状态；同时，也提供了一些变通的解决方案；并回应了人们针对这套治疗程序所提出的评论、问题和意见等。

自19世纪末现代医学诞生以来，医生熟悉的是如何诊断疾病，如高血压、充血性心力衰竭、关节炎等，然后开出规范的"一方治百人"的处方。例如，血压高都可用同样的降压药。目前，这种现象正慢慢改善。如癌症的精准治疗，根据患者个性化治疗的肿瘤基因组学及靶标分子特征，选择针对性的药物治疗。个性化医疗的推行，拉近了我们与东方医学（例如中医学和印度医学）核心观点的距离。虽然，运用传统疗法的医生们并不知道每一类疾病的分子生物学机制，但他们都是针对整个人体进行治疗的专家，而不是只针对某一种病（如高血压）或症状进行治疗的。

21世纪新的医学融合了西方现代医学和东方传统医学精华，结合了对分子生物学机制的了解和对整个人总体的把握；它让人思考的不只是这问题"是什么？"，更重要的是这问题"为什么会出现？""为什么同一问题会产生截然不同的差异？"，包括你将在阿尔茨海默病的机制认识、预防和治疗对策中所需注意的一系列同中之异、异中之同。

我和同事们研究后的结论是：阿尔茨海默病不应该再导致人死亡了！让我再重复一下：不应该再有人死于阿尔茨海默病了！要创造这一佳果，就需要我们医生和患者同心协力，将临床医学观念从20世纪更新到21世纪！以便让我们能更主动地保护自己的认知功能以及大脑的总体健康。

医学科技著作应该冷静、客观地解释事实，而研究结果的发表，需通过同行专家的严格评审论证。医学科学家曾传递过许多神圣的"科学定论"，但最终却被证明是错误的。这类情况经历过太多次了。例如，过去曾认为新生儿无痛觉感受、溃疡是应激引起的、运用激素可防范更年期女性的心脏病，诸如此类，不一而足。认知衰退领域同样充满了这类似是而非的"科学定论"。例如，在不同时间或场合各有专家强调：阿尔茨海默病是因为自由基和金属相互作用，或是蛋白的错误折叠，或是大脑患了糖尿病，或是 tau 蛋白作祟，或是像洗涤剂样的毒素作用等，长长的一张单子，五花八门，完全没法达成共识。况且，没有一种现存理论可以较好地解释 50 000 多篇 AD 论文中所发表的庞杂数据及现象。而 AD 的病魔则优哉游哉地正吞噬着 3.25 亿美国人中约 4500 万人的健康与尊严，他们正因此病而备受折磨！基于此现状，这一窘境也就不足为奇了！

有鉴于此，这领域成了我最热衷的事业，面对几百万生不如死的 AD 患者，以及过于简单的应对措施、经济上的巨额负担、人格上的严重受损，诸如此类，我义无反顾地投身于探究 AD 等的神经退化性病变的本质的工作。作为医生，我们担心自我情感和爱好有时会影响到医学研究和诊断决策的客观性。然而，每个与阿尔茨海默病打交道的人，耳闻目睹其令人心碎的绝望现状，恻隐之心又都会敦促人们做出更积极的抉择，冷漠则会让人们消极地加以应对，这个社会是否已变得对老年痴呆的悲剧十分麻痹？我们是否已放弃全力纠治 AD？我们是否已确认：那些发明心脏旁路（血管移植）、抗生素、血浆置换、人工肢体、干细胞、器官移植的科学奇才们，对阿尔茨海默病真的是束手无策吗？而我们，作为科学家一员的医生们，注定只能成为医学陈规陋习的俘虏，屈从于单一药物治疗的习俗，而无视这类应对方式已经多次失败的教训吗？

我给出的回答绝对是"不"！

我要说：如果强烈的社会需求是发明之母的话，那么，热情也许就是其父了！

第二章
第一个逆转患者

> 每个人都可能认识一些癌症康复者，但肯定没有人见到一位阿尔茨海默病的康复者。
>
> ——作者题记

来认识一下克里斯汀吧！

克里斯汀曾经想到过要自杀！多年前，她在绝望中目睹了母亲的意识慢慢地消失了，再也不认识家人了，更何况照顾自己？她被逼无奈地住进了养老院。不久后，克里斯汀也患上和她母亲相同的病，开始遭受同样的煎熬。她母亲是从 62 岁起开始患病的，经历了长达 18 年的、慢慢滑向阿尔茨海默病晚期的认知丧失之路。在母亲的最后日子里，克里斯汀只能单独地承担这一切，因为她母亲已经完全丧失了生活及感知能力。

克里斯汀是在 65 岁时开始意识到自己出现了认知障碍。她在高速公路上迷路了，即使是十分熟悉的路线，也想不起来该从哪个匝道上下；工作上，她失去了对关键数据的分析能力，再也不能准时地组织和准备总结报告了！逐渐地，她记不起数字了，连四位数都难以想起，更别提记住电话号码了，只能用笔写下来；她也不记得刚刚看过的文件，一页读到底后，只能从头再来过。无奈中，她准备了辞职报告。此后，她出差错的频率日趋增多，常常搞错自己宠物的名字，又时常忘记自己家里的电源开关在哪里。虽然，这房子她已住过许多年了。

像许多人一样，开始时克里斯汀试图对这些症状置之不理，但症状日趋恶化。在记忆减退持续两年多后，她去看医生了。医生告诉她，她将会和她母亲一样，最终发展成阿尔茨海默病，且无药可救！医生在她的病历上写下了"记忆障碍"。因此，她无法获得长期护理所需要的医疗保险。她做了视网膜扫描，发现了与阿尔茨海默病相关的β-淀粉样蛋白。她想起看到母亲日渐衰退时的恐怖！想起自己也会在没人长期护理的情况下孤单地面对此恶魔！想起这种绝症是无药可救的……于是，她决定自杀来终止生命。

她打电话给自己最好的朋友芭芭拉，告诉了她这一决定，并解释说："我眼睁睁地看着我母亲在认知衰退深渊中如此备受煎熬，我不想让这一幕在自己身上重演！"芭芭拉被她的处境及自杀念头惊呆了！但芭芭拉是个有主见的人（而不像其他通常会被认知衰退吓倒的朋友），她明确地告诉克里斯汀，她最近读过新的研究资讯：患了此病，与其自行了断，不如千里迢迢去旧金山市北部的巴克老龄研究中心试试看！2012年，克里斯汀找到了我。

我们谈了许久。我不能对她保证什么！因为当时还没有患者用过这种治疗程序，我们有的只是一个理论构想草案，还有从转基因老鼠研究中获得的数据结果。其实，芭芭拉推荐她来的时机不是很成熟。我发明的治疗程序的第一期临床试验申请报告，刚刚被否定。评审委员会认为这个方案太复杂了。而且，他们认为此类临床试验应该只能测试一种药物（或一种新发明手段）的效果，而不是一整套治疗程序（唉，如果此病真的有这么简单的措施就好了！）的效果。当时，我对克里斯汀所能做的只有解释相关的防范性步骤及程序，并建议她把这些程序转告给她的主治医生，请求主治医生配合她试试看。克里斯汀同意了，这就开始形成了ReCODE个性化治疗程序的第一步。

3个月后的一个星期六，克里斯汀打电话到我家里。她在电话里述说：她甚至自己都不敢相信，自己的神经意识正在改善之中！她又可以重新全职工作了！开车也不再迷路了！可以无障碍地记起一些电话号码了！这么好的感觉，她从来没有过。当我放下电话时，脑海里升腾起一幕幕情景，多年来的研究、和同事们一起所消耗的无数时间、在实验室小黑板上比比划划、自己纠结于这一理论的每个细节和每一步治疗方案等，终于，这一切都没有白费！事实给我们指明了方向和希望。当然，克里斯汀只是一例个案，就是通常科学研究所说的"n"仅为"1"的个案！而我们需要的是，在成千上万甚至上百万个患者身上创造同样的奇迹！

我想起了某个医生曾对他的患者说："你只是一例特殊的个案，从统计学角度看，这没有多大的重要性。"该患者回应说："然而，对我家人来说，我是重要的！再说，我现在已重新恢复了健康，我才不在乎统计学呆板的数据呢！"确实，每个基本改变都是从头开始的，每个成功的治疗方案也都需要创造第一例发生奇迹的人。而克里斯汀就是这样一位创造奇迹的"起点"患者。

此时，克里斯汀对自己的家人说了实话："你知道我患有阿尔茨海默病吗?"对方回答说："我当然知道啰！这很明显。我只是不想对你说而已，我不想让你伤心！"现在，克里斯汀73岁了，已接受 ReCODE 个性化治疗程序 5 年整了。当下，她仍在全职地工作着，且周游世界，并维持着良好的心智状态。作为小插曲，她曾 4 次短暂地停止上述治疗程序，原因各不相同，如短暂的抗病毒感染的药物吃完了、外出旅行。每次，她都感觉到认知功能开始有所下滑。但当她重新启用 ReCODE 个性化治疗程序后，一切又都回归正常了。

在我和我同事从 1989 年开始研究阿尔茨海默病，并最终形成 ReCODE 个性化治疗程序时，关于此病的理论已经定型。按

20 世纪 80 年代开始盛行的理论，此病是因为黏稠的淀粉样蛋白凝结成斑块状，堆积在大脑神经元的连接之间；这些连接（称为突触），是神经元之间信息交流的关键场所。黏性淀粉样蛋白（β-淀粉样蛋白）的斑块导致了突触传递功能的受阻及损伤。而β-淀粉样蛋白是神经病理学家阿尔茨海默（Alois Alzheimer）于 1906 年，在他第一个老年痴呆患者的大脑尸检报告中发现的异常物质。在该患者的大脑中还发现有另一种异常蛋白质，表现为许多长串的蛋白质纠缠形成神经原纤维缠结。它们被称为 tau 蛋白。长期以来，tau 蛋白的病理意义一直被β-淀粉样蛋白所掩盖。病理学上，此病的淀粉样蛋白理论占据了主流地位，并形成了"羊群效应"（又称"从众效应"），以至于长期以来许多针对阿尔茨海默病的实验药物的设计功能和作用点都相同：就是试图清除这些β-淀粉样蛋白斑块，或者在这些斑块成型积淀之前努力阻止它们形成。

在各地的医学研究机构、大学、制药厂和生物科技公司里，科学家们发明了上百种试图清除β-淀粉样蛋白的药物，这些药物往往在动物实验中效果良好，因而被制药公司巨头看好，并投入巨资进行临床试验。我可以不假思索地告诉你：在 200 多种试验性药物里，几乎没有一种在临床上被证明是安全而有效的——有效的意思仅仅是：它们可以消除或改善阿尔茨海默病的临床症状，效果达到美国食品和药品管理局（FDA）所认定的评判标准。所以，根据阿尔茨海默病研究组织（Alzheimer's Association）的说法：尚没有药物"可以'治愈'阿尔茨海默病，或者制止它的恶化"。

当然，一连串的失败让人们对阿尔茨海默病的中心理论，β-淀粉样蛋白及相关理论提出了质疑。这些理论认定β-淀粉样蛋白就是阿尔茨海默病的"主角"，就好比癌细胞就是癌症的主角一样！但它并不告诉你β-淀粉样蛋白为什么会产生？它的作用机制细节何在？或者怎样才能对其加以预防？更为关键的是：它并不能解释阿尔茨海默病的本质特点究竟是什么？

毫不意外，虽然在克里斯汀和其他一些使用 ReCODE 个性化治疗程序的患者早期成果发表以后，有大批医生、患者及家属前来咨询；同时，也引起了激烈的争论和怀疑。因为这些成果颠覆了人们根深蒂固的理念：阿尔茨海默病是无药可防、无药可缓解，更不可能治愈的——至少在神奇的新药问世之前。像 ReCODE 个性化治疗程序这样复杂的治疗程序居然会有效？简直不可思议！然而，受益于 ReCODE 个性化治疗程序的成功病例现在已达到 200 多位，而且，还有更多的医护人员正继续在他们的患者身上成功地使用着。自 2016 年以来，我已培养了 450 名医生、神经心理学家、护士、健康指导师和营养指导师，他们分布在美国各地，包括除美国之外的 7 个国家，都在使用这套治疗程序。

令人鼓舞的是：越来越多的神经学家和医生们认识到阿尔茨海默病并非像我们原来想象的那样：是黏性 β-淀粉样蛋白堆积（或神经原纤维缠结）导致人们称为阿尔茨海默病的疾病。其实，这些机制只是大脑的一种自我保护性反应而已。

这一点尤其值得强调：阿尔茨海默病并不是大脑失去了应有功效而引起的，也不完全是由遗传所导致的，或是因生活及衰老过程中的意外伤害所促成的。它既不像癌症，因某个细胞疯长及其子细胞不可控制地增殖，直至吞噬掉整个器官；也不像风湿性关节炎那样，属自身免疫性疾病，当免疫细胞被激活后，反过来攻击自身细胞，造成严重自我伤害；更不像其他多种病症，是由于各方面的严重失调，最终使某些生理系统或重要功能无法继续正常运作，以至于最终发展成为疾病状态的。

阿尔茨海默病与上述各种病症的病理机制截然不同（这一点我将在第四章中进一步阐发）。我在实验研究中最关键的发现之一是：阿尔茨海默病其实是大脑在面对某些威胁时所做出的保护性反应。在大多数情况下，这种保护性反应是有效的，大脑可以成功地挫败外界的多种危害，并且还能恢复正常工作。然而，问题就出在当这些危害是持续性的、多次反复的、强烈的，大脑的保护性反应也是持续性的、多次反复的和强烈的，最终会诱使这些保护性措施"越界"而异化成为有害的了。特别需要强调的是：阿尔茨海默病往往是大脑针对代谢异常、毒素等危害因素的过度保护后所引发的。

- 炎症（因为感染、饮食不当，或其他因素所致）。
- 营养因子、激素，或其他支持大脑突触的重要成分减少或不足。
- 有毒物质：比如大脑过多接触金属分子、生物毒素（像微生物、霉菌等所产生的毒素）。

第六章中我会具体介绍我们是如何发现这三类危害因素的。其实，有许多因素导致大脑的这种自我保护性反应。我将着重解释这三类危害因素的具体致病机制，以及它们为什么会触发β-淀粉样蛋白对大脑突触等产生剧毒效应。先简单解释一下：一旦我们认识到阿尔茨海默病其实是大脑自我保护性的反应机制，是大脑在营养因子短缺情况下仍然持续地运行，或是仍在抵抗一系列毒素入侵时所做出的反应，那么，此病最好的预防及纠治路径及其对策就十分清晰了：在某个具体患者中，首先鉴定出是哪一类潜在危害因素启动了该患者的自身保护性反应（防御）机制；然后，可以针对性地去除/消解该类有害因素，从而确保大脑可以以正常的防御机制来消解所剩下的外侵（或损害）者。

它也意味着要改善认知下降，如在轻度认知衰退、主观认知衰退，或是阿尔茨海默病等（也可用于其他老年痴呆，如路易体痴呆等），就需要从根本上了解患者的起病根源：洞察三大类中是哪一类触发了大脑产生β-淀粉样蛋白等的保护性反应。当我们清除了这些因素后，下一步再清理β-淀粉样蛋白；一旦消解了导致β-淀粉样蛋白的触发因子，以及已经产生了的β-淀粉样蛋白，你还需要重新塑造被病理所损伤的大脑神经突触等。

如果我讲的这一切已经让你认识到没有一种单一疗法可以治疗主观认知衰退、轻度认知衰退和阿尔茨海默病等，那你的理解就对了。而且，我们每个人都有可能会被其中任何一种触发因素所侵害，也无法彻底洞察究竟是哪种（或两三种）因素正在攻击我们的大脑。所以，尽可能降低每一种因素危害的可能性（如控制炎症、改善营养因子缺乏、避免毒素接触等）是十分重要的。如果你已经患上主观认知衰退、轻度认知衰退或阿尔茨海默病，此时，最关键的是需要分辨出主要属于哪一种亚型，是炎症、大脑支持营养因子缺乏，还是接触毒素造成罹患此类疾病。因为每一种亚型都有相对应的、较好的治疗方案。准确地说：每个人的疾病发病学"档案"清晰与否，决定了他的最佳个性化治疗方案及对应的生活方式调整是否长期有效。

因此，如果想要有效地预防和改善阿尔茨海默病的认知衰退，需要引进创新性的"纲领性方案"。也就是说，为了达到医治AD类复杂慢性病的最佳疗效，我们需要鉴定清楚每个人AD发病的主要因素，并针对这些因素量身定制最佳方案。这就是防范阿尔茨海默病的"纲领性方案"。而且，需要及创制该方案的理由很简单：导致认知衰退的因素很多，如果只用单一药物或一种方案，也就是"单一治疗"，是不可能奏效的；甚至，多数情况下一定是失败的！

让我重申：你大脑的健康状态很大程度受控于这3类因素的侵扰，以及你自身已存在着的、可以中和其侵扰的能力。幸运的是，我们有一些相对简单的方法来甄别衡量上述3类因素，并纠治其侵害，从而改善和恢复大脑的功能。

人的身体是个复杂系统，与其把大脑看成是一个独特而与身体其他部分不太相关的器官，不如把它看成是和人体诸多生理功能共同组合而成的一个整体系统。那些能够促使该系统某些部分兴盛或衰退的因素，通常也会导致该系统中一些看似不太相关的其他部分同样地兴盛或衰退。因此，如果需要，我们通过预防，协调内在整体的不平衡性，就可以在发病之前加以阻击，或改善其功能障碍。而针对疾病已发生、症状已出现的情况，就应该像大多数传统医学①的做法那样，要针对整体进行纠治。此时，如果仅从细胞层面解决一些问题（就像仅仅消解 β-淀粉样蛋白一样），则往往是南辕北辙、无济于事的。换一句话说：我们想要在根本上控制认知衰退，在它变得不可救药之前就应积极调整系统内在的诸多不平衡状况。

忠实告诫：针对整体系统的治疗及调整，比仅就单个症状或脏器的治疗要复杂得多。我们已知晓，有许多潜在因素可造成认知衰退，或增加认知衰退的可能性。我们早期鉴定出 36 种这类潜在因素；之后，又陆续发现了一些。但往后的深入研究，就应该不会再增加多少了。至少，它不是成千上百个。有效的预防和早期的改善，需要了解每一个因素，比如，你接触到的毒素中是否有一种叫"霉菌"的，或是你血液中的炎症因子浓度太高。而 ReCODE 个性化治疗程序提供了一类能测试、评估、衡量这些因素的方法，从而可以此为基础，提供个性化的预防及治疗方案。

译者注：━━━━━━━━━━━━━━━━━━━━●

① 这里的传统医学，作者指的是中医药学和印度的阿育吠陀。阿育吠陀为梵文"ayurveda"，其中 ayur 意指"生命"，veda 意为"知识"，因此阿育吠陀一词为生命的科学。印度医学（阿育吠陀）不仅是一个医学体系，而且代表着印度人的一种健康生活方式。

小 结 ●————

认知衰退（老年痴呆）：是一个全球性的健康难题，它导致许多神经心理功能和认知能力丧失。通常，记忆的损伤是最早的症状之一，一般表现为读、写、说、听懂话义、参与对话、推理、计算、组织和计划等能力的退化或障碍。

认知衰退的原因有许多，包括血管性痴呆、额颞叶痴呆、路易体痴呆等，但阿尔茨海默病（AD）是其中最常见的。研究已确认：ReCODE 个性化治疗程序可以改善阿尔茨海默病，包括阿尔茨海默病前期症状，如主观认知衰退（SCI）、轻度认知衰退（MCI），但我们尚不能确定此方案是否对其他认知衰退（如路易体痴呆等）也有一定的帮助。

阿尔茨海默病（AD）：这种认知衰退有特征性的β-淀粉样蛋白斑块和神经原纤维（tau 蛋白）缠结（就像前已述说过的）。越来越多的证据显示：以往传统理论所认定的这两者是阿尔茨海默病发病原因及病理关键的认识是错误的；它们都只是结果，而非原因。但阿尔茨海默病是通过明确β-淀粉样蛋白斑块和神经原纤维缠结的存在，最终加以确诊。它们虽不能直接从活着的当事人大脑里被发现（或检查出），但有些神经影像学的方法，如正电子发射断层扫描术（PET），或者脑脊液的分析等，可以帮助确定这些病理产物的存在。阿尔茨海默病的临床诊断通常是对患者的症状收集分析，这些症状包括严重的记忆障碍、认知衰退，且呈现为持续性的恶化，使患者逐步丧失吃、喝、梳洗、更衣等自我管理能力，最终生活完全不能自理。以现有的标准认识及治疗本病，阿尔茨海默病患者只有死路一条。

血管性痴呆：这种认知衰退是大脑血流量减少而引起的，其特征是有经常性的小中风。最近几年，人们发现阿尔茨海默病和血管性痴呆之间存在着一定的叠加现象。

额颞叶痴呆：相比阿尔茨海默病，这种痴呆的发病率要小得多，而且，此病经常会表现在行为改变、记忆问题和言语障碍等方面。

路易体痴呆：是一种比较常见的痴呆（约是阿尔茨海默病发病率的五分之一），而且会有视幻觉、妄想、睡眠增多，睡眠时会手脚甩动（又称快速眼动睡眠失常症）和其他症状等。

主观认知衰退（SCI）：患者本人意识到的认知能力下降，但在标准的神经心理检查测试中，仍然属于认知正常范围。高智商的患者可能更容易意识到自己的记忆力有所下降，但检查结果提示其记忆力仍在正常范围内；但这个"正常"和当事人早先的记忆能力相比，已有所下降了。即使在早期，PET 扫描和脑脊液测试通常也能够显示出某些不正常，磁共振成像（MRI）也可能提示大脑的某种萎缩。SCI 经常会持续十几年，然后转化成为 MCI。

轻度认知衰退（MCI）：通常发生在 SCI 之后。神经心理检查测试显示：有记忆、组织、言语、计算、计划，或其他认知能力等的退化，但患者仍能保持日常生活和行动能力，如说话、更衣、吃喝、沐浴等。MCI 不一定必然发展成阿尔茨海默病，但在许多病例中，特别是存在明显记忆障碍的，不少 MCI 患者不久后有可能发展为阿尔茨海默病。

第三章

阿尔茨海默病患者"劫后重生"话感受

> 如果能起死回生，那将不再会有战争。
>
> ——斯坦利·鲍德温

我们从小就知道：生病时，感觉很不好，所以不去上学，而是去看医生，因为你感到很难受。感到难受和生病是同步发生的，对吗？阿尔茨海默病的问题就出在这里！你可能很长时间都没有难受或生病样的感觉。但当你意识到自己的症状而想去看医生时，病已根深蒂固，很可能无药可救了。在阿尔茨海默病患者中，致病根源很可能早在确诊的15～20年前就已经存在了。

更糟的是：当人们开始有失忆症状时，往往倾向于找借口来自我安慰：没有什么大问题啦！人们常会笑着说，"只是话就在嘴边，想不起来了"！或者认为人有暂时老年时刻或自我慰藉地说"马上就想起来了"！或只是"暂时的脑子卡壳了"！又或只是"智力暂时停顿了"！当然，许多短暂的记忆障碍并不一定是阿尔茨海默病征兆。对此，无需过度顾虑。然而，在一些人群中，此类症状确实预示着是（或会发展成）阿尔茨海默病。

如果你从阿尔茨海默病的劫难中有幸地重获新生，你会怎样描写陷入认知衰退深渊的感受呢？或从积极的角度来说，重新恢复正常意识及记忆的最大体会是什么？感谢许多使用了ReCODE个性化治疗程序，重新回归正常意识后患者的回忆录，我们终于有这些问题的答案了。这并不代表每个患者的前期症状都是相同的，也不是说他们的康复旅程是一致的，但我们可以从每个人的经历中了解到许多细节。

艾伦娜，她在 40 岁时就开始被卷入阿尔茨海默病的巨大"黑洞"之中。当时，她的父亲已进入阿尔茨海默病的晚期，她也开始察觉到自己似乎已有了父亲当年早期症状的先兆。

1. **面孔失认症**：艾伦娜首先注意到的是她认识或记忆人脸的能力下降，这种症状叫"面孔失认症"（prosopagnosia），又称"脸盲"。对她来说，这个症状在 40 岁左右时突然出现，而且很明显。"我当时并没有把它和早期老年痴呆联系起来，"她继续告诉我说，"而认为是一种疲劳症状或学习障碍。不过，我不记得小时候是否有过这种病，我父亲也曾有过这种状况。"

2. **精神清晰度下降**：艾伦娜回忆说，她发现自己的精神清晰度明显下降，特别到了晚上。"我开始感觉到一种渐进性的精神疲劳，特别是到了下午 3 点以后。我误以为只是自己太累了。帮孩子们复习功课常让我感到精神疲惫。这种感觉在我上大学和研究生时拼命学习、接连很多次考试之后似乎出现过。但现在并没有那种强烈的精神压力或明显的应激情况，却在下午 3 点后就会感到疲惫不堪。""还有阅读，特别是从傍晚开始起，阅读越来越困难。我时常前读后忘记，记不起来自己刚刚读了什么。""有时，甚至是从上一页到下一页的内容都会遗忘。""再有，我开会时常常感到脑子里一团'糨糊'。在重大问题的讨论上，提不出意见。下午或晚上开会，我也开始发现自己常常在小组讨论中默不作声。特别是在面对复杂而有争议的问题上，一反我原来的常态。我总觉得自己没有什么可以添加的意见（因为实在想不起什么更好的意见了）。或者，我的意见并不符合主题，因为自己并没有完全理解争论的焦点。"
"时常，当我在会议发言或谈论时，要事先在大脑中确认自
己的论点（且往往做到这一点很吃力）。然后，再一遍又一
遍地重复着，直到说出来为止，才能确保自己说的没有错。
或者没有遗忘自己想要说的。""这绝对不是我原本正常的
工作状态和效率……"

3. 对阅读失去兴趣：艾伦娜回忆自己当时丧失了理解
和参与复杂对话的能力，对复杂的电影剧情也难以理解，
而且跟不上剧情的发展。"谈话让我感到疲倦，"艾伦娜接
着说，"我不知道为什么，我很难理解自己不在行的话题，
只想把自己的眼睛闭上。"

4. 回忆（包括阅读和听说）能力下降：艾伦娜说她"试图
回忆一些过去的事情常让我感到精疲力竭。无论是我要去
超市买东西，或是我的孩子想要买什么样的寿司外卖等"。
在开始用 ReCODE 个性化治疗程序前一年，艾伦娜告诉我
说，她所读一门课程的学习材料对她来说十分繁复，她什
么都不记得了。"我就连读小说和杂志都有记忆上的困难，
我曾经十分热衷的阅读已经不再成为一种享受了！"

5. 词汇量的下降：艾伦娜常常需要很挣扎地去回想相
关的词汇。开始只能用很简单的词汇，"我可能会说 ag-
gressive（气盛的，简单的词语），但不会再使用
pugnacious（好斗的）或 truculent（好斗的）这些复杂的
不常用之词；我会说某人在反复思考一件事，而不是说他
在 perseverating（反复想）；我会说某人很 social（善社
交），但我不会说她 gregarious（合群，复杂词）。类似的，
我开始说话时要努力地想词汇。有时，需要暂停下来才能
想起正确的词。我常常只能用一些一般性的词语，或者照
着一个大约的说法说事。比如，因为我想不起'系统化地'

这个词，所以我只会说某人循规蹈矩地、一步步地做事。这些，使我产生了畏惧感，且日常生活都需要巨大的精神努力。但这些症状对其他人来说，并不明显。当我使用了ReCODE个性化治疗程序5～6个月之后，我发现自己在和别人的对话中会自然想起我已经多年没有用过的词语——就好比上面所讲到的。这一变化让我感到吃惊！我竟然还知道这些词汇的存在"。

6. **词语混淆**：艾伦娜接着回忆，那时候，"对我来说，把孩子的名字搞错是经常的事。在我向诊所预约求医前不久，我用的词常常是完全错误的。比如，当我要走拼车道送孩子去学校时，我却大声而自以为是地打电话给收费员说'电话会议'，而不是'拼车'。另一回，我对着院子里的狗，叫'辣酱！'（晚餐做菜用的辅料），而不是'Juno'（狗的名字）"。

7. **分析处理信息的速度下降**：艾伦娜意识到自己的思想活动开始变慢，尤其在工作会议上常感觉模糊，思维迟钝，而且，打字的速度也变慢了。就好像信息流从大脑传到自己的手指时"流经"了黏腻的糖浆。

8. **开车和找路时常常感到焦虑**：一般司机都习惯等待和观看路上的事，如从看着其他车辆的位置移动、到交通信号灯的提示、到行人的走动等，这些却都让艾伦娜感到极度紧张，她甚至怀疑自己还能不能开车。

9. **忘记待办事项和预约**：艾伦娜常常觉得自己所需做的事情犹如排山倒海，太多了！她开始经常忘记赴约了。而且"因为无法保持生活的次序，而变得时常紧张焦虑"。她说："我使用了谷歌日历，并到处留了提醒条，但还老是遗忘了该办的事情。我年轻时对自己的记忆力是十分自信的。我从不失约。而且，电话号码拨了一次就会记住。"

10. **睡眠受损**：艾伦娜回忆说她睡眠很浅，很容易惊醒。醒了以后再也难以入睡。有时，入睡需要好几个小时。而且，一个晚上会醒来很多次。

11. **咖啡因不再对她有提神醒脑作用了。**

12. **对曾经十分熟练的外语产生了困难**：自己以前曾熟悉的俄语和中文口语，变得十分拗口而困难。

就像艾伦娜的病情进展一样，通常，这些症状要持续多年，甚至 10～20 年，才严重到足以做出阿尔茨海默病的诊断。

上述症状产生 9 年之后，在艾伦娜 49 岁那年，被测出有阿尔茨海默病高危性遗传基因——ApoE4 基因。她接受了神经心理测试，发现了和她的症状相符合的脑部异常病理变化。换一句话说，艾伦娜不止是提前经历了衰老过程，她的大脑也开始拖后腿了。除了她所描述的这些独立症状外，她在这段昏暗的岁月里自我是如何感知的呢？艾伦娜有着特殊的经历——因为她恢复了原本的意识及思考，唤醒了记忆和行为能力。她就好像是"探险家"，深入到没多少人能够生还的绝境，劫后重生，终于又回来了！而且，她乐于告诉我们这一段艰辛历程。

以下是艾伦娜诉说的情形：

我想要精确地描述在早期认知下降的迷雾中自我的感觉是什么样的——我对此有着特殊的透视：因为我已经从这深渊中解脱出来了。打个比方，就好像戴着耳机和你身边的人说话，声音被抑制了，低沉而憋闷，也好像你离说话的人很远一样。同样的，在我的意识失而复得之前，就好像有一层薄膜裹在我的大脑里，让我没法和他人直接接触和沟通，不能轻松地参与正常的对话。有时，如在工作会议上，我需要付出巨大的努力，反复思忖自己的提议，然后再去表达，才不至于忘记自己真的想要说什么。谈话时，特别是涉及复杂的话题，就好像自己要努力突破一层厚厚的膜，才能表达出来。这和我年轻时不费吹灰之力的侃侃而谈，自然有着天壤之别。

艾伦娜从 2015 年开始运用 ReCODE 个性化治疗程序，6 个月左右时她已明显感到认知功能的改善。9 个月后，她又接受了神经心理测试，结果肯定了她的这一改善。她自我感觉到认知的这种恢复不是自己虚幻的梦想，而是确切发生着的、真真实实的，且可以衡量的事实。在测试前的 1 个月，2015 年 10 月，艾伦娜这样记述了自己意识恢复、已趋于正常的感受：

我感觉自己被唤醒了。在 8 月时，我注意到一些小的进步。当 9 月来临时，我明显感觉到有一层迷雾正在被掀起，我可以确认自己的认知功能已得到改善。我获得了重生！所以，我要写信感谢你，并和你分享我经历过的和所学到的，希望这些对你的研究有所帮助。

亲身经历的这些变化让我可以看清在我父亲身上所发生过的改变，它也曾经是发生在我身上的变化。我曾经把许多这类症状只当作疲劳或者年纪大了。但我现在知道，这是不正确的。

1."面孔失认症" 没有了：我现在可以很容易地辨识不同人的脸，并想起曾经见过他们。我在 9 月份发现了这一变化，当时我去孩子的学校参加家长会。如果在从前，这一天会让我十分紧张，因为我不知道我认识谁，有哪些人我曾经见过。如果我不依靠姓名标签，我完全不知道谁是谁。今年，我认出了各种各样的人，记起了他们的名字、他们孩子的名字。更可贵的是，我可以自信地叫出他们的名字。因为我知道我认识他们！

2. "3点疲劳"消失了：我现在认识到我父亲也曾有过相同的经历。在他40多岁时，他缩短了每天在医院的工作时间。不久，下午3点以后他就瘫坐在电视机前不动了，我们原以为是因为他工作太累而筋疲力尽。现在我知道其实是阿尔茨海默病的早期症状。当症状发生在自己身上时，才知道当事人是不知庐山真面目的。

3. 和4. 所说的"回忆（包括阅读和听说）能力下降"改善了：现在当我阅读时，或别人告诉我某些事情时，我可以清晰地记起许多，对我来说，这可是很大的转机哦！现在，我可以轻松地参与对话，并且理解谈话内容，即使是我不太在行的话题。

5. 和6. 所说的"词语混淆"现象已经消除了：我发现自己现在能用更多的词汇来形容事物。我以前没有意识到自己的词汇量变少了，言语变单调了，但这是事实。我现在意识到这些恢复了，因为我又开始用"高深"的词语了。我有时还会努力思索一些词语，但概率明显减少。而且，我可以随时联想起该用的那些词语。

7. 思路重新清晰、思考速度加快：在我辅导孩子功课时，自我觉得敏锐多了。我最近还写了一大篇文章，我已经很长时间没能这样做了。思维速度加快，而且注意力集中，就像回到自己年轻时一样，还有，我打字的速度也变快了。

8. 我开车时的焦虑开始变少了。

9. 预约和待办事项的列表情况好转：我现在可以记起预约的时间。以前，因为怕健忘而误事的持续性恐惧也慢慢消失了。虽然恢复得不是很完美，但肯定改善了。现在，要想起一些事情并不感到很吃力。我也不再需要让孩子记下我想做的事情，并且提醒我了。

10. 睡眠改善：我在晚上服用美乐通宁（褪黑素）和镁

制剂之后，觉得睡眠改善了。在使用 ReCODE 个性化治疗程序之后，我发现自己的第一波睡眠更深了，而且可以持续 3～4 小时（比以前延长了许多）。晚上惊醒的频率也比原来少了，仅偶尔一两次。我不再会总是感到很累了。当自己睡眠质量好时，我感觉非常棒。

11. 咖啡因又能够提神了：当我现在喝咖啡时，又重拾了过去的那种感觉了——咖啡因又有了提神的效果。

12. 外语词语重新涌现：我意外地发现，多年不用的一些中文和俄语词语，又开始重新涌入我的脑海；我很容易把这些重新涌现的词语记下来。

最让我吃惊的是，一些在去年都十分困难的日常行为也有改变了（原本这些我不可能告诉任何人，因为当时我并没有把这些症状和 AD 联系在一起）。当时，思维等好像是在我的体外运作，我只是觉得模糊不解，但不能确定是什么问题。这些改变是逐渐形成的，所以，通常我不会太在意。而且，精神疲劳是这么强烈，让我感觉到只是疲惫不堪或精力衰竭。而现在我正在改善中，我可以清楚地认定以前的种种严重的衰竭失调，现在就好像是"觉醒"了似的。希望这种改善可以持续下去。

我不知道应该怎样感谢你！你的治疗程序真的重新改造了我的生活。

尽管没有人愿意陷入艾伦娜曾经历过的那种痛苦绝境。但我们现在却每天都在这样做：吃美国式的标准饮食，过美国式的标准生活，然后，将艾伦娜身上发生的病理进程在自己身上不知不觉地努力地推进着。

对此，我会在下一章里详细解释。

---• 第四章 •---------

诱发阿尔茨海默病的自我因素

患者："医生，我这样做时很疼！"

医生："那你就不要这样做啦！"

——作者题记

你为什么要主动去招惹阿尔茨海默病呢！？照常理说，一般人当然不会。但是，认识到有可能会导致阿尔茨海默病发生和恶化的种种因素，可以帮助你在第一时间去了解如何防范它；或者在症状刚刚开始出现时，马上就能加以改善。它也为你提供了一份清单，让你认识到哪些危险因素可能已经存在于你的生活之中了。

好吧！我们就从日常生活开始吧！

如果你像我一样，经常工作到深夜，而且喜欢吃夜宵，特别嗜好甜食，那么，这些因素会使你的胰岛素水平骤升，并在睡眠中维持着胰岛素的高水平状态。又或许，你经常午夜后才上床睡觉，或因为你有睡眠呼吸暂停综合征（sleep apnea syndrome，SAS，这通常是由于体重增加所造成的）而睡眠不良。尽管如此，你还是很早地起床了，每天只有几小时的睡眠。在脚还没着地时，你又开始担忧新的一天烦琐的压力和挥之不去的紧张；你匆匆忙忙地用美式早餐填饱肚子，通常是甜甜圈或甜面包，外加一大杯橙汁，在咖啡中再加一大勺低脂奶，从而摄入了大量有可能引起炎症的奶制品；又配上了糖，这些，加重了胰岛素抵抗；面食中所含有的麸质（gluten），又会刺激你的胃肠黏膜，诱发胃肠道炎症，甚或导致胃肠黏膜破损，肠道屏障功能的失能而引起"肠漏"[①]。

雪上加霜，你因为胃肠不舒服，经常需服用一些抑制胃酸的质子泵抑制药（proton pump inhibitor，PPI）[②] 以抑制胃酸的反流；但胃酸虽有所降低，却有损于对肠道重要营养因素（如锌、镁、维生素 B_{12} 等）的吸收能力。然后，你又服用了他汀类的药物[③]，在有效降低胆固醇（甚至可降至 150 mg 以下）的同时，也加剧了大脑萎缩的危险。这一切，都在你吃完夜宵后 12 小时以内发生，意味着你身体还没来得及自我清除堆积起来的 β-淀粉样蛋白和其他受损的蛋白垃圾，你又赶着时间出门，让自己一直在绷紧了弦的紧张状态中度过；这刺激着皮质醇的大量分泌，从而损害了海马体[④]的神经元。接着你就是上下车，工作前也不做任何运动，也没有日光照射（日光是增加维生素 D 的最好方法）。由于一直处在紧张的应激和焦躁状态，加上没睡好，以致血压持续升高，人际关系不够协调，并回避了积极的社会接触，整整一天中，你几乎没有愉悦轻松之时。

译者注：

① 肠漏是个近年来引起重视的新名词，指在肠道菌群紊乱、肠道内毒素增多等情况下，肠道通透性或肠道屏障功能受损，使得毒素、微生物和未消化的食物粒子直接借助肠黏膜间隙渗透进入血液，从而可引发一系列威胁健康的疾病。

② 质子泵抑制药是目前治疗消化性溃疡和抑制胃酸的最常用的一类药，包括奥美拉唑、兰索拉唑、雷贝拉唑等。

③ 他汀类是目前常用且高效的降脂药，能有效降低总胆固醇（TC）和低密度脂蛋白（LDL），有时也能降低甘油三酯（TG）等，但有肝脏损伤、肌肉疼痛，甚至导致痴呆等副作用，临床上还存在一定争议。

④ 海马体是大脑的重要组成部分，位于大脑丘脑和内侧颞叶之间，属边缘系统的一部分，主要负责长时记忆的存储转换和定向等功能，与认知功能关系密切。

工作片刻后，血糖有所下降，你习惯于去办公室边的茶点间，吃一点同事放在那里的巧克力松饼。然后，接着用午餐。因为时间紧迫，故你匆匆地在食堂或熟食店里买了三明治——白面包、加盐又加激素的海绵状的火鸡肉（且抗生素残留量很高）。好吃吧！或者，不如再来一份含汞的吞拿鱼？沙拉看上去也不怎么样，用无糖汽水送下去吧！这些，都不知不觉加重了对肠道内微生物菌群的戕害。最后，你还享受了布朗尼巧克力饼，以反式脂肪来填充自己，不经意中减少了对健康有益的 Ω - 3 的吸收……

走到这一步，我们像老农一样，已经为阿尔茨海默病的发生耕耘好了适宜生长的"土壤"。如果还想加快这一进程的话，再加一支烟吧！它可减少对身体组织（也包括对大脑组织）的氧气输送，并让多种化学毒素悄悄地渗入血液循环之中。你也不习惯于刷牙和用牙线洗牙，谁又会在乎口腔这一点点小污垢呢？但它却将加重整个人体系统的炎症状态，或会摧毁抵御细菌（如牙龈卟啉菌）的人体"防御墙"。

餐后懵懵懂懂的你，受诱惑驱使，鬼使神差地走向了糖果机旁。嘿，今天工作很辛苦，应该好好奖赏一下自己！享受冰箱里藏着的一些甜美的"星冰乐"吧！也许，起身去拿甜食和脂肪性食物是你一天中唯一的"运动"。而且，天天如此！谁又有时间经常起来到处去转转啊？终于，捱到可下班回家了。下班途中，公路"暴怒症"（前行司机的不道德行驶引起）又让你血压增高。此时，你的血脑屏障已经千疮百孔了，就像人们制作全麸质的意大利面，沥干水分所用的篱笆筛网一样……

你想了想，晚餐还是叫外卖吧！从炸薯条开始，又是一个完美的、促使阿尔茨海默病发展的晚期糖基化终末产物（AGE①）。从反式脂肪、高淀粉性食物，到用过的油重新加热（高温氧化后的油已经缺乏维生素 E），食物中并含有神经毒质、丙烯酰胺等。可以想象每根薯条就像是一个戴着手套的小拳击手，咆哮地宣称："让我攻击你那海马体吧！"你还要再加个汉堡——牛肉是来自吃转基因玉米而不是吃草长大的牛，充满了致炎性的 Ω-6 脂肪酸，而缺乏抗炎性的 Ω-3。而且，用高果糖素、玉米糖浆等制作的番茄酱，涂抹在充满麸质的面包上。这些，都是攻击你肠道黏膜、穿透你血脑屏障的"最佳"工具。

回到家了，你不理会那发了霉的沙发气味，一屁股瘫坐在沙发上，在荧屏前盯着网络电视或所喜爱的娱乐节目看，追求的只是心身的完全松弛和躯体的彻底休息。至于那些有健身作用的活动和游戏，或运动量稍微大一些的足球运动，就让孩子们去玩吧！接着，你又喝了一些鸡尾酒，吃了一块玛格丽塔，或再配一小块阿玛丽托芝士蛋糕等。然后，你似乎意识到要加加班了，又想开始工作了，但当电灯还通明、电子设备还大开着时，你已经熬不住了，昏昏欲睡了……周而复始的一切，又重新开始了。这，可以说是诱使阿尔茨海默病病理过程加速发展的"完美"的一天。

你无疑已猜到了：这就是导致阿尔茨海默病发生的生活方式。危险因素大量地存在于我们真实的生活中，但无须惊慌，

译者注：

① 晚期糖基化终末产物（advanced glycation end product，AGE）是以蛋白质、脂肪及核酸的氨基和还原糖（葡萄糖、果糖、戊糖等）为原料，发生非酶催化反应后形成的一系列具有高度活性终末产物的总称，其结构具有高度异质性，是一组稳定的共价化合物，会对健康造成损害。

就像艾伦娜的经历那样，从轻度认知障碍，发展到完全的阿尔茨海默病，常常需要经历若干年。普通美国人的生活和饮食方式所造成的代谢异常及对大脑的侵害，常需日积月累多年以后，才会最终发展成严重的损害。

那是个好消息！

但坏消息是：你越是觉得自己的生活方式与我所描述的相符合，你的神经敏锐度就越有可能已被侵蚀了。你可能已经有一种或多种威胁神经系统安全的隐患存在（如炎症、大脑营养因子缺乏、毒素接触等）。这些，会让大脑产生我们现已认识到的损坏神经突触，并导致作为阿尔茨海默病病理特征的黏性β-淀粉样蛋白的形成。

这就是为什么要用 ReCODE 个性化治疗程序来对付这三大类可恶的威胁因素的原因。如果你能通过改变生活方式来消除这些潜在的隐患，大脑就不会被迫产生导致阿尔茨海默病的β-淀粉样蛋白。就好像机场安检人员如果制止了恐怖分子上飞机，那么乘客就不必在 747 飞机的走道里与他们做殊死的搏斗了！因此，你要努力防范威胁神经系统的"恐怖"分子靠近，让它们离你的大脑越远越好。

你自己就可以对这一目标做出积极贡献。但这方案中的一些步骤在与医生的互动中常会更有效。比如，可以帮助鉴定你的大脑已受到三大危险因素中哪一类的伤害（假定你还不太知情的话）。很多情况下，健康呵护者还可帮助你整理分析实验检测报告，充实你的治疗程序，并记录下你接受治疗后的效果或成绩。

就像前面所说的，认知衰退大多数起因于对大脑的三大基本危害：炎症、大脑营养因子（含某些激素、神经营养因子）缺乏、毒素接触。我们所称的阿尔茨海默病，实际上是对这三大类威胁的保护性反应。其中炎症、神经营养因子缺乏，与新陈代谢失调密切相关。而代谢失调又受制于饮食、体育锻炼和基因，以及人们生活中所承受的压力程度、应对方式等综合因素。饮食、体育锻炼和压力等也会影响到心血管系统和身体的其他方面。故大脑健康水准与人们的总体健康状态密切相关。难怪会有这么多的因素增加了阿尔茨海默病的风险，从早期的糖尿病、肥胖、维生素 D 缺乏症，到懒散不运动等。这些，都是饮食不当、缺乏必要的体育锻炼、不良的生活方式等所造成的恶果。

好消息是：虽然有许许多多的可能会引起炎症、神经营养因子缺乏和对有毒化合物的易感性，加速认知衰退，但这些都是可加以识别并有针对性地解决的——而且，越早采取行动越好。以下是消除各种威胁神经功能的基本知识。

一、预防和消除炎症

炎症是你的身体应对外部威胁时的一类反应，诱发炎症的因素很多：既包括各种传染性/感染性的致病微生物，也涉及一些非感染性的损伤（如长期进食高糖食物、反式脂肪等）。

我们的身体不断地与潜伏的入侵者接触，并加以抵抗，从病毒、细菌到真菌和寄生虫等。身体抵抗这些病原体的方式之一是激活自身的免疫系统，它使得免疫系统中的白细胞大量繁殖，以吞噬病原体，这些是形成炎症过程的一部分。通常，我们的身体需要启动内在机制以发炎形式来对抗突如其来的威胁，如伤口周围发红就是炎症，是体内白细胞骤升以抵抗潜伏着的感染的结果，这一机制具有积极的保护自身机体的作用。但一旦遇上慢性威胁，引发持续性的炎症反应，这就成为威胁健康的一个大问题。

机体对于入侵病原体的反应，有一部分是通过产生β-淀粉样蛋白的形式，后者就是导致阿尔茨海默病的大脑斑块的组成部分[1,2]。另外，因阿尔茨海默病而死亡的患者大脑中，可以找到的病原体很多，包括由口而入的细菌、由鼻而入的霉菌、导致嘴唇口角发炎的病毒（如 Herpes 疱疹病毒）、因蜱咬后的 Borrelia（导致莱姆病的"伯氏疏螺旋体"）等。越来越多的科学证据表明：在病原体侵入的情况下，大脑会产生β-淀粉样蛋白，一种强有力的抗病原体成分。它本身应该起积极的保护作用，但最终却因为产生过量，反倒损害了其本应该保护的神经突触和脑细胞。

因此，为了防止和扭转认知衰退，须从根本上解决潜在的感染源问题，并提升免疫系统灭活病原体的能力，从而减少因长期抗衡这些病原体而产生的持续性的慢性炎症反应。

机体也可能在没有感染的情况下发生炎症性反应。常见的如，人们可能在长期吃了反式脂肪酸后炎症被激发。又如，烘焙食品和快餐中含有的人造脂肪（现在正被淘汰）或高糖等，都会导致肠道黏膜屏障受损，诱发肠道发生炎症反应。此外，经常食用麸质、乳制品或谷物类等，也会损害肠道黏膜屏障，导致"肠漏"（见下页表中列出的麸质含量的食物，其中所有的都应尽可能避免）。在"肠漏"情况下，黏膜屏障受损后会形成一些"微孔"，这些"微孔"允许食物残渣、碎片或细菌等进入黏膜下的血液中，从而引发炎症反应。免疫系统在识别这些食物残渣或细菌时，常把它们当成入侵者加以攻击。

主要麸质①食品

（来自大卫·帕尔马特医生的网页）

http：//www. drperlmutter/eat/foods-that-contain-gluten/

- 小麦
- 小麦胚芽
- 黑麦
- 大麦
- 碾碎的干小麦
- 库斯库斯、碾碎的杜伦麦

- 谷粉/意大利粉/淀粉
- 格雷厄姆面粉
- 呼罗珊麦、犹太用麦
- 粗面粉
- 丁克麦
- 黑小麦

以下食物含有麸质

麦芽/麦芽调味品

- 汤类
- 现成的汤粉和汤料
- 冷切肉-方腿之类
- 炸薯条（冷冻前经常撒上面粉）
- 加工过的奶酪（例如 Velveeta）
- 蛋黄酱
- 番茄酱
- 麦芽醋
- 酱油
- 沙拉酱
- 仿蟹肉、培根等
- 鸡蛋替代品
- 塔博勒色拉
- 香肠
- 乳替代品/奶精
- 油炸蔬菜
- 蘸肉汁
- 腌料
- 罐头烤豆

译者注：

① 麸质指麦类中含有的一组蛋白质，很多人对其不耐受，会引起肠道炎症反应。但在全球各地，因麦类的加工程序不一，麸质含量及危害程度也不一样。

- 早餐麦片

- 商场买的巧克力牛奶

- 面包粉包裹的食品

水果馅和布丁

- 热狗

- 冰激凌

- 乐啤露

- 能量型零食棒

- （油炸的）混合零食

- 糖浆

- Seitan（一种麸质蛋白）

- 麦穗草

- 速溶热饮

- 调味咖啡和茶

- 蓝色奶酪

- 伏特加

- 白葡萄酒

- 肉丸、肉糜糕（meat loaf）

- （做礼拜时用的）圣餐片

- 素食汉堡

- 烤坚果

- 啤酒

- 燕麦（除非认证过不含麸质的）

- 燕麦麸（除非认证过不含麸质的）

我们不断接触危险的微生物（如口腔细菌通过破损的牙龈渗入血液），或经常食用易触发炎症的食品（如高糖食品），都会让我们发生慢性的炎症反应。这就是为什么 ReCODE 个性化治疗程序重在通过排查，弄清楚现有的感染源和易引发炎症的食物等，以清除持续存在的慢性炎症。

当炎症是由高糖饮食引起时，通常同时会诱发胰岛素抵抗，这是大多数美国人以及全世界十多亿人都存在的问题。人类在漫长的进化过程中，原本只能处理少量的糖（每天约 15 g，少于约 340 mL 软饮料的一半量）。糖原就像火一样，是能量的一大来源，但非常危险。就像是你家里有一个壁炉，加热取暖所需的木材多少，取决于房子的大小。如果房子很小，只需少量柴，形成小火取暖足矣；如果房子很大，那就需要更多的木材，形成炙热大火。想象一下：现在你的房子缩小了 90％（这是我们美国人现实生活实况，运动少，久坐不动，只需少许能量）；相对的，则使你壁炉供能量放大了 10 倍，如果你还持续不断地往壁炉里添材加料，烧得通红，房内温度很快就会热得让人难以忍受，旺火可能会从壁炉里窜出，这时，你会不顾一切地控制火势，以防烧毁整个房子。这，正是我们大多数人现在经历着的状况。

我们的躯体是有智慧的，能意识到糖原是一种毒素，因此，会快速地激活多种机制，以减少其在我们血液和组织中的浓度。其他不说，躯体把额外的能量转化并储存成脂肪，而后者可以产生对大脑有害的脂肪因子。

即便如此，我们的血液中仍然充满糖原，特别是葡萄糖。葡萄糖分子可以缠绕并抑制许多蛋白质的功能，就像一个非常难缠的章鱼裹缠着鱼竿一样。我们的细胞对葡萄糖过剩的反应就是增加胰岛素的分泌，胰岛素对付葡萄糖的策略之一就是将其转而储存于细胞内。但躯体面对长期的高胰岛素水平，其简单应对措施就是降低对胰岛素的反应性，使你对胰岛素有了抵抗。

胰岛素与阿尔茨海默病之间有着多重的密切关联性：如胰岛素分子完成它们降低葡萄糖的工作后，身体必须溶解胰岛素以防止血糖降得太低，这要通过称为"胰岛素降解酶"（insulin degradation enzyme，IDE）的作用。猜猜看，IDE还能降解什么？β-淀粉样蛋白！就是损伤突触以引起阿尔茨海默病的黏性斑块中的蛋白质片段。但是一种酶不能同步进行这两种生化行为：如果IDE正在努力地降低胰岛素水平，就不能有效地分解β-淀粉样蛋白。就像是一个消防员不可能既在小镇北边扑救明火，同时又在小镇的南边阻击烟火的蔓延一样。由于能够干扰IDE对β-淀粉样蛋白的降解，长期的高胰岛素水平会增加阿尔茨海默病的风险。

因此，ReCODE个性化治疗程序的关键环节之一是减少胰岛素抵抗，恢复胰岛素敏感性，并降低血糖水平。这样，才可以促使躯体恢复到最佳的糖代谢状态。

二、优化激素、神经营养因子和大脑营养

当我们通过减轻炎症反应和消解胰岛素抵抗来控制慢性感染时，我们也消除了有威胁性的β-淀粉样蛋白的堆积。这些，制止了对脑部的伤害。与此同时，提升大脑的功效也至关重要。如果能够加强对神经突触的保护，即使β-淀粉样蛋白斑块有所形成，也很难摧毁神经突触。

2016年的世界神经科学年度大会上的一篇研究报告清楚地证实了这一点：科学家分析了一些一直维持着清晰记忆、90高龄而死亡的正常人的大脑。其中，有些人的大脑中充满了β-淀粉样蛋白斑块。然而，这些人的大脑并没有老化，好像对破坏神经突触的β-淀粉样蛋白有着先天性的免疫力。这是为什么呢？深入研究总结出两种理论假设：其一，受过良好教育和生活中阅历丰富的人，他们可能有足够丰富的神经突触，足以承受一些β-淀粉样蛋白斑块的消极的摧毁性损伤；其二，可能躯体本身存在一些生化机制，可抵御β-淀粉样蛋白的摧毁损伤，

消除其毒性，很好地保护神经突触，缓解了对它的破坏作用；这些生化机制也可能强化了神经突触功能，使其有能力抵御β-淀粉样蛋白的侵害。

我完全赞成做出一切努力以提高你的认知功能，也赞成利用这些生化机制，最大限度地加强对神经突触的保护，抵抗β-淀粉样蛋白的侵害损伤。要达到最佳的工作状态，大脑需要加强对神经元及突触的支持和营养，包括一些激素、神经营养因子和养分等。ReCODE个性化治疗程序提供了能够提高这些营养的方法。这些神经突触的强化物（营养及保护因素）之一是脑源性神经营养因子[①]（BDNF），它可以通过运动等来增加；相关激素（如雌二醇和睾酮等），可通过处方药或借助膳食补充剂等加以优化；对营养成分（如维生素D、叶酸等）也需要加强。奇怪的是：当大脑在突触和神经元的强化物不足（比如脑源性神经营养因子缺乏）时，大脑的反应之一是——你猜得对——产生β-淀粉样蛋白！你可能开始醒悟到了造成β-淀粉样蛋白的产生及认知衰退的真正原因了吧！

可以说，阿尔茨海默病的致病"黑名单"上，危险因素的目录越来越长：从许多过程所导致的炎症，到胰岛素抵抗，相关激素减少，以及维生素D和脑源性神经营养因子的缺乏，还有其他一些关键性的营养支持物和因素的丧失，等等。如果要最大限度地增加逆转认知衰退的机会，我们必须认真地对名单进行评估，并努力解决这些相关的问题。

译者注：

① 脑源性神经营养因子（brain-derived neurotrophic factor，BDNF）是20世纪80年代发现的一种具有神经营养作用的蛋白质。它广泛分布于中枢神经系统、周围神经系统、内分泌系统、骨和软骨组织等，主要集中在中枢神经系统内，在海马体和大脑皮质中的含量最高。

三、消灭毒素

如果一条毒蛇咬了你导致中毒，医生会采取针对其毒液的抗蛇毒血清加以稀释抗衡、中和毒素。事实证明：当大脑被有毒金属（如铜和汞等）或生物毒素（如霉菌等毒素）侵入时，β-淀粉样蛋白也就扮演着中和毒素这一重要角色。通过"裹缠"这些毒素，β-淀粉样蛋白会制止它们对神经元和突触的损伤。再次重申：ReCODE个性化治疗程序的一大关键在于消除可诱导β-淀粉样蛋白产生的毒素，因为这些毒素是β-淀粉样蛋白斑块形成的根源所在，这一措施是真正的求本之治。从鉴定出大脑有可能接触到的毒素开始，并从根源做起，采取消解及中和毒素等方法（包括多吃解毒类食品，如十字花科蔬菜，饮用纯净水，洗桑拿浴等方式去除毒素），并增加关键性的解毒成分（如谷胱甘肽①等）。综合运用这些方法，大脑就会减少被诱使产生β-淀粉样蛋白的可能性。

在你全力以赴消除炎症、补充缺失了的神经突触营养成分、中和毒性这三类危害因素同时，你也应该重视修复已被损害了的神经突触，并保护好剩下的突触，且努力促使形成新的神经突触。许多实验室的研究已经找到了能够增强神经突触形成的化合物。这一点请容许我在稍后做出详细的说明。

你可能已注意到：我刚刚总结的治疗程序与通常疾病的药物处方完全不同。复杂的慢性病（如阿尔茨海默病）常有许多诱发因素，因此，最佳的治疗程序应该尽可能涉及解决所有的

译者注：————————————————————●

① 谷胱甘肽（glutathione，GSH）是一种由3个氨基酸组成的小分子肽，是解除毒素的特效物质。作为体内重要的抗氧化剂和自由基清除剂，它与自由基、重金属等结合，从而可以把体内有害毒物转化为无害物质，排泄出体外。

相关因素，这需要借助完整的个性化治疗程序，而不只是仅仅依赖一两种药物。ReCODE 个性化治疗程序不仅比单一药物更加全面，也往往更加有效。它不是只针对某个病理点的一粒"银色子弹"①，而是阻击认知衰退多重因素的银色机关枪。

译者注：

① 银色子弹（silver bullet）或称"银弹""银质子弹"，原指纯银或镀银子弹。欧洲民间传说中，银色子弹往往具有驱魔神效，是针对狼人等超自然怪物的特效武器。此处隐喻为具有杀手锏、最强杀招等极具特效性的解决方法。

Deconstructing
Alzheimer's

—————• 第二部分 •—————

解构阿尔茨海默病

--- • 第五章 • ---

黔驴技穷似地往返于病床与实验室之间

这是个谜中之谜，也许有些关键问题我们并未

知晓……

——温斯顿·丘吉尔先生 1939 年在谈到俄罗斯时说

对我来说，没有什么比人大脑的运行特点更奇异迷人的了！在实验室，我们观察培养皿中脑细胞从生长出来，又分解/死亡的全过程，一直到在临床上看到濒死绝望的患者又重新振作康复，重返工作和家人怀抱时的那种无上喜悦，就好像是一部夏洛克·福尔摩斯的历险记，在持续而漫长的幽境探秘中突然柳暗花明。然而，并不是每个人都会对微观的脑细胞生死过程感兴趣。所以，在阅读本章时，你可能会发现自己的眼皮变得沉重起来。科学研究的枯燥描述可能让你觉得索然无味，昏昏欲睡。我妻子，一个很好的家庭医生，但对基础研究没有兴趣。她偶尔失眠，有时，她难以入睡时，我就开始告诉她我所认为的当前最激动人心的脑科研成果，通常，不消一分钟，她就睡着了，而我就只能自言自语了……

在本章中，我将描述阿尔茨海默病的科学依据，这是我的同事和我 30 多年来对神经退行性疾病的基本机制的研究所建立的模型，以及 ReCODE 个性化治疗程序的生物学原理。这些研究的大部分成果已包含在我们所发表的 200 多篇科研论文中。可能像我的妻子一样，你希望跳过这一章和下一章，直接阅读临床评估和治疗部分（第七至第十一章）。但说不定，你也许会

为科学有趣的"奥秘"而逗留，因为你可能会意外地发现它神奇得有点迷人！

我在加州理工学院读大学之际，一年级期末时读了一本《大脑的机巧》(*The Machinery of the Brain*)，这是一本精彩而让人折服的书。作者是物理学家和工程师伍尔德里奇（Dean Wooldridge）。在读此书之前的几个月，我和我的朋友还在夏威夷的格林柏克（Greenback）冲浪俱乐部里冲浪。那时，我离开犹如蓝宝石般漂亮却又有汹涌海浪的冲浪点可瓦咯（Kewalo）盆地和鲨鱼出没的银星瑞特（Incinerators），前往科学研究圣地加州理工学院。那是世界上最聪明的大脑"汇聚"之地，他们凑在一起，探索世界上顶尖的奥秘：比如黑洞和暗物质、分子遗传学和分裂脑精神生理学的神秘之处。这是一个曾斩获了35 个诺贝尔奖的大学。当然，也是人们熟悉的热门电视剧《生活大爆炸》的取景之处。正是伍尔德里奇的书和加州理工学院的智力氛围，促使我"脑洞大开"——让我去关注昆虫有没有思考能力。有的话，会有怎样的规律性行为？去关心电击治疗时的生理学变化，去留意大脑两个半球独立思考的奇特现象，就像一个头脑里有着两个生命一样。它是如此神奇，注定让我终身迷恋上了大脑。

20 世纪 70 年代，我最欣赏的教授之一、生物学家西摩·班杰（Seymour Benzer），曾在果蝇（一种在我们厨房里烂熟的香蕉边飞来飞去的微小的水果苍蝇）的大脑中识别鉴定出决定其一些行为基础的基因。这太令人惊奇了！他居然能够精确地查明果蝇学习和记忆所需的基因（第一个被发现的类似基因）；缺乏此基因的突变体苍蝇被称为"呆子"。分子生物学家们通常喜好为他们所发现的基因和突变体起个幽默的名字①。此外，班杰还有许多其他的发现：如让果蝇昼睡夜醒的基因（称为"夜行"），可增强其雄性交配能力的基因（称为"处世圆滑"），让其失去追求雌性兴趣的基因以及会导致其同性恋的基因，还有会促使果蝇大脑退化的基因等，就像阿尔茨海默病的患者大脑一样。因为班杰能够鉴定出几乎每一类行为所对应的单一基因，这样，他就可以确定这些基因所产生的蛋白质，并通过多年深入研究，追踪每种蛋白质在大脑相应部位的功能。这些，使得他能够确认学习和记忆行为的分子生物学机制、体内生物钟调节的昼行节律机制、性行为机制，以及果蝇大脑的许多其他微观功能的机制等。

当时（20世纪70年代初），我在某化学实验室工作，了解了分子的三重状态、量子力学和能量转换等。虽然这些话题似乎很深奥。这也引来了以下疑问：我们可以理解阿尔茨海默病、帕金森病和卢伽雷病（肌萎缩侧索硬化，Lou Gehrig，MND）等脑部病变的本质因素吗？如就像班杰教授剖析果蝇脑功能所揭示的不同行为所对应的基因特征一样，人们如何可以让这些微观的生化基本原理转化为临床的有效治疗呢？

那时，我意识到一个事实：我只有从实验室工作转向医学院研究，才有可能了解人体脑部的疾病。我需要深究这些神经退行性疾病，从阿尔茨海默病、帕金森病，到卢伽雷病，以及更多的脑部疾病，以及它们对患者的各种影响。这些患者的大脑里究竟发生了什么样的神经病理学改变呢？这类疾病的病理过程是怎样形成的？怎样才能深入洞悉背后推进着这些可怕疾病的根本性机制所在？当时，我已有意向开发这些疾病的有效

译者注：

① 因为这些基因通常都没有通俗名称，常由发现者自行命名。

治疗方案。但我需要深入地了解这些疾病的奥秘。

那时，正是以马库思·威尔比（Marcus Welby）医生为主流的注重临床治疗时代，科研和临床是分家的，医学院校只专注于基本临床治疗技能的培养，全国都青睐家庭医生这种理念。所以，想要利用自己的医学文凭在治疗患者的同时，从事生物医学科学机制研究的人，会被认为是二流的科研型医学生。一位所谓比较开明的名牌大学考试官告诉我说，如果想成为一名医生，而不是科学家，那就等于抛弃职业生涯。当我反驳说，将良好的基础科学研究和理解患者临床需求有机地结合起来，可以提升临床医生的优势时，他甩了甩手，不无轻蔑地说："好吧！我原以为你想在科学上有所作为，改变世界呢！"那时，天真的我才21岁，听到一旦成为临床医生后将不再允许我在科研领域"有所作为"时，有所动摇。讽刺的是，9年后，我毕业于杜克医学院，又在杜克大学完成了内科实习和在加州大学旧金山学院完成了神经病学训练，却受到了明明是临床医生，"却还要进行基础科学研究"的指责！

我选择在加州大学旧金山学院实习神经病学的原因之一，是因为受当时一位年轻的教授斯坦利·普鲁塞纳（Stanley Prusiner）的影响。斯坦利当时正在研究一种罕见的疾病：传染性海绵状脑病[1]。正如病名所暗示的那样，它可以从一个大脑传染给另一个大脑，像疯牛病一样。斯坦利继续深入地研究着。后来因发现朊病毒而获得了1997年诺贝尔生理学和医学奖。朊病毒是他用来描述致病分子的一个术语，比病毒还小，

作者注：

[1] 有趣的是，这个病名反映了该类疾病的病理形态学特征，这些疾病可从一个大脑传递到另一个大脑，并使病变大脑充满无数多的网洞，看起来就像是空心的海绵体一样。

只有蛋白质，没有遗传性物质，然而，却可以引起这些疾病。

　　我在普鲁塞纳实验室完成了神经退行性疾病的博士后研究工作后，1989 年在加州大学洛杉矶分校建立了自己的实验室。我想解决一直令我特别关注的两个相关问题：第一，为什么脑细胞会在诸如阿尔茨海默病等疾病的病理过程中表现出明显的退化？第二，潜在的神经退化是由生长发育相关的生理信号（注：意即原本存在的生理性衰老机制）引起的，还是纯粹属病理性的，而非生理性过程？换句话说，阿尔茨海默病会不会只是一个意外？就像是不小心地把酸性溶液滴在了你手上一样！或者是你运气不好，意外地被天上的雷电击中了？或者说阿尔茨海默病的病理过程更为奇葩而复杂，也更基础性地反映着大脑功能状态的变化？犹如伟大的物理学家理查德·费曼（R. P. Feynman）① 所说的："自然只用最长的线条编织她的图案，所以，每一小块面料都能揭示整个挂毯的结构。"这也许对于研究"夸克"等的物理学家来说，是个好消息。但是，对于研究阿尔茨海默病机制的人来说，却完全不见得！局部的微观变化真的会揭示整个大脑确切的衰退奥秘吗？这些，会提示一个有可能逆转衰退过程的有效途径吗？

　　区分这两者的关键意义在于，两种情况下的针对性处理思路完全不同：如果神经衰退就像在大脑里意外地洒了酸性液体那样，只是偶然事件（病理所致），你需要做的是先把酸中和了，再考虑使用诸如干细胞等先进技术，修复失去功能的大脑神经元；如果是生理性衰退，衰退源自大脑内在程序的被激活，那就应该采取截然不同的方法：首先需了解生理性衰退的诸多

译者注：

① 理查德·费曼（Richard P. Feynman），美国著名物理学家，1965 年诺贝尔物理学奖得主，被称为 20 世纪继爱因斯坦之后最睿智的理论物理学家。

细节，以及它们的启动机制，才能知晓该程序是否已真的启动，或者加速了！从而想方设法促使其减速，努力逆转其衰退进程，尽可能恢复神经突触等的功能状态。

一、细胞"自杀"是无痛的，但它会带来许多变化

当我在 1989 年建立实验室时，并没有明确而简单的方法来区分这两种可能性。原因是在培养皿中没法复制出简单的神经退行性疾病模型。也就是说，不像我们可以在癌症患者身上提取癌细胞，然后在实验室里加以培养，并进一步研究这些细胞的行为特点和脆弱性；我们不能直接从活生生的人的大脑里，挖出一些神经元或突触加以培养。而且，当时也没有手段可以在培养皿中评价阿尔茨海默病对脑细胞的影响。因此，为了准确找到是什么因素导致了神经退行性疾病（比如阿尔茨海默病）中的神经元和突触的毁损，我们需要一种可以在实验室中培养神经元的方法，以重复演绎发展成阿尔茨海默病时脑细胞所经历的病变过程。这样培养的神经元细胞，还须借助基因调控。通过改变调控神经元基因，我们还可以看看相互之间的关系如何？脑细胞行为会有什么改变？它在培养皿中病理变化的具体过程是怎样的？而这个体外模型（in vitro）❶必须和真实发生的疾病病理机制非常相似。当然，体外模型中的神经元不会像患者那样体验到痛苦，或会在自己家中迷路，或茫然地看着他相识了几十年的人而发呆的。

理论上说，体外培养的脑细胞与阿尔茨海默病患者大脑中的神经元应该经历着相似的退化性演变，类似于肿瘤学家在体

作者注：

❶ 体外模型指在体外培养，意指细胞在玻璃培养器皿中或试管里生长发育过程；而 in vivo 指在体内培养，例如，在一个生物体（如实验鼠）内的生长发育过程。

外培养癌细胞，并追踪癌细胞的病理发展过程，以及最为关键的——这些癌细胞对试验性抗癌药物的反应一样。当时，我们压根儿就没有这样的神经退行性疾病的体外病理模型。而且，20 世纪 90 年代初，神经病学家们普遍怀疑这种模型与上述疾病是否有内在的关联性。根据传统而根深蒂固的信念：任何在培养皿中短期（几小时或几天）内所发生的反应程序，与现实生活中经历过许多年才在患者身上产生的变化是无法相提并论或与之进行比较的。

幸运的是，传统的理性认识居然是错的！这个在简单病理模型中的发现，最终使我们得以制订并发展出第一个逆转认知衰退的有效治疗程序。

1994 年，我和实验室同事开始在培养皿中培养啮齿动物和人的脑细胞（人的脑细胞来自神经母细胞瘤或胶质瘤。这样的癌细胞会迅速生长并且永远增殖。因此，这类细胞系对于此项研究是非常有价值的。最近，这类细胞系很大程度上被干细胞所取代了，但在 1994 年时还没有干细胞）。我们通过使用一个称为"转染"① 的过程，在细胞中插入与阿尔茨海默病和其他神经退行性疾病相关的基因，然后进行观察。最初看来，细胞体并没有受到什么影响，与没有被致病基因"转染"的细胞体基本相同。但令人惊讶的是：它们却会轻易地自我戕杀！

在实验中，我们在培养皿中减少营养因子，或加入有毒的化合物，以破坏对照组的正常细胞；此时，正常细胞都会奋起反击，并挣扎地存活下去。但是，我们如果对任何一种"转染"后获得了神经退化变性基因的细胞，也减少其营养因子、加入上述毒素等，它们却全都死了，甚至没有一点抵抗行为，就好

译者注：

① 转染是一种生物科学研究方法，指将某种生物属性（基因）用一定手段嫁接到另一种生物体上。

像整个营的士兵在敌方开火几轮后，就全体自动缴械投降了。更令人奇怪的是：每一种神经退行性疾病的结局都是这样的——不论是"转染"了与卢伽雷病或亨廷顿病有关的基因，还是"转染"了与阿尔茨海默病相关的基因。

然而，当进一步仔细观察时，我们发现含有阿尔茨海默病基因和含有其他神经退行性疾病基因的细胞，并不都是以传统方式死亡的。完全不是的！它们激活了所谓的细胞自杀程序（专业说法叫"细胞凋亡"）①——一系列从内开始的自我终止细胞活下去的生物化学步骤。它可以说是细胞生物体内自身的"琼斯敦"（Jonesdown，美国出名的集体自杀之地）。雪上加霜的是：这个营的士兵不但是一遭到攻击就"缴械投降"，而且"自相残杀"。我们第一次观察到这个奇特现象时，既震惊又兴奋！我们第一次清楚地在培养皿中的小细胞上看到了神经退行性疾病几天内的演变过程，而不是在人的大脑中积累多年后才见到的后果。这些，为揭示并探讨用什么方法来预防和改善神经退行性病变，提供了各种各样治疗措施的可能性。

正常情况下，细胞凋亡是一种自然的生命现象。例如，在你从1数到2的瞬间，你体内已有上百万个白细胞凋亡了！同时，又有上百万个新的白细胞诞生了，以便取代它们。这种程序性细胞死亡对许多生理功能的维持至关重要，人们赖它以健康地生存着。例如，如果没有细胞凋亡，我们就会有"蹼手指"（因为无法分解手指之间的组织而多个手指黏在一起的病症）；大脑也会过度发展，长出奇特的头骨；癌症会更猖獗（癌细胞就是因为不会自我凋亡而"疯长"）。此外，还会出现其他许多严重的健康问题。因此，细胞凋亡对于维持健康的生存来说至关重要。

译者注：

① 细胞凋亡专业说法称程序性细胞死亡，又称细胞自杀。

然而，太多细胞的自我凋亡，或在错误地方、错误时间的凋亡，也会导致出现生理性缺陷或器官的损伤——正如 1994 年我们的实验所示，可以导致神经退行性疾病（如阿尔茨海默病）的发生。引起阿尔茨海默病的基因，可以导致不正常的脑细胞"自杀"（凋亡），这一发现正是我们一直努力寻找的突破口，一种可以在培养皿中研究阿尔茨海默病的病理模型。现在，我们可以探索此病的基本发病机制，并测试潜在的治疗方法了。当然，我们仍需要在携带人类阿尔茨海默病基因的实验动物（这些实验动物被称为阿尔茨海默病的转基因鼠）模型中确认我们所发现的表型，最终还须在患者临床观察中加以验证。在动物实验中每次大约需要 6 个月时间才能发现阿尔茨海默病的某些特征。但在细胞培养皿中，我们只需短短的几天就可以做到这一点。时间的有效节省，令我们的探索有了更多的便利及机会，以便在诸多可能导致阿尔茨海默病的潜在机制中，缩小相应的搜寻范围；并在数千种化合物的筛选中加快速度，以发现阻击该病病理进展的潜在可能性的药物。

二、第一个"灵感"时刻

人的头颅里有一个非常强大的电脑，它有将近 1000 亿个神经元，每个神经元平均有近 10 000 个连接，那么一共有 1 000 000 000 000 000个连接，这些连接称为突触，点缀着人类神奇的大脑。人类的每种感觉、每个想法、每个记忆、每个决定、每个阿拉贝斯舞姿的完美执行、每种创作、每个骗局、每个温柔之举，包括每个恐怖动作、每种罪恶行径，以至于每个善意行为，它们的启动，都源自这些突触连接的过程，也就是这些复杂的脑细胞之间的错综沟通。每人的每一种想法，从本丢·彼拉多（古罗马犹太行省总督）做出送耶稣到各各他山（耶稣被钉十字架之地）的决定，到恺撒大帝意识到布鲁图斯对他的背叛，包括昨天你在"星巴克"对饮料做出的挑选，或者选举那天你在投票站进行的抉择——都是由信号从一个神经元传递到下一个神经元的结果，在特定的神经通路穿越突触与神经元之间，沿着一个个神经元穿梭传递着，直到你说话、移动，或以某种行为方式，将大脑中的活动实时地呈现在世界面前为止。

大脑中的每个神经元都需要在自身所占有的大脑空间范围内接收外部信息。为达到这个目的，神经元进化出了称为"受体"的结构，它们是蛋白质分子，从脑细胞深处产生。尔后，就好比安全监控摄像头从工厂出货后要送达并安装在使用者指定地点一样，受体被运送到了脑细胞表面。这些受体能够感受每个细胞外周（以及其内部）神经溶液的细微变化，如同在一大杯溶液里提取微量的分子信息。有的受体可以检测甲状腺激素、维生素 D，有的受体对雌二醇敏感，还有的受体则感知神经生长因子，或受启于多巴胺（一种刺激大脑、期待奖励性神经通路的递质）。受体可以感受到并捆绑住细胞外/内（这取决于是哪种受体）的分子变化，就像是面包店的货物装卸部，接收并卸下运输车送来的面粉、糖和其他原料；并指示脑细胞采取相应的措施，启动细胞内一系列生物化学反应过程[1]。每个受体每天都会发生数十亿次如此复杂的相应行为。如果大脑无法进行此项功能运作，人就会像是没有生机的僵尸一样。所以，当我们发现在阿尔茨海默病患者中，最容易受牵累的脑区是基底前脑[2]组织中的受体时，我们的好奇心被迅速激活了，因为以往人们对它的作用知之甚少。

译者注：

[1] 受体通过接收细胞外的信息，来启动细胞内的生化反应过程，专业上称为"信号传导"。

[2] 基底前脑是大脑端脑和间脑腹侧的一些重要结构，它们的共同特点是位于脑部神经管分化的前面部分。

我们曾假设：这些受体可能某种程度涉及细胞的退化变性。这个想法是基于它的氨基酸排列秩序（氨基酸是制造蛋白质的化学结构单元，就像一条项链上的每粒珍珠）。但是，这个概念是相互矛盾的。因为我们对这些受体功能的唯一认识是它可以绑定（紧密地连接）一种称为"脑源性神经营养因子"的"配体①"，但这种配体的功能是支持脑细胞健康的生存，而不是死亡。当时，一个名叫拉比扎得（Shahrooz Rabizadeh）的年轻优秀的加州大学洛杉矶分校的本科生正在我的实验室工作。他在神经细胞中"转染"了这个受体基因的 DNA（名为 p75NTR，是一种常见的神经营养因子受体），从而可以使细胞产生此受体。然后，加入了对应的神经营养因子的"配体"，以测量所产生的神经细胞凋亡的情况。1992 年 12 月，他拿着数据到我办公室，告诉我说实验失败，该"配体-受体"的结合实验结果似乎是减少细胞凋亡数，而不是增加细胞凋亡数。

我们现在知道：通常，最有趣和最能揭秘的实验，往往不是那些成功实现预期目标的实验，或者一开始就注定要失败的实验，而是那些完完全全意外的、其结果每每与自我预期相反的实验，如一种看不见的化学制品或某个无关紧要的细胞居然改变了世界的那一瞬间，它们符合黑格尔辩证法揭示的"论点→对立论点→形成新结论"规律。正是这些意想不到、与结果相悖的研究结果，启动了触发新知识所需的"奇点"。拉比扎得的研究成果就具有此特征。当神经营养因子配体与受体相结合时，它并没能激活该受体，从而诱导脑细胞凋亡。所以，我们的假设是不正确的。但令人惊讶之处在于：受体本身，在没有配体的情况下（也就是说，在本该静止的状态下），却正在诱导细胞凋亡！这些细胞本来应该是正常的，但它却正在全方位地诱导细胞的凋亡。而且，就在脑细胞凋亡前，突触之间的连接可能已经遭到了毁损。

且慢！与 p75NTR 受体相配的配体可以完全阻止细胞的"自杀机制"，简单地说，配体会把这个脑细胞从死亡边缘拉回来。所以，我们发现了一种全新类型的受体，在静止状态下（等待配体结合的状态下），它诱导脑细胞凋亡。相反，在被配体激活后，却又阻止脑细胞凋亡。这就好像是找到一种新型的锁：一旦钥匙（配体）被移除，整幢房子就会被烧毁。这意味着一旦脑细胞开始产生这种受体，脑细胞就对该受体的配体十分依赖，"上瘾了"。没有该配体，它就没法活。钥匙必须留在锁孔之中，否则，后果不堪设想。这种受体所产生的后果，对神经元和突触来说，生死攸关。一旦产生这种受体，神经元就只能依赖其配体（神经营养因子）才能生存；神经营养因子这把"钥匙"必须停留在受体中，不然，就意味着神经元将凋亡。因此，我们称这些受体为"依赖受体"。后来，这项研究成果发表在一流的《科学》杂志上[1]。

在节假日里，我花了无数时间，茫然而冥思苦想地思考着这些新的受体，它和我以前所学到的受体激活机制大相径庭。我意识到：这类受体的行为特征表明它们可能与胚胎的发育、癌症的发展和转移，以及神经退行性病变等有关。事实证明：这一预判是正确的。这也使得我们对阿尔茨海默病有了全新的想法：导致阿尔茨海默病患者脑细胞的死亡，是不是因为"依赖受体"失去了其相应的配体？

任何新理论的魅力在于其推测的准确性、阐述的优雅简洁性，以及其应用的深度、广度与重要性。话说"依赖受体"理

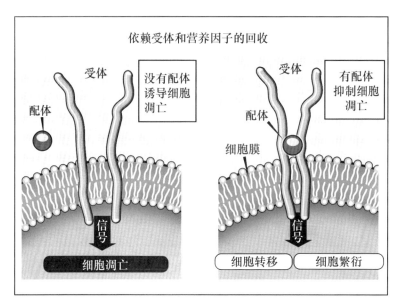

图5-1 "依赖受体"在没有相应配体结合情况下诱导细胞死亡，但与配体结合后终止了这项程序

论，它准确地预测了癌细胞疯长的分子学改变，针对癌症最严重的并发症（即癌细胞转移），提供了一种全新的治疗方法。还有，它也给我们提供了一个如何防治阿尔茨海默病的有价值的提示。它的简洁理论，允许我们解释细胞发育中所观察到的一系列复杂现象，如从癌细胞的侵袭和转移，到大脑细胞的衰老和神经退化等。所以，其适用性广泛而深远。

至今，已经发现了 21 种这类"依赖受体"，为此，召开了7 次国际学术会议，发表了 100 多篇相关论文。事实证明：它们控制着对各种不同分子的依赖性，从神经营养因子到激素，到维持细胞定位的分子等；它们也在癌症转移中发挥作用，导致癌细胞从原发瘤体中脱落，并扩散到身体的远处。而且，其作用远不止是调控癌细胞的播散，还控制着部分胚胎细胞的发育，确认外部信号输入神经系统时的目标定位，以及在没有适当营养因子支持情况下诱使细胞自我萎缩等。但我们更想知道的是：这些受体是否与阿尔茨海默病有着某种本质的关联性。

如果有的话，那么，超过 50 000 多篇的关于阿尔茨海默病的论文，其碎片化的描述，将如何有机地整合在一起？

我不禁想起了大学一年级读过的东西。1928 年，保罗·狄拉克（Paul Dirac，1933 年诺贝尔物理学奖得主）想知道是否存在可能与电子性质相反的物质。他所预言的粒子（称"反电子"或"正电子"），在几年后（1932 年）被发现，的确证明了"反物质"的存在。我们发现"依赖受体"在失去神经营养因子等一些蛋白分子时，会向神经元传递"凋亡"的信号。因此，神经营养因子是呵护大脑细胞并防止其死亡的重要分子。这些，促使我思索：是否也可能存在着一些反神经营养因子呢？理论上说，这些分子会阻断神经营养因子与"依赖受体"结合，也可能其本身占据受体（回到前面的面包店比喻，送面粉和糖的货车到达不了货物装卸部，因为运送烤箱所需煤炭的货车已经停在那里，把路堵住了）。如果反神经营养因子把神经营养因子阻隔在局外，受体将给神经元传递"凋亡"信号，就好像附近缺失神经营养因子一样。令人惊讶的是：研究证明，这确实是阿尔茨海默病发展过程中所发生的实情。

三、阿尔茨海默病到底是什么？

就像 A. 阿尔茨海默（Dr. A. Alzheimer）医生自己所观察到的，以他名字命名的此类疾病患者的大脑里，显示出有斑块和神经原纤维缠结的情况。这些斑块就好像甜糖树上尖锐的毛刺（如我在第一章中解释的那样），主要由 β-淀粉样蛋白所构成。神经病学家们虽然对 β-淀粉样蛋白的正常功能百思不得其解，但能确定 β-淀粉样蛋白对神经元有毒性作用，特别是被称为"低聚物"的、成为团块状的 β-淀粉样蛋白。原来，β-淀粉样蛋白完全与反神经营养因子的标准相符合：它可以结合神经元上的多个受体。因神经营养因子通路的存在，"依赖受体"无法传递神经元自我凋亡的信号；但一旦β-淀粉样蛋白与神经元结合，这一通路便被阻断了。

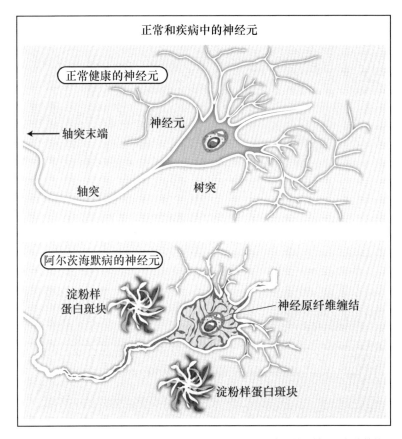

图 5-2 阿尔茨海默病患者的脑部所含有的β-淀粉样蛋白斑块和神经原纤维缠结

有时候，阻止神经营养因子的机制是有助于健康的。如上所述，某些情况下，细胞应该自我"凋亡"，如当它们已被损坏，或已有其他情况使它们的功能丧失殆尽，因此，需及时将它们清除，腾出空间给更新了的细胞。但神经营养因子通路的严重受阻，又会使得太多的"依赖受体"发送出神经元自我凋亡的信号。

阿尔茨海默病的本质特性已开始原形显露。一种叫β-淀粉样蛋白的分子，有反神经营养因子的功能。当它高浓度地在大脑中堆积时，会阻止"依赖受体"与神经营养因子对接。这样，"依赖受体"就不断传递给神经元已自我凋亡的信号，导致大量突触的丧失（后者对记忆来说，至关重要），并最终杀死了神经元。

但是，是什么原因造成这种供过于求的 β-淀粉样蛋白的产生呢？

要了解其中原因，我们需要弄清楚淀粉样蛋白源自何处？它是从哪些分子中衍生出来的？所有衍生的分子，被称为淀粉样前体蛋白（amyloid precursor protein，APP）。2000 年，我们发现，APP 本身就属于一种依赖性受体，并且像前面所描述的"依赖受体"一样，它从神经元（特别是突触附近的神经元）中生长而出。APP 是一个分子量大小适中的受体，由 695 个氨基酸所组成（淀粉样蛋白本身只是 APP 的一小部分，由 40 个或 42 个氨基酸所组成）。APP 究竟是如何起到"依赖受体"样效应，对洞察阿尔茨海默病的病理提供了进一步的帮助呢？

APP 由神经元产生后，被一种叫作"蛋白酶"的"分子剪刀"所切割开。对于 APP 的 695 个氨基酸，这些"剪刀"或者沿着某 3 个入口（姑且称其为"坏"的入口）切入，或者沿着性质与前 3 个入口相反的某一个入口（姑且称其为"好"的入口）切入。当然，不同切割位点可以产生不同长度的分子片段。就好像在面食机中切意大利面时，在这端"切"或在那端"切"，所切割成的意大利面的形状和长短都是不一样的。

一方面，就 APP 来说，在 3 个"坏"的"切点"[1]上进行

作者注：

[1] 这些切点被称为 β 位点、γ 位点和半胱天冬酶的位点。

切割的话，会产生 4 个肽：sAPPβ（可溶性淀粉样前体蛋白）、Jcasp、C31 以及 β-淀粉样蛋白（Aβ）。所有这 4 个肽，都参与导致阿尔茨海默病的病理机制，如脑神经突触的损毁、使神经元中与其他神经元连接的部分萎缩，并激活神经元的自我凋亡程序。

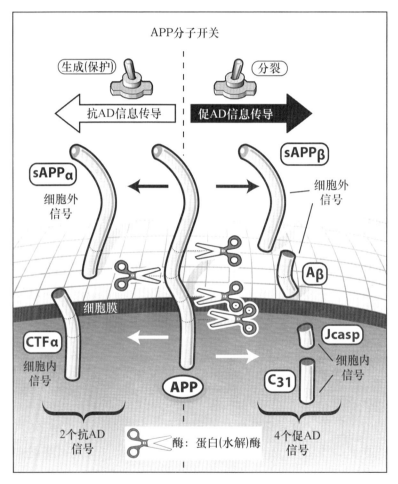

图 5-3　APP 可以在一个位点上被切割，产生两个抗老年痴呆的片段；或在 3 个不同的位点被切割，产生 4 个促老年痴呆的片段

　　另一方面，APP 也可以在"好"的"切点"上被切割。如果发生这种情况，结果就产生 2 个肽片段：可溶性淀粉样

前体蛋白 α（sAPPα）和 CTFα。这一对肽片段，与上述的 4 个肽片段有着截然相反的功效：它们可以保持突触的连接性，并阻止神经元的自我凋亡程序。简而言之，是可以抵抗老年痴呆的肽。我想，你已弄明白了，底线就是：为了减少阿尔茨海默病发生的风险，你必须尽量减少会促使阿尔茨海默病发生的、前面的 4 个肽片段的产生；并最大化地促使形成可抗击阿尔茨海默病的后面 2 个肽片段。显然，你难以期望这些会自然而然地发生，但你却可以通过采用 ReCODE 个性化治疗程序来加以促进。

让我重申一下：这些，就是 ReCODE 个性化治疗程序的科学原理所在。APP 的切割，直接决定着所切片段的功能：是支持并维护脑细胞形成记忆的过程，维持神经突触的功能？还是损伤并破坏它们？你可能已经猜到：每个阿尔茨海默病患者都是在这一关键的平衡点上，站在了错误且有害的一边，就是 APP 被切割成了损伤认知的 4 个肽片段。同样严重的是：每个潜伏着阿尔茨海默病高风险的人也是站在了错误而有害的一边，他们的大脑中，APP 大多数被切割成了损毁性的 4 个肽片段，而不是具有保护认知作用的 2 个肽片段。只是在这些大脑中，这 4 个有害的肽片段还没有足够的时间来造成明显的记忆丧失和认知衰退。但可以肯定的是，如果置之不理，后果就必将发展成这样！

在关键的生理平衡点上常常站在错误的一边，这类情况不仅会发生在大脑中，也发生在许多慢性病中。例如，就骨质代谢而言，存在着成骨细胞和破骨细胞之间的平衡，在骨质疏松症的老年患者中，往往是溶骨（破骨）细胞活跃度占据主导，以致骨质明显丢失（这在老年女性中尤其常见）。

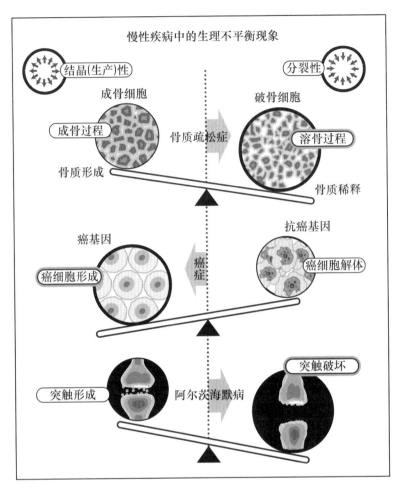

图 5-4 胚期（生产）信号与破碎（吸收）信号的不平衡常是慢性病的病理基础，如骨质疏松症、癌症和阿尔茨海默病等

这就像有两个装修承包商同时在为你工作：一组专门为你拆除旧的，另一组则负责装潢新的。可以想象，如果一组每天正常出勤，使劲地挥锤破坏；而另一组承包商尚在忙于寻找材料堆置场所，磨磨蹭蹭，消极怠工，你最终会发现房子越来越遭毁损。那就形成了骨质疏松症：成骨细胞的活跃度被破骨细胞对骨的溶解能力超越了。你会发现逐渐失去了骨的密度，导致骨质疏松和随时有可能危及生命的骨折或骨碎裂。

在阿尔茨海默病中，我们也发现了同样的病理情况，但不是骨质破坏，而是神经突触破坏因子（破坏性的 4 个肽片段增多），超越了突触维持和形成因子（保护认知的 2 个肽片段不足）。换句话说：是突触发出的破坏信号超过了突触发出的改善信号。

接着，我们需了解的是：破坏性的 4 个肽片段和建设性的 2 个肽片段之间的相对比值，究竟是由什么因素决定的？

四、疯牛病和吸血鬼

研究揭示：APP 为什么会在 3 个"切点"上切割成破坏性的、促使阿尔茨海默病形成的 4 个肽片段；或在一个"切点"上切割产生建设性的 2 个肽片段，主要取决于它和什么样的分子相结合；同时，也受制于其他一些因素。例如，如果 APP 与一个称作神经营养因子-1（netrin-1）的分子（来自梵语 netr，意即"指导者"）相结合，它将会在单个"切点"上进行切割，从而产生抗老年痴呆的 sAPPα 和 CTFα。其结果将是促进轴突的生长，全面呵护神经突触的健康，保护神经元，并防范脑细胞的自我凋亡[2]。

相反，如 APP 被 β-淀粉样蛋白缠住，APP 会在 3 个"切点"上进行剪切，从而产生促进阿尔茨海默病的 4 个肽片段。这 4 个肽片段包括你记得的 β-淀粉样蛋白。是的，来自 APP 裂解的 β-淀粉样蛋白可以再次结合 APP，诱使 APP 制造更多的 β-淀粉样蛋白！

你可能很想知道最早的 β-淀粉样蛋白是从哪里来的。这听起来就像"鸡和蛋"一样的问题：你需要 β-淀粉样蛋白，以促使 APP 被切割成 β-淀粉样蛋白。但请记住：APP 是"依赖受体"！所以，只要简单地除去神经营养因子（如 netrin-1），"雪球"就开始滚动，致使 APP 产生 β-淀粉样蛋白。

β-淀粉样蛋白会诱导 APP 制造出更多 β-淀粉样蛋白！这一发现说明 β-淀粉样蛋白类似于朊病毒。就像导致疯牛病的朊病毒一样！β-淀粉样蛋白可以在不需要遗传物质（决定细胞如何制造所有蛋白质）的情况下，自身制造出更多的和自己一样的蛋白。就像一个小吸血鬼，β-淀粉样蛋白咬伤 APP 受体，并创造另一个小吸血鬼。

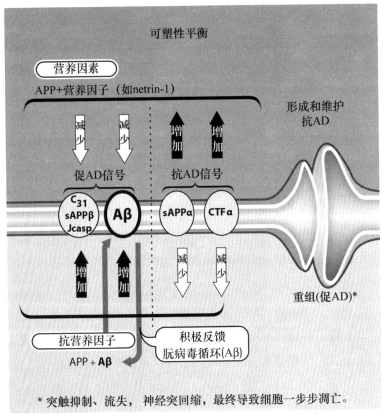

* 突触抑制、流失，神经突回缩，最终导致细胞一步步凋亡。

图 5 - 5 APP 可以促进轴突生长和突触的维护，从而支持记忆的形成和维持；也可以促进轴突回缩，从而造成记忆的丧失。当 netrin - 1 结合 APP 时，轴突会生长；当 Aβ 肽结合 APP 时，轴突会回缩

APP 和 β-淀粉样蛋白结合在一起，形成所谓朊病毒式的循环，一圈又一圈的恶性循环，产生更多的损毁突触和神经元的 β-淀粉样蛋白。这就是为什么 ReCODE 个性化治疗程序

旨在将陷入恶性循环中的 APP 逆转回来，减少会产生 β-淀粉样蛋白的 3 个"切点"的切割，并增加有益的一个"切点"的切割。

　　我快速地总结一下：神经元产生的受体称为 APP。当 APP 抓住一个浮动在细胞间体液中、称为神经营养因子-1 的分子时，它会对神经元发送积极信号，促进并保持神经元的健康状态和良好功能。如果 APP 无法抓住神经营养因子-1，而且缺乏其他营养因子的支持，它会默认为一个非常消极的信号，"告诉"神经元需要自我凋亡了。然而，抓住的浮动分子还有第二个间接功效，是对 APP 本身的效果：当 APP 受体抓住 β-淀粉样蛋白分子，它引发了一系列生物化学反应，导致 APP 被切割产生更多的 β-淀粉样蛋白分子。于是 β-淀粉样蛋白分子数量开始超过神经营养因子-1 分子数量。因此 APP 受体抓住神经营养因子-1 分子的可能性就越来越小，而更可能继续抓住 β-淀粉样蛋白分子。APP 停止发送"保持活着和健康"的信号进入神经元，最终导致神经元和它已经形成的突触程序性细胞死亡。

　　因此，任何有效的阿尔茨海默病防范及治疗措施，都应涉及对 APP 的处理方式，从对突触发出的毁损/萎缩信号，转向为对突触的维护/促进信号。

　　在下面的一系列实验中，我们探索了可能影响这一平衡机制的所有因素，不仅仅是神经营养因子-1 和 β-淀粉样蛋白。事实证明：可以影响 APP 的直接或间接因素有很多。而且，它们都已被证明与阿尔茨海默病的发生有着关联性，如雌激素、睾酮、甲状腺激素和胰岛素、炎症分子、核因子 κB（NF-κB）

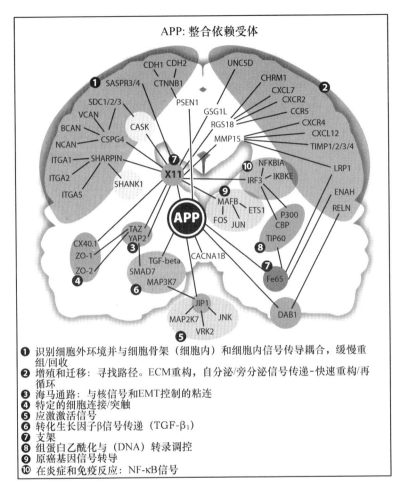

图 5-6　APP 连接图：你可以看到有很多不同的输入信号参与了导致阿尔茨海默病的平衡机制

和沉默信息调节因子 1（sirtuin1，SirT1[①]，因红葡萄酒含白藜芦醇[②]可激活 SirT1 而著名）、维生素 D 等。这些（及其他一些

译者注：

① 沉默信息调节因子 1（SirT1）是一种新的脂肪细胞和肌细胞调控因子，有研究认为有促使长寿作用，故别称"长寿因子"。

② 白藜芦醇是多酚类化合物，对肿瘤化疗反应有预防作用，也对降低血小板聚集、预防和治疗动脉粥样硬化、心脑血管疾病等有一定功效。来源于花生、葡萄（红葡萄酒）、虎杖、桑椹等。

因素）都可以通过影响 APP 受体而左右着怎么切割：是切割成可恶化阿尔茨海默病的 4 个肽片段？还是能预防阿尔茨海默病的 2 个肽片段？此外，还有一些因素，如睡眠状态和压力等，也都对这一切割过程有着影响。

虽然，这些因素相互间并无关联性，但它们都增加了阿尔茨海默病的发病风险。因为它们都在阿尔茨海默病的信号通路关键点上，起着杠杆样作用。也就是说，在 APP 这个关键点上，决定了是摧毁突触并杀死神经元，还是有助于维持并滋养神经元和突触。

这些听起来很复杂，那是正常的，因为科学本身就是这样的。对我们所认识的宇宙中最为复杂、最高深莫测的人脑系统，你不可能指望它只有简单的程序。其实，这与我前面隐喻面包店的情况，并没有太大的本质区别。

面包店仔细盘算其收入：从饼干和其他产品的销售款，到银行存款利息，到偶尔出租店面供人聚会活动的收入。它要确保有足够的营业收入以支付劳动力成本、材料支出、公用事业费、租金和其他费用等。它是否有足够的收入能一周运营 7 天，还是只能运营 6 天？可以负担的是 3 位，还是 2 位员工的费用？有没有足够的余额用来改造旧烤箱，再安装一个新的柜台？换掉老旧且已破损的天花板，换上新潮一点的？是否让最近一直搞不清楚烤箱温度设置应该是摄氏度还是华氏度的那位老面包师退休？

大脑也一直不断地评估代谢中的物质：哪些结构需要什么资源以利于更好地运行？哪些结构需要更换？哪些该"退役"了？大脑有近千兆亿的神经突触，需要提供大量能源，以维持其工作。什么时候需要形成新的记忆？或学习新的技能？它必须重塑原有的一些神经突触，或生成全新的神经突触。这些，需要能量、原材料、大脑的有序活动及外在相应的刺激信息等。

每条信息的输入都有相应的依赖受体，其作用就像一位专职从事记录某单一信息的会计师：睾酮受体记录着睾酮受体激活的频率，维生素D受体记录着维生素D受体激活的频率，其他受体也都各自恪守其责。每个专职会计师则都会随时向APP（相当于"首席财务官"）——报告其状态。故可总结性地说：我们发现APP实际上是主导性"依赖受体"，回应的不只是某个单一的信息输入，而是对诸多输入信息进行有机整合。APP则权衡其总体情况，以确定是否足以维持大脑中散布于各处的神经突触。若是如此，还有继续改造，甚至加以扩张的空间吗？如果有，那么"首席财务官"APP会发出两道指令：就是可维持和增强突触及神经元的两种肽——我们的好朋友 sAPPα 和 CTFα，全方位地促进或呵护大脑中神经突触的生长。但是，如果"首席财务官"APP没有获得足够的良性信息输入，它将发出一组全然不同的备忘录：促使破坏性的 sAPPβ、β-淀粉样蛋白、Jcasp 和 C31 产生；后面这些物质分子则在一个或多个大脑区域内启动突触的收缩、减少或毁损过程。

当人们年轻时，突触的促进/维护（成型）/毁损（衰退）这两个过程是处在动态平衡状态的。当人们学习时，有利于突触的促进和强化；当应有所忘却时，比如你昨晚回家途中看到的汽车型号是什么（这些突触通常只收录短暂性记忆），其突触常被毁损且回收，以便为新突触的形成（这些突触可以收录更重要的记忆）腾出空间，创造条件。大脑中突触-成型和突触-毁损的过程是动态平衡的；因为人类善于保留需要的信息并放弃无用的信息。

然而，随着年龄增长，突触促进和维护所需投入的激素、营养因子等越来越稀缺。其相应的受体将这短缺信息传递给APP。于是，与破坏性4个肽片段相关的指令更易于散布，大脑的巨大突触网络系统难以像以前那样维系，只能借战略性协调或减缩加以弥补。

这听起来像是一个可怕的发展结局，谁会希望自己的神经元和突触损伤呢？但实际上，这个减缩并不一定导致病态。如同我的同事库拉肯（Alexei Kurakin）博士和我曾论述过的：很多情况下，阿尔茨海默病的"病理"实际上是高深莫测的大脑巨大突触网络系统自身的一个减缩程序。简单地说，这对大脑有益，但前提是你对"有益"做出广泛的理解。大脑在受到阿尔茨海默病困扰之际，它的减缩原则很简单：只是"精兵简政"地仅保留生存所必需的功能，不至于消耗过多能量或资源以形成不太必需的记忆。例如，想要在记住怎么说话（或呼吸，或调节体温）以及回忆昨天晚上电视剧的情节两者之间做出选择，你的大脑通常会选择前者。同样，我们最珍惜、经常重复使用的工作技能，或我们最喜爱的生存技能，只能用放弃新记忆加以保存。

娜拉 55 岁时，在工作上开始感到有困难了。她后来发展成进行性痴呆症。PET 扫描显示她的大脑里充满了淀粉样蛋白，基因检测显示她携带有一份 ApoE4（从父母亲中的另一方继承的染色体则是 ApoE3）。淀粉样蛋白和她的 ApoE 基因，支持阿尔茨海默病诊断。MRI 显示，她的几个脑区缩小了。这也和阿尔茨海默病病理特征相符合。她的蒙特利尔认知评估量表（MoCA）得分只有 6 分（满分是 30 分）。有时候得分甚至为 0 分。娜拉回忆不起往事，自己更衣、打扮、沐浴、梳头、单独上洗手间，或做一些日常简单生活打理等都非常困难。即便如此，她还是保留着自己精湛的钢琴弹奏能力。

这就是阿尔茨海默病的病症。当然，对任何阿尔茨海默病患者而言，当知道这是大脑自己做出的有意识"选择"：以牺牲其他行为能力（如记忆力、理解力和想象力等人类特有的能力）为代价来维护生命时，也算是种小小的安慰。而这些，就是现实中所发生的。如果你的"首席财务官"APP从"依赖受体"那里收到的信息中没有足够的激素、维生素、营养因子以及其他保持现有突触并（为了新记忆）形成新突触所需的神经元维持分子后，APP会发出促使突触"减缩"的指令。这与一般公司通常遵循"最后雇用，最早解雇"的裁员哲学一样，最近的短期记忆首先被清除，接着是稍微长久一点的，最后被删除的是最长久的回忆。因此，阿尔茨海默病患者对他们七八十年前童年的一些事情，比他们1小时前早餐吃了什么回忆得更清晰。控制呼吸等重要生命功能的突触，通常可以幸免于难。直至最终，慢慢的、使人解脱地走向死亡。

数十种分子会影响APP的这些意识，以及与其相关的阿尔茨海默病的发病机制，这些，不仅为ReCODE个性化治疗程序中涉及多个环节奠定了科学基础，也解释了为什么单一（已批准的或正在实验中的）药物屡屡遭受失败，无法中止，更不用说逆转AD的认知衰退过程。原因类似于：制药公司就像是被电话叫来的屋顶维修工，要修复被棒球大小的冰雹所打烂了的屋顶，房屋主人希望维修工能够修补冰雹在屋顶所砸出的几十个洞。然而，维修工却仅仅专注于修补其中一个最大的洞；他们的工作可能做得很好，在这个大破洞里填满修屋顶用的柏油，以防止雨水渗入；但不幸的是，他们对剩下的其他35个洞没有采取任何补救措施。结果，造成大雨天家中大水泛滥，房屋主人不得不泛舟度日。

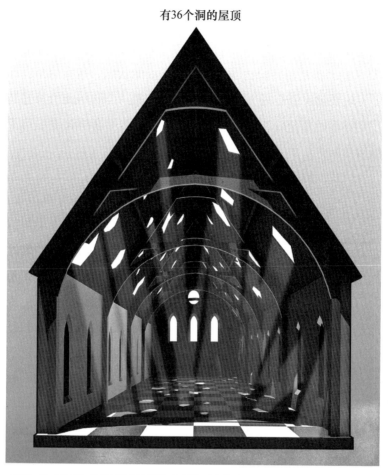

有36个洞的屋顶

图5-7 至少有36种不同的导致阿尔茨海默病的病理生理机制(可以用有36个漏洞的屋顶来隐喻)。因此,只是修复个别的漏洞,很少会有机会获得成功。实验可以显示每人每个"漏洞"的大小

我举了这36个漏洞的示例,是因为在我们的实验研究中已确定了36种不同的、通过 APP 可影响到阿尔茨海默病发病的因素,或促成其发生发展,或预防其形成。这些因素可以解释阿尔茨海默病的几乎所有的危险因子。至少,其危险性是从大样本的人群实验中得出的。虽然,在36个"漏洞"之外,还可能会出现新因素(犹如前面所提及的),但不可能太多。阿尔茨

海默病的危险因子肯定不是数百个。

关键的是，朊病毒的循环机制可以帮我们更好地理解和处理这 36 个因子（"漏洞"）。我们需要达到最低的底线，才能使 APP 的平衡机制转向抗击老年痴呆的功能状态。这指的是：你不一定要解决所有的 36 个"漏洞"的问题。当你有能力补好其中足够多的部分后，其余的就不足为患了，不会再让你的房子继续渗漏进入太多的水了。

让我们离开屋顶的类比回到阿尔茨海默病吧！

其实，如只存在一部分促进阿尔茨海默病发展的危险因素，这并不足以有充裕时间、导致足够多的脑神经元损伤而引起阿尔茨海默病。不幸的是，我们还没有一种简单方法，来测定这 36 种因素中每个人的安全底线究竟是多少种；而且，每个人每种因素（每个"洞"）的大小也都不尽相同。这些，是由他/她的遗传因素和生物化学特征所决定的。因此，勤能补拙，最好尽可能多地处理这些因子，直到你能看出有所改进为止。这实质上也是心血管疾病治疗的办法。当你解决了足够多的关键性病理生理参数问题，如降低了你血液中的甘油三酯水平，恢复了健康体重，你就可以逆转心血管疾病的病理进程，包括消除动脉斑块。就像丁·奥尼诗（Dean Ornish）医生已经证明的那样：即便是你无法补好所有心血管病病理变化的"漏洞"，也许你的膳食结构仍不够完善，或仍有中轻度焦虑，只要程序的其他部分是比较完善的，通常也是可以减缓动脉斑块发展进程的。

研究表明：至少有 36 个因素影响着你的大脑。是它们的合力，决定着你走向突触毁损，以至于最终发展成阿尔茨海默病？还是保护突触，逆转认知衰退进程，维持大脑健康？这一发现还有一个意义鲜明的提示：没有单一的药物或方法足以使你的大脑保持最佳的健康状态，更不用说在阿尔茨海默病病理过程已经启动之后再试图逆转其趋势，使之转向康复的途径。为什么呢？因为这样的药物必须同时具备以下诸多功效：

- 减少 APPβ 裂解（APP 的切割点）
- 减少 γ-裂解（APP 的切割点）
- 增加 α-分裂（APP 的切割点）
- 减少半胱天冬酶-6 裂解
- 减少半胱天冬酶-3 裂解
- 防止 β-淀粉样蛋白（Aβ）的聚集
- 增加肾胰岛素残基溶酶
- 增加胰岛素降解酶（IDE）
- 增加小胶质细胞对 Aβ 的清除率
- 增加自噬
- 增加脑源性神经营养因子（BDNF）
- 增加神经生长因子（NGF）
- 增加 netrin-1
- 增加依赖活动性神经保护蛋白（ADNP）
- 增加血管活性肠肽（VIP）
- 降低同型半胱氨酸
- 增加蛋白磷酸酶 2A（PP2A）的活性
- 减少磷酸-tau 蛋白（造成神经纤维的纠缠）
- 增加吞噬指数
- 增加胰岛素的敏感性
- 增强瘦素的敏感性
- 改善轴质运输
- 增强线粒体功能和生物合成
- 减少氧化损伤并优化活性氧（ROS）生产
- 增强胆碱能神经传递
- 增加突触母细胞信号
- 减少突触间质（损害）信号

- 改善长程增强效应（LTP）
- 优化雌二醇（E_2）
- 优化孕酮（P）
- 优化 E_2：P（雌二醇与孕酮）的比值
- 优化游离三碘甲腺原氨酸（FT_3）
- 优化游离甲状腺素（FT_4）
- 优化促甲状腺素（TSH）
- 优化孕烯醇酮
- 优化睾酮
- 优化皮质醇
- 优化脱氢表雄酮（DHEA）
- 优化胰岛素分泌和传递信号
- 激活过氧化物酶体增殖物激活受体-γ（PPARγ）
- 减少炎症
- 增加抗炎因子
- 加强排毒
- 改善血管硬化
- 增加环腺苷酸（cAMP）
- 增加谷胱甘肽
- 提供组装突触的零件
- 优化所有金属分子
- 增加 γ-氨基丁酸（GABA）
- 增加维生素 D 的信号
- 增加沉默信息调节因子 1（SirT1）
- 减少核因子-κB 转录因子蛋白家族（NF-κB）
- 增加端粒长度
- 减少胶质瘢痕
- 增强干细胞对大脑的修复

尽管这张列表可能并不详尽，但你也可看出：这对试图用单一药物或方法来治愈阿尔茨海默病（AD），简直是异想天开、全无可能的。从机制上看，显然 AD 是需要强调综合治疗的。而且，结合实验性的/或已获 FDA 批准的药物，列出这张表以助参照分析是有意义的。也许，它可以让一些原本会失败的候选药物在后续的临床试验中，在某些方面获得成功。那就是说：好的药物可解决上述列表中的一个或几个问题。但如果剩余的数十个危害因素没能有效加以处置，想借助单一药物来解决复杂问题注定失败，这不足为奇！我们已发现神经系统具有可塑性，有着多重机制可以重新塑造平衡。因此，对此病的防治来说，单一药物"此路不通"。而如果将 ReCODE 个性化治疗程序与候选药物相结合，则可能会增加候选药物临床试验成功的可能性。否则，新的候选药物也在冥冥之中注定逃脱不了失败的噩运。

五、药瘾

"去他妈的 FDA，我已经生死攸关了。"

——马修·麦康纳在电影《达拉斯买家俱乐部》中的台词

到 2000 年，我们的研究开始揭示在记忆形成和存储过程中有一个关键性平衡机制，我们称其为"可塑性平衡"，因为它介导了记忆形成的关键性环节。平衡机制一方面支持记忆的形成并加以维护；另一方面，则又支持通过突触重组而让某些记忆消失。

我们的研究表明：AD 患者都处在这个可塑性平衡机制的"坏"的一面，在他们的大脑中，突触的退化远比突触的形成来得更快，并摧毁了对记忆储存来说至关重要的突触[3]。

我们在 AD 实验鼠的实验中，对基因做了修饰，将这种可塑性平衡机制推向"好"的一面时，研究结果显示，老鼠的记忆获得了明显改善，表现在它能够很容易记住实验水池中潜没的平台位置。因为它需要游到此平台，才能浮出水面而上岸逃生。

因此，我们开始找寻有可能将这种平衡机制转向"好"的方面的、有增强记忆的候选药物。2010 年，我们发现一种称为"托烷司琼"的药[4]，该药通常用于癌症化疗患者，以减少化疗引起的恶心、呕吐等。但实际上，其作用机制主要是通过抑制大脑中的 5-羟色胺受体，同时激活对记忆起着关键作用的胆碱能受体，并结合 APP，减少了炎症，从而缓解了老鼠的记忆损失。

当我们把"托烷司琼"和其他一些通常用在 AD 实验鼠身上的、阿尔茨海默病的试验性药物相比较时，"托烷司琼"的效果更显著[5]。这促使我们开始申请用"托烷司琼"做 AD 患者的临床药物试验。

我曾热衷于用"托烷司琼"来治疗 AD。但我意识到有一个可能使临床试验复杂化的大问题：由于 APP 的基因突变，在 AD 实验鼠身上，AD 的病理机制很简单，但人类 99% 的老年痴呆的病理过程与之完全不同。虽然在病理表现上，两者的情况有所类似，如同样存在着特异性的淀粉样蛋白斑块和突触损害，但根本原因却截然不同。这限制了标准的 AD 小鼠模型的借鉴意义及借其以揭示人脑相关机制的可信度。因为人的大脑与老鼠完全不一样，导致人阿尔茨海默病的致病因素有许多种。那就是为什么我先要告诉你，让你去想象一个有着 36 个"漏洞"的屋顶，并需知道只有把其中的大多数漏洞修补好，才能带来比较好的效果。"托烷司琼"可以修补 36 个漏洞中的 4 个[6]。就当时我们所知道的而言，这已经相当不错了！但仍然远远不够。毕竟，其他 32 个"漏洞"依然可以促成或加剧阿尔茨海默病的进展。

因此，2011 年我们第一次提出为阿尔茨海默病订制的全面临床试验，不只是运用单味药物。我们设计出将"托烷司琼"与一种多环节的治疗相结合：后者是包含有营养、运动、支持突触的营养补充剂、特定草药、优化激素、优化睡眠等的综合方案，同时努力促使患者自我减轻压力。此综合方案也是 ReCODE 个性化治疗程序的前身。所有这些，目的在于改善大脑的平衡机制，促使其从原本的偏向于破坏和毁损突触的机制，逆转成保护和促进突触的机制，并建立新的平衡机制。具体做法涉及去除潜在的致病因素（如炎症、营养因子缺乏、接触有毒化合物等），消解这些因素可能触发的大脑过度性防御行为等，因为这些过度性防御最终将会加剧阿尔茨海默病的病理进程。

有人可能会问：为什么不直接试图检验单种药物的疗效呢？因为研究至此，我们对 AD 需要补多少个"漏洞"已经有了很好的了解。前已述及，对于阿尔茨海默病，大脑至少需要涉及 36 项因素的修复、调整或中止。不过，为了清晰地进行比较研究，当时（2011 年）我们提出的临床试验方案中包括一组单用"托烷司琼"的对照组，以便以这一组为参照，与多环节治疗组（ReCODE 个性化治疗程序的前身），以及多环节治疗组加"托烷司琼"药物结合组等的不同组别之间，进行对照比较研究。

如何结合关于 AD 的各方面研究的成果，来帮助那些已患了本病且渴望继续与自己家人在一起的患者呢？如果你正在开发某种单一药物，那么，我想告诉你，此路前途渺茫，基本无望！首先，你得进行临床前（动物）实验研究；然后，如果实验显示哪些药物可能会起点作用，你得向 FDA 申请批准进行人体临床试验；你需要从 I 期临床开始做起，在少数自愿者身上测试该药物的安全性（通常是健康人，有时也可以是患者）；如果药物看起来还很安全，你就需要继续进行Ⅱ期临床试验；在少数自愿的患者中检测其是否确有此功效。如果看起来该药仍很安全，并显示出对该病确有一定疗效，你可以进一步展开Ⅲ期临床试验；通常，此期需要数百例甚至数千例患者。如果你真的很幸运，最终结果得到证实，FDA批准了该药物，就可以为上市销售做准备。通常，开发一种新药需要许多年，甚至几十年，并且，预估计需要花费25亿美元。

不幸的是，在阿尔茨海默病的研究中已发现的事实，意味着人们不可能再尝试按照这一套剧本进行推演。迫至2011年，我们已发现促使阿尔茨海默病发作的机制，至少涉及36种因素。因此，我们决定单独测试"托烷司琼"的疗效，或者与我们发明的ReCODE个性化治疗程序相结合。我当时最热衷的想法是：临床试验可以使我们分析出有多少疗效是源于药物功效的，还有多少疗效则是由于该治疗程序所改善的，以及两者之间是否有协同增效之功，组合使用后是否比单一方法（包括单一药物及单用程序）的效果及简单叠加的疗效总和更为突出。这需要通过4个实验分组来完成：一组只用安慰剂，一组只单用药物（托烷司琼），一组用ReCODE个性化治疗程序加安慰剂，一组则同时用ReCODE个性化治疗程序和试验药物（托烷司琼）。我们曾提出要在澳大利亚进行该临床试验，因为那里"托烷司琼"是准许使用的（也可在其他48个国家使用，但在美国不许使用）。我们热切地等待着伦理委员会（IRB）审核后的批复，准许我们进行人体试验。

然而，答复却让人深感遗憾，而且，掀起了一场几乎"完美"的排斥风暴！

IRB拒绝了我们的临床试验申请。IRB的科学家和医生们的批复意见认为：我们根本不知道该如何进行临床药物试验！因为我们的提议是一个系统方案，而不只是针对某种确定的单一药物。他们坚持认为：临床试验为的是测试某个单一变量的相关结论（通常只是一种药物、一个确定方法或一种程序等），但我们却试图同时测试多个方面多个环节。我们据理力争，强调他们不太理解阿尔茨海默病的本质特点。因为它不是单一病因引起的单纯性疾病，已明确存在着许多潜在的可能性危害因子。用单一的屋顶复合胶布不能修复 36 个漏洞，用单一方案也不能治疗阿尔茨海默病。讽刺的是：尽管在评审会上，他们明确地拒绝了我们提出的治疗程序申请，但 IRB 的一些评审医生表示有兴趣在他们的患者身上使用此方案。

祸不单行，不是吗？IRB 拒绝我们的申请后，我和同事马上就收到了一封曾支持我们研究的慈善家的来信。他在信中愤怒地说，如果我们是他的员工，他会因我们无法说服 IRB 批准我们的临床试验而解雇我们。言下之意是：我们前期工作没做好，不再支持我们了！厄运并没有就此打住：我们重新向另一权威的阿尔茨海默病基金会申请继续支持我们相关的综合临床研究，他们也明确表示拒绝地说："你们想象的试验治疗方案与被研究药物之间的关系并不明确，没看到提供支持的足够理由。"在所有的向该基金会提出研究资助申请的成千上万份报告中，面对这个有切实功效的治疗方案，评审人并没有看出它的优势和可行性。他们并没有考虑到单一药物之所以会反复失败，原因就在于可能需要多环节的组合互补，以控制许多潜在的、导致阿尔茨海默病的危险因子。作为后话，基金会最后把相关资助经费给了另一个研究团体，以支持某单一治法的临床试验。你猜猜结果如何？单一药物试验再次失败了！

在这场波折中，我想起功能医学（functional medicine）发展的曲折历程。20 多年前，杰弗里·布兰德、大卫·琼斯、大卫·帕尔马特、马克·海曼[①]等医生开始关注复杂的慢性病问题，如Ⅱ型糖尿病、红斑狼疮和肥胖等。他们研究了导致慢性病变的多种因素，并努力针对这些因素加以纠治，取得了空前的成就。但传统的医学院校却对此毫无兴趣，拒绝在教学中传授这套方案。像功能医学先驱者们所感受到的那样，我们明知道自己正采取改变历史的举措，而且是在众目睽睽之下进行的，但却没人能够理解它！

在经历了这三重挫折（IRB、慈善家、基金会的分别拒绝）后，我相当沮丧。当你的研究方向与数十亿美元的医药大公司、政治巨头、守旧的学术权威、唯我中心的基金会、烦琐傲慢的官僚们的陈腐见解完全不合拍，且与疲惫不堪的医护人员及芸芸大众的常识也不一致时，就像是谚语中所说的"地狱里滚雪球的概率"[②]，成功的可能性微乎其微。但我一直铭记着伟大物理学家理查德·费曼曾经的告诫："对于一个成功的技术，现实必定会比公共关系占优先地位，因为大自然永远不会被愚弄。"决定如何治疗才能使 AD 患者最终达到理想效果的，既不是医药大公司，不是政府，不是评审委员会，也不是权威的 NIH（美国国立卫生研究院），更不是基金会和亿万富豪等，而是该病潜在的病理机制。那些组织机构充其量仅仅有权决定哪一些治疗方案可以被选中做临床检测试验，但并不能决定哪种方法

译者注：

① 功能医学（functional medicine）是 20 世纪末在美国兴起的一大医学流派，以科学为基础，着眼于综合调整，既考虑人的基因、生理、生化等的特点，同时兼顾环境、饮食、生活方式、精神心理等领域，常常以综合方式为治疗措施，而非只是针对疾病症状进行治疗。杰弗里·布兰德、大卫·琼斯、大卫·帕尔马特、马克·海曼等都是这一领域的开创者、探索者，而且他们的著作颇丰，如大卫·帕尔马特的《谷物大脑》被翻译成中文后，就颇受追捧。

② 西方的谚语，指不太可能的事，成功概率微乎其微。

最终会被证明是有效的。

在经历了这些挫折后不久，我接到一个电话，问我是否愿意与一个有 AD 相关问题的患者进行交谈。她就是我的第一个患者。

科学发现→借助标准的临床试验→转化为成熟的医疗方案，这是一套公式化了的临床研究路径。但在阿尔茨海默病等慢性病领域，似乎已被抛弃，置所有的 AD 患者而不顾，临床试验系统也还没有建立起与 ReCODE 个性化治疗程序相关的一系列综合性研究能力。但实验室的研究已经为我们指明了正确的方向：个性化、针对性的精准治疗对于阿尔茨海默病等疾病来说，远比用单一药物治疗百病，或单纯用药物治疗该类复杂疾病更有意义。这一事实鼓励我们提出并完善了 ReCODE 个性化治疗程序，以进一步借助实践，证明它的确有助于扭转阿尔茨海默病患者的认知衰退，包括扭转或改善阿尔茨海默病的前期征兆 MCI 和 SCI 等。

这一临床综合探索的成功还有其他示范意义。通常，生物医学研究往往是从实验室到医疗临床，从动物的科学研究到具体的医疗方案。但有时，我们在门诊上所获得的信息，也可以给人们提供有关该疾病的重要的科学认识。这就是 ReCODE 个性化治疗程序和阿尔茨海默病之间关联性得以建立的缘由所在。

随着越来越多的 AD 患者成功地试用该治疗程序，他们的成败经验也给了我们许多切身的体验。最重要的是，这些事实进一步告知我们，虽然没有任何一种单一化合物足以胜任下列诸多重任：既要提高支持大脑突触的营养因子水平，减少炎症，又要增加胰岛素敏感性，还要修补另外几十个可能促使阿尔茨海默病恶化的"漏洞"；但我们完全可以借助综合、系统的组合加以弥补。当然，它首先需要确定，就某位具体患者而言，在这诸多因素之中，究竟存在着哪几类主要因素；然后，量身定制地打造适合其本人的个性化治疗方案。而且，这方案很大程度上涉及饮食、运动、睡眠、减压和改善其他生活方式等综合领域。

第六章

上帝基因和阿尔茨海默病的三种类型

> 在人类的躯体深处，依然潜伏着磨灭不去的动
> 物起源之印记。

——查尔斯·达尔文

OK，终于到了可以深深舒缓一口气的时候了！

长达 28 年的围绕自我凋亡细胞、大脑萎缩基因、困惑的果蝇和健忘的转基因小鼠等一系列实验研究之后，我们第一次有了关于阿尔茨海默病的较为系统的、分子生物学层面的具体"图景"的解释。众所周知，任何科学理论，关键在于它是如何解释所发现的所有事实和现象的。对阿尔茨海默病来说，铁一样的事实是 ApoE4 基因的存在，是造成人的阿尔茨海默病（AD）发病风险明显飙升的元凶之一。既然 ApoE4 是最强的 AD 遗传基因风险因子，ReCODE 个性化治疗程序有足够的说服力来解释它吗？答案是肯定的！

正如我在第五章中所阐述的那样，阿尔茨海默病常发于下列情况：当"依赖受体"在寻找相应激素、维生素 D、脑源性神经营养因子和其他许多支持神经元及突触的分子时，却空手而归，或得到的比预计的要少，它们"会向"APP 反馈这类资源不足的信息。得此信息后，APP 做出的反应是发出指令，在 3 个"切点"上进行切割，将 APP 切割成 4 个肽片段。而这 4 个肽片段则促进有损于突触和神经元的分子产生。研究表明：ApoE4 基因增加了 APP 发送 4 个肽片段切割指令的频率，而减

少了切割成支持突触和神经元的 2 个肽片段的指令。

ApoE4 是如何促进这毁损性的 4 个肽片段的产生，同时却抑制了 2 个支持性肽片段的产生呢？远在 ApoE4 与阿尔茨海默病的关联性被发现之前，研究人员就知道它可以携带脂肪粒子。一旦 ApoE4 和阿尔茨海默病搭上了关系，人们便天经地义地认为，是 ApoE4 减少了对 β-淀粉样蛋白的清除率。如果你还能回想起来，β-淀粉样蛋白是朊病毒循环的一部分，它在大脑内残存得越多（也就是被清理得越少），APP 就越会发送出破坏性的 4 种分子（其中包括 β-淀粉样蛋白）。

ApoE4 确实会降低 β-淀粉样蛋白的清除率。但我们发现，ApoE4 还会做一些更基础性的事。根据我们团队中优秀的研究人员兼印度医生拉莫汉·劳（Rammohan Rao）博士、遗传学家维娜·瑟达卡拉（Veena Theendakara）博士和生物物理学家克·彼得斯-李步（Clare Peters-Libeu）博士所领导的研究小组的研究结论：它也能进入细胞核，并卓有成效地与 DNA 结合。

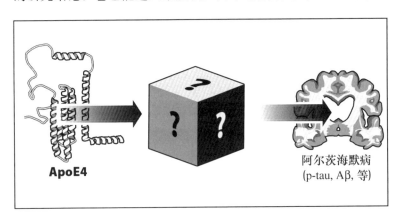

图 6-1　ApoE4 增加了阿尔茨海默病的风险，但这是如何做到的呢？在 ApoE4 等位基因和阿尔茨海默病之间存在着哪些暗中联系

事实上，ApoE4 可以与 1700 种不同基因中任何一种的启动子（promoter，在 DNA 的上游区域）相结合，从而减少相关蛋白的表达和产生。既然人类基因组中只有约 20 000 个基因，因此，

1700 种基因在每个细胞中占有相当大的部分。难怪 ApoE4 也与心血管疾病、炎症，以及其他许多疾病的发生有着关联性。通过对这么多基因的调控，它可以对细胞进行重新编程！

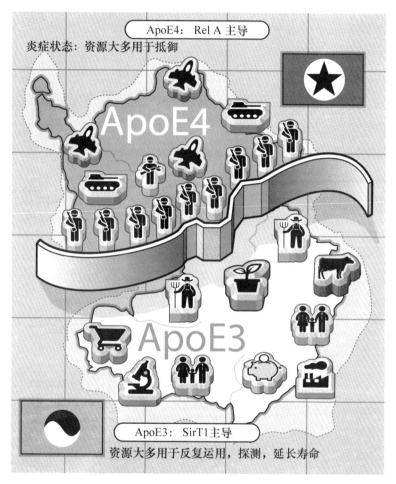

图 6 - 2 ApoE4 具有促进炎症的作用，可激活炎症因子 NF－κB，从而启动细胞资源以保护细胞免受入侵者的损害。相比之下，在 ApoE3 占主动的情况下，炎症反应相对较少，该系统由 SirT1 主导，而不是由 NF－κB 主导

这些只是 ApoE4 作用的一部分，其与阿尔茨海默病相关的作用还包括：

• 关闭产生 SirT1 的基因。SirT1 与长寿相关联，如上所述，它有着抗老年痴呆的功效（白藜芦醇，红葡萄酒内的一种化合物，已被证明可以激活 SirT1 蛋白）。

- 与 NF‑κB 的激活有关，并因此加重了炎症。

这就是为什么 ApoE4 与炎症反应的增加有关：它阻止了几种不同的限制炎症的基因表达，同时，为促进炎症的 NF‑κB 表达，发挥着"增压"效应。

现在，让我们总结一下，这种对阿尔茨海默病的解释告诉人们很多机制：

1. 阿尔茨海默病来自何方？它又是怎么产生的？它是源自于对炎症侵犯（如感染或反式脂肪摄入）的自我保护性反应。营养不足、营养因子和/或激素水平缺乏，或与毒性化合物（包括生物毒素，如来自霉菌或细菌的毒素）接触等，导致 APP 受体被切成 4 个肽片段，包括 β‑淀粉样蛋白；减缩神经网络系统并最终破坏突触和神经元。当 APP 分子被切割成 4 个肽片段后，就无法再切割成两种有滋养和保护神经突触功能的肽片段了。

2. 阿尔茨海默病的内在工作程序是怎样的？阿尔茨海默病是这样一种病理状态：大脑已超越了其功能极限，以自我凋亡方式摧毁/放弃了部分神经突触，而对于维护现有突触或创造新突触（也就是大脑维持原有记忆的突触和形成新记忆所需的突触）的关系，出现了不平衡。这种不平衡是由于从 APP 中切割成的 4 个肽片段过多，而切割成的 2 个肽片段太少的缘故。也就是说，突触和神经元的毁损凋亡，超越了对其的维持和促进。

3. 如何了解阿尔茨海默病的自我危险因素？生活方式可以促使大脑最大限度地发展形成上述 36 种有可能影响 APP "切割"的因素：既包括"切割"成 2 个肽片段，以促成对神经突触的保护作用的因素；也可以诱导"切割"成 4 个肽片段，造成对神经突触破坏毁损的因素。

4. 如何预防阿尔茨海默病？改善你的生活方式，使你大脑内的这 36 种可能影响因素处于最少状态。

这将在第八章和第九章中详细介绍。

5. 针对阿尔茨海默病的药物临床试验，为什么99％以上都失败了？因为以前的做法只是针对导致该病诸多的危险因素中的一小部分。

6. 如何在已罹患阿尔茨海默病的情况下，阻止其病情恶化？如何逆转已属中晚期的阿尔茨海默病？对你的遗传特征及生化状态等进行系统分析，以便做出准确的判断（参照第七章要求）。然后，针对每个确定的危险因素进行量身定制式的处置（参照第八章和第九章具体要求）。

我们的这项研究还带来一个重大突破：它显示出阿尔茨海默病（AD）并不是单一的一种疾病。实际上，它包含了3种可以区分的综合征，这是对阿尔茨海默病的全新认识。

具体而言，此病病理上是一个源自于自我内在程序的、突触和神经元的生长（促进）及萎缩（毁损）之间相互消长的结果。本质上，是促进神经元和突触的健康生长的分子太少。这一机制的揭示，第一次给人们提供了可以逆转认知衰退的可能。

它同时告诉我们：简单地减少β-淀粉样蛋白（就像目前大医药公司花费巨资所做的那样），是不太可能有根本性改善的。除非我们同时识别并清除促使β-淀粉样蛋白产生的各种诱导因素。简单地去除β-淀粉样蛋白，相当于只是抑制4个萎缩性指令中的一个。虽有可能拖延突触损毁的进度或规模，但其他3个萎缩性指令依然存在，且仍旧在大脑中发挥作用。更重要的是：对这些指令的抑制是"以果为因"，只试图解决其已发生了的后果，并没有针对其根本的起因。

现在，是转向认识ReCODE个性化治疗程序的时候了。

首先，需确定你在阿尔茨海默病的3种类型中，有哪种或几种风险。这将有助于为你制订最佳的个性化防治程序，以尽量减少罹患老年痴呆的风险。

假如你已开始出现认知衰退现象，则可以争取让你恢复到从前的最佳功能状态。但要做到这一点，首先要确定你属于阿尔茨海默病 3 大类型中的哪一种。

一、I 型：炎症型/热性型①

它在携带有一个或两个 ApoE4 等位基因的人群中更易发生，故倾向于有家族史的人。它也显示出阿尔茨海默病早已编入了人类最原始的基因疾病谱系之中了。

早在 500 万～700 万年前，我们树栖的祖先（黑猩猩和智人血统的 Homo 的共同祖先），经历了相对较少的 DNA 进化（或曰"突变"）后，其中智人血统的 Homo 演变成为现代人类。令人吃惊的是，这些"突变"发生在包括与炎症相关的基因位点上。这也是造成人类更容易罹患心血管疾病、关节炎等多种病变的基因性因素。撇开老年化等不说，炎症是我们许多人用鱼油、阿司匹林或抗炎饮食等加以抵御的过程。为什么这些将我们与我们的灵长类动物表亲们区分开来的基因（换一种说法，它也是决定我们人类属性特点的基因），反而更容易促进炎症呢？这是个很有趣的问题。

美国南加州大学的神经老化生物学教授塔克·芬奇（C. Tuck Finch）指出：当我们的祖先从树上走下来，逐渐演变成双足行走时，走入了平地或者大草原，并进化获得了炎症基因，其实是具备了一大优势。众所周知，炎症是免疫系统对外部入侵病菌的一种反应。这一反应机制的存在，使得我们祖先在皮肤被磨破，或脚踩在粪便上，或吃下含有病原体的生肉，或在

译者注：

① 这里的炎症型/热性型（包括后面的萎缩型/寒性型）是作者的本意，作者书中多次提及对中国传统医学及印度医学（阿育吠陀）的兴趣与研究，也许，这些命名一定程度上是受中医的影响。

追捕及互相斗殴中受伤等一般感染的情况下，得以借助此机制加以抵御，从而可以继续生存下去。因为在这类应激情况下，拥有一个强大的炎症反应机制可以保护身体规避一般性感染对生命的威胁。

然而，随着年龄的增长，反复的炎症反应也促进了心血管疾病、关节炎和其他困扰人体生存问题（包括阿尔茨海默病）的发生。这些情况，被称为基因拮抗的多效性。它指的是一个基因的演变，在生命早期可能会增进健康，但进展到后期，却有可能影响寿命。可以说，在我们从黑猩猩跨越到人类这一巨大转变中所获得的炎症基因里，最重要的就是 ApoE 基因。从人类的起源直到相对晚近的年代，ApoE 都只有一种"类型"（或称等位基因），被命名为 epsilon4 或 ApoE4。因此，数百万年来，我们每个人都承载了两个 ApoE4 的副本，从父母双方各继承了一个。这一状态的普遍存在（再考虑基因拮抗的多效性），使得我们罹患阿尔茨海默病的风险非常高。当然，由于没有保留原始祖先们的大脑，我们无从知晓他们中究竟有多少人最终发展成了阿尔茨海默病。然而，据推测，其发病比例可能不高。一部分原因是祖先们的寿命太短了；另一部分原因是他们的生活方式足以填补 36 个"漏洞"。他们生活在很简陋的环境中，很少会处于久坐不动状态，摄入的糖类（碳水化合物）少得可怜，且不会食用加工食品，也很少有机会接触各种毒性物质等。

据研究，大约在 22 万年前，可能是因为宇宙射线，或化学诱变剂的作用，或仅仅是因为某种简单而偶然的机缘，促成了 ApoE3 基因的出现。一个卵子或精子的基因中幸运地发生了这一突变，并被传递给了后一代。一个新的截然不同的基因，出现在人类基因池中，游弋着。此后，约在 8 万多年前，[1]另一个类似的突变事件又发生了，某人及其后代成为另一种 ApoE 基因的幸运承载者，此等位基因称为 ApoE2。

今天，大多数人携带着两份 ApoE3 基因。这意味着他们罹患阿尔茨海默病的遗传风险约为 9%。但约 25% 的美国人（也就是 7500 万人），携带着一份 ApoE4 基因，他们罹患阿尔茨海默病的风险高达 30%。而有 700 万美国人携带着两份 ApoE4（也就是说，这些人从父母双亲处都继承了 ApoE4）基因，这将他们罹患此病的风险推高至 50% 以上。可见，他们发展成阿尔茨海默病的概率超过了一大半。而且，这些人往往发展成炎症类型（Ⅰ型）的阿尔茨海默病。

这种类型的阿尔茨海默病患者一般是从丧失存储新信息的能力开始的。也就是说，最初只是近期记忆不行，他们还可以保持久远的回忆，以及说话、计算、拼写与写作等能力；时间一长，远期记忆也逐渐丢失了。

在携带两个副本的 ApoE4 人群中，相关症状通常是在 40～50 岁时开始出现的。而对于携带一份 ApoE4 基因的人，症状出现得通常要晚一些，大都在 50 岁末或 60 多岁时开始显现的。对于那些没有携带 ApoE4 基因的人，症状发作通常更晚些。一般要在 60～70 岁才开始出现。

在早期，大脑的海马体的体积有所变小。海马体是把我们的经历转化/储存为长期记忆的重要脑区。但在此时，大脑其他的大部分功能区域（至少在病变早期）并没发生多大的变化。

大脑的颞部和顶叶等区域负责许多重要的功能，如言语、计算、识别及写作等，在阿尔茨海默病的病变早期，这些区域

作者注：

[1] 科学家可以通过测算该区域与原始状态大小的差距来估计其突变出现的时间。

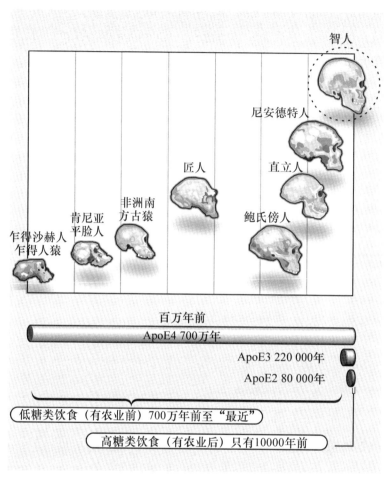

图6-3 ApoE4 和人类的进化。ApoE4 是我们最原始的载脂蛋白变体，ApoE3 只是在 22 万年前出现，而 ApoE2 在约 8 万年前出现

开始显现出葡萄糖消耗量的减少，也就是活动度有所降低的迹象。我们对这种类型的阿尔茨海默病患者进行了详细的研究，已揭示出几个同步出现的、带有标志性的生物标记物。这些生物标记物，通常可以在实验室检测中获得：

（1）C-反应蛋白（C-reactive protein）的增加，提示肝脏产生了炎症反应，它针对的是感染等的威胁。

（2）白蛋白（一种关键血清蛋白质，其作用类似于垃圾收集器，去除不需要的分子和碎片，如淀粉样蛋白和毒素等，从而保持血液的洁净）与球蛋白（是 60 多种血蛋白，包括抗体的全称）的比值下降。此比值在炎症发生的情况下大都会下降。

（3）白介素-6（Interleukin-6，IL-6）的增加，它也是随着炎症反应而升高的。

（4）肿瘤坏死因子-α（TNF-α）的增加，这是另一类因炎症反应而升高的蛋白质。

（5）相应的代谢异常和激素值的异常。比如，胰岛素抵抗。

炎症类型的阿尔茨海默病，通常对 ReCODE 个性化治疗程序的疗效反应最快。

二、Ⅱ型：萎缩型/寒性型

阿尔茨海默病的这种类型通常也频繁地发生在携带有一个或两个副本的 ApoE4 基因者身上，但它往往要比炎症类型（热性）的 AD，发病晚 10 年左右。

一如炎症类型，萎缩性阿尔茨海默病的患者也常先表现出新记忆形成的能力丧失，但原本的说话、写作和计算等能力仍旧保持着。体格检查却没有发现有炎症的迹象存在。在这些患者中，炎症性标记物有可能反而低于正常水平。但整体性的支持脑突触和神经元的资源已枯竭了。其表现通常是：

（1）激素水平：包括甲状腺素、肾上腺素、雌激素、孕激素、睾酮和孕烯醇酮等通常是偏低的。

（2）维生素 D 有所减少。

（3）有可能存在胰岛素抵抗，或胰岛素水平太低。

（4）同型半胱氨酸的水平可能较高（同型半胱氨酸在炎症型的阿尔茨海默病患者中也可能会增高）。

这一类型的 AD 患者，通常对 ReCODE 个性化治疗程序的反应，要比炎症型来得慢一些。

一个 75 岁的老年心理学家开始发现自己记住新信息的难度明显增加，这种状态持续了两年多。她没有组织、计算、着装或言语上的困难。对她进行 PET 扫描，发现脑部有典型的阿尔茨海默病标志。她的海马体容积，在第 16 百分位（只比 16% 的同龄人好一些，比 84% 的同龄人要小）；而她上网做的认知评估，显示其认知功能逊色于 92% 的同龄人（仅比 8% 的同龄人稍好些）[①]。进一步测试其基因，ApoE4 阴性，但携带有两个 ApoE3 基因。她的血液生化报告显示：维生素 D 偏低，孕烯醇酮、孕激素、雌二醇、甲状腺素和维生素 B_{12} 等的含量较正常值偏低；同时，同型半胱氨酸数值增高。被诊断为萎缩型（Ⅱ型）MCI（轻度认知衰退，阿尔茨海默病前期）。

她开始使用 ReCODE 个性化治疗程序。在接下来的 12 个月内，她注意到了自己明显的改善。她的认知功能评估从仅比 8% 的同龄人强，上升到优于 96% 的同龄人。她先生感慨地说：她的记忆从"灾难性"的衰减，经过只是比较"糟糕"的阶段，最后达到了"超正常"的水平。她的实验室生化指标复查显示：维生素 D、孕烯醇酮、孕酮、雌二醇、甲状腺素、维生素 B_{12} 和高水平的同型半胱氨酸等的数值，都

译者注：

① 医学上的百分位值表示某人在某一方面所占数值与同龄人同一问题相比，居于何种百分位。具体而言，把某项研究对象分成一百份，根据该项参数（如海马体大小），从最小到最大顺序排列，进行分段，每一段的截止点即为一个百分位。第 5 个百分位值表示有 5% 的人海马体等于或小于这个数值。换句话说，有 95% 的人海马体大于这个尺寸。第 95 个百分位表示有 95% 的人等于或小于此数值，5% 的人具有更高的值。第 50 个百分位系中位点，但不能理解为"平均"值。

得到了改善。

Ⅰ型（炎症型）和Ⅱ型（萎缩型）阿尔茨海默病有时会同时发生在一个患者身上。这种情况下，患者既具有Ⅰ型的炎症特征，同时也具有Ⅱ型（萎缩型）大脑突触营养因子减少的特征。Ⅰ型和Ⅱ型相组合中，还有一种十分常见的亚型，被列为单独的一种类型，我们把它称为"糖（甜）毒"型。其特征是：

（1）葡萄糖水平的持续偏高，导致各种蛋白的变质（称"糖化"）和慢性炎症，犹如Ⅰ型的阿尔茨海默病。

（2）因为血糖高诱使相应的胰岛素持续分泌，处于高水平状态，致使胰岛素抵抗，胰岛素无法正常分解糖原，难以提供神经营养所需的能量，最终导致支持突触及神经元的营养因子不足，表现为Ⅱ型阿尔茨海默病特征。

（3）阿尔茨海默病的Ⅰ型、Ⅱ型及其组合类型〔糖（甜）毒型〕，都是由前述的大脑内在的自我程序失调而引起的。其中，主要是对突触及神经元的促进（维持）与毁损（萎缩）因素之间的机制失衡。

相比之下，Ⅲ型则是性质截然不同的。

三、Ⅲ型：毒素型/恶性型

Ⅲ型往往发生在携带常见的ApoE3等位基因而不是ApoE4基因的人身上，这类阿尔茨海默病患者通常没有家族史；即使曾有一位亲戚最终发展成此病，也通常是发生在80岁以后。毒素型阿尔茨海默病患者常在相对年轻时发作，症状一般从40岁开始，到60岁前后，常是继发于剧烈的刺激或紧张压力之后。最初，不是以近期记忆的丢失为先兆的，而是从数字、语言或言语组织等认知困难开始的。如果说，Ⅰ型和Ⅱ型代表着大脑自我的回缩/精简战略，大脑突触的毁损速度比形成新的突触来得更快些；那么，Ⅲ型就像是把手榴弹直接投进了大楼，一切都处于危险之中。因此，患者失去的不仅仅是新的记忆，同时还有旧的记忆。这里所说的旧记忆，指的不仅是情景记忆（特别细微末节的记忆及生命中重大事件的回忆），还有程序性记忆。包括复杂性程序，如喜欢玩桥牌的（打桥牌的程序），以及简单性程序，比如怎么"说话"。这种类型的阿尔茨海默病患者，通常对于算数有困难。有时，就连小费和账单等也要计算半天。而且，通常难以找到随时想运用的词语，拼写或阅读等也都有障碍。他们中间，兼有抑郁症和注意力缺陷等精神障碍症状的情况，也很常见。

茉利，一位 52 岁的女士，有两年多的认知衰退病史。从记数字困难开始，她最初发现自己无法计算小费或支付账单。然而，几个月后，她必须求助于他人，才能写成一个基金提案。在她出现认知衰退问题之前，她经历了关闭公司、家庭矛盾、工作挫折以及手术麻醉等 4 次重大的应激事件。进入更年期后，她每况愈下，很快发展成一个像孩子般简单感知周遭世界的人。尽管如此，她还是认得儿子并记得他的 28 位小同学的名字。她的家族史中，没有痴呆病症的先例。她的蒙特利尔认知评估量表（MoCA）评分值仅为 19 分（总分是 30 分），提示明显的认知衰退。她的 MRI 显示整个大脑容积减小，与同龄人相比，有很严重的萎缩，皮质下和脑室周围白质的几个区域内显示压水像扫描（FLAIR）的高信号[①]。另外，通常在一般的阿尔茨海默病患者中不受影响的

译者注：

① 压水像扫描是磁共振显像的一类技术方法，高信号提示脑组织有萎缩性病变。

小脑区域内也显示出萎缩态势。而且，她的脑脊液检查也确诊为阿尔茨海默病，因为 tau 蛋白增加，脑脊液中可溶性 Aβ42[①] 减少。

她携带的是两个 ApoE3 等位基因。生化检测提示：超敏 C-反应蛋白（hs-CRP）略偏高，处于 1.4 mg/dL；白蛋白与球蛋白的比值偏低，仅 1.57；糖化血红蛋白水平系正常水平，为 5.3%；空腹胰岛素水平也正常，为 4.5 mmol/L；TSH 略微处于上限，为 2.14 mmol/L；FT_3 正常，4.2 pg/mL；FT_4 正常，为 1.0 pg/mL；孕酮值偏低，低于 0.21 pg/mL；雌二醇值也较低，是 3 pg/mL；17-羟基孕烯醇酮也偏低，仅为 14 ng/dL；晨起皮质醇水平为 9 μg/dL；维生素 D 偏低，为 22 ng/dL。她的血清铜含量正常，达 101 μg/dL；但锌的含量非常低，仅为 56 μg/dL；因此，铜∶锌比值高达 1.8∶1。这些结果表明：她兼有轻微的炎症，并可能伴有肾上腺功能轻度低下、甲状腺功能减低、维生素 D 值低下等。此外，她有明显的低锌和高铜比值。这些，都可佐证此患者为Ⅲ型阿尔茨海默病。

在上述 3 类患者中，毒素型是对我们原始版的 ReCODE 个性化治疗程序效果反应最差的一类。的确，这也是促使我们继续发展出更完善的、现代版的 ReCODE 个性化治疗程序的重要驱动力之一。他们非典型的阿尔茨海默病的症状，每每被误诊为阿尔茨海默病之外的其他痴呆性疾病（如额颞痴呆或血管性痴呆等）。一般需要进行脑脊液检查或 PET 扫描等，以发现确

译者注：

① Aβ42 是 β-淀粉样蛋白中病理意义最突出的一类片段，脑脊液可溶性 Aβ42 的减少是因为 Aβ42 在脑实质中大量沉淀、裹缠住了脑实质组织。

诊的 AD 证据，才迫使医生明确做出阿尔茨海默病的诊断。然而，关键问题在于，究竟是什么因素导致了这类非传统、非典型性的阿尔茨海默病的形成？这个看似随机而无序的、没有规律可寻的大脑萎缩变性，究竟是由哪几种可能的驱动因素所诱导的？破解这个神秘之谜，有助于制订相应的解决方案，从而有可能拯救数百万患者的命运。

在大规模的血液检查中，我们发现了一个引人注目的重要线索（而这类血液检查往往是医疗保险公司和大多数医生所忽视和认为没有必要的）：很多（但不是全部）患有Ⅲ型阿尔茨海默病的患者血清中，锌的浓度低得惊人。此外，这类患者中有许多人的甘油三酯与胆固醇的比值，也都不成比例地偏低。我们发现，Ⅲ型阿尔茨海默病有其特定的大脑结构及血液生化标志物等的改变：

（1）MRI 显示这一类型往往累及多个脑功能区域，似乎整个脑部到处都有区域性萎缩。而不像一般的 AD 患者那样，主要局限在海马体的萎缩病变。甚至，Ⅲ型 AD 患者的主要病变区域不在海马体。

（2）借助 MRI 和压水像扫描（FLAIR）技术显示，经常可以发现这些患者存在着脑神经系统的炎症和血脑屏障的"渗漏"①。

（3）通常，这些患者血液中的锌含量很低，而铜的含量很高。因此，铜与锌的比值失调。一般情况下，这一比值应接近

译者注：————————————————●

① 血脑屏障是身体保护脑组织的重要构造。在正常人的大脑中，它将脑组织与血液循环隔绝，只容许重要且安全的营养因子进入脑，阻止可能损害脑的物质进入，并从脑中清除废物，从而维护脑的周遭环境健康。研究显示，与健康人相比，阿尔茨海默病患者血脑屏障的通透性增加，这被称为是血脑屏障"渗漏"，它使得一些有害物质可以轻易地侵入大脑。

于 1，每种金属含量均应约 100 $\mu g/dL$。但在很多Ⅲ型患者中，血清锌的含量为 50 $\mu g/dL$，而铜的含量却高达 170 $\mu g/dL$，比值要高出好几倍。

（4）通常，Ⅲ型患者最初容易被诊断为阿尔茨海默病外的其他疾病，如额颞痴呆或抑郁症等，或诊断为"非典型性阿尔茨海默病"。但 PET 扫描的异常和脊髓液穿刺检查结果可显示：它的确为阿尔茨海默病的一种特殊亚型。

（5）Ⅲ型患者常表现出激素水平的异常。特别是对压力的反应系统（通常，该系统由下丘脑-垂体-肾上腺轴所组成，统称为 HPA 轴[①]）的功能失调。在实验室检测中，他们常表现为低皮质醇水平、反式三碘甲状腺原氨酸（rT_3）值偏高[②]、游离甲状腺素（FT_3）含量偏低、孕烯醇酮水平偏低、雌二醇水平偏低、睾酮水平偏低等的激素功能异常，还可以表现出其他激素的代谢失调。

（6）血液中化学毒素的含量常常很高。例如汞，或由霉菌分泌所产生的霉菌毒素等。就汞而言，它对骨骼和脑等组织的损伤，既快又直截了当，故一般测定它在血液中的浓度并不代表此时此刻它在体内真实的危害情况。因此，检测应该使用螯合剂，"螯合汞"一般能够将汞从其他组织中吸拉出来。使用后的 6 小时内，如果尿液中汞含量异常地升高，就表明身体组织内汞含量很高。

译者注：

① 下丘脑-垂体-肾上腺轴（hypothalamic-pituitary-adrenal axis，HPA）是一个直接作用和反馈互动的复杂集合。三者间的互动构成了 HPA 轴。HPA 轴是神经内分泌系统的重要部分，参与控制压力（应激）反应系统，并调节许多生理功能。

② 反式三碘甲状腺原氨酸（rT_3）是甲状腺素在外周组织脱碘的产物。常用以检测甲状腺功能和外周血液甲状腺激素代谢情况，也可评估甲状腺功能紊乱情况。如在甲亢时，rT_3 升高比 T_3、T_4 灵敏。

主流科学结论认为：化学毒素并不是导致阿尔茨海默病的独立危险因素。例如，阿尔茨海默病协会指出："根据最权威的现有科学证据：补牙用的银汞合金填充物和阿尔茨海默病之间没有因果关联性。"也有病例记录表明：去除这种汞合金填充物（它常含约 50% 的汞和 15% 的锡），似乎可以改善镶过牙的阿尔茨海默病患者的临床症状。

更令人困惑的是：一些流行病学的研究结果否定了汞合金填充物对阿尔茨海默病患者的危害作用，而另一些研究则认为接触汞确实可以增加患阿尔茨海默病的风险[1]。

有毒化合物（例如汞）是不是至少可能在一些"非典型性"的阿尔茨海默病患者的发病过程中起着诱导作用？特别是在那些首发症状为认知缺陷（如说话和计算困难），而不是以记忆丧失为先导症状的患者之中？我们都听说过致癌物质，化学物质可以致癌，这已是定论；但我们是不是也可能会因为接触致"痴"物质，而导致认知衰退呢？我就此问题给Ⅲ型阿尔茨海默病患者的配偶或亲属打电话。让我惊喜的是：这些患者都曾经有过接触毒素的经历。某个患者在新泽西州的汤姆斯河畔长大，当地的染料厂和塑料厂曾秘密地把有毒的化学物质倒入河中，毒水渗透到他们家的饮用水井中，并且还发现这与一群儿童患上癌症有关。另外一位患者，兄弟姐妹中有一个患有儿童白血病，可能是接触有毒化学物质而引起的，而且，多年来他一直在一家化工厂工作。他告诉我：他经常吸入强烈难闻的化学气味，并接触过引起该难闻气味的化合物。还有两位患者曾住在霉菌严重的房子里。另一位患者长期从事污水处理工作。还有几位患者则满口镶了汞合金补牙剂，以填充其牙齿缺陷。

获悉了这些第一手资料后，我意识到对这类患者进行有毒化学物品检测，十分重要。尽管如此，这种检测还没有普及，无法对所有有阿尔茨海默病潜在危险的对象进行检测。

55岁的卡尔，已被认知衰退问题困扰了一年多。而且，状态越来越差。他原本是位数字能手，但现在就连核算他的支票簿都难以胜任了；他一直是很棒的职业扑克牌玩家，当下，却连几张牌都数不过来了；他经常使用错误的单词，或者明明想说这个词，却偏偏用了另一个词；他还发现自己经常叫错人名。他开始难以集中注意力，看篮球比赛时，会忘记是哪个球队正在控球。他的思路混乱有时会加剧，并时常伴有轻微的抑郁。但他并没有阿尔茨海默病的家族史。

PET扫描显示出他脑部有典型的阿尔茨海默病表象。虽然，其仍然处于轻度阶段。他被诊断为轻度认知功能障碍，一个会发展成阿尔茨海默病的前期先兆。但除了年复一年的例行复诊建议外，没人给他提供进一步的评估方法及防范措施。后来，他做了基因检测，发现是ApoE4基因阴性，而且携带有两个ApoE3的等位基因。

当卡尔与我联系时，我建议他先检测一下各种重金属含量，包括汞，以及霉菌毒素（如黄曲霉毒素、赭曲霉毒素、胶霉毒素和单头孢霉烯等）的水平。检测报告发现：卡尔体内汞的含量是近几年来该实验室所检测到的最高水平。针对其汞毒性进行排毒治疗后，疗效很好。他不仅整体的认知功能改善了，而且，扑克牌的玩技也恢复了。

阿尔茨海默病的3种类型，分别对应于影响APP的3种程序，从而发出了4个减缩大脑的指令：炎症（Ⅰ型）、营养支持缺失（Ⅱ型）和有毒化合物接触（Ⅲ型）。这就好像源自于APP的β-淀粉样蛋白这个多发分子可以戴的3顶"帽子"。它既是炎症反应的一部分，也可以作为抗微生物剂（因为它是机体抗感染本能的一部分）；它还会感受到体内激素、维生素、营养因子和其他支持（或营养）性成分的不足，以缩减可被替代的突触；它也是针对毒素入侵的自发性保护措施之一。例如，可以非常紧密地结合某些金属，如汞或铜之类。

β-淀粉样蛋白的这 3 种不同功效，以及每种与其相应的阿尔茨海默病的不同类型，意味着单纯去除 β-淀粉样蛋白，可能会对不同类型的阿尔茨海默病产生完全不同的效果。而且，这完全取决于患者的病理类型。

表 6 - 1 　Ⅲ型阿尔茨海默病的特征

症状与指标	分析评论
症状从 65 岁之前开始	症状通常在 40 岁末，50 岁初时开始
通常 ApoE4 阴性	通常有两个 ApoE3 等位基因
没有家族史，或家族史中症状只是在高龄时才开始的	少数有家族史者，通常与 ApoE4 阳性有关
症状常发生在男/女更年期之际	激素状态与Ⅲ型阿尔茨海默病密切相关
抑郁症常先于或相随于认知衰退	抑郁症通常与 HPA 轴激素功能障碍相关
头痛常是早期症状，有时是第一个症状	头痛是与毒素接触后的一个常见相关症状
记忆障碍不是最初的或主要的症状	典型症状包括管理功能缺陷（规划、解决问题、组织、注意力集中等），无力操纵数字/进行计算，说话困难，言语能力丧失，视觉问题，或对已学过的程序（比如着装）有困难
压力剧增或情景恶化（如失业、离婚、家庭变故）、睡眠障碍等	功能障碍的程度明显因压力和睡眠影响而变化
接触霉菌毒素或金属（如汞合金剂里的无机汞、进食鱼类摄入的有机汞），或两者同时兼而有之	含量和水平可用血液和尿液检查来评估
认知衰退的同时，伴有慢性炎症反应综合征（CIRS）诊断	CIRS 诊断中常兼见认知衰退

症状与指标	分析评论
成像扫描显示：大多数阿尔茨海默病患者的大脑变化不明显	脱氧葡萄糖 FDG‐PET 可能会显示大脑额叶及颞顶部位葡萄糖利用率的下降，甚至在疾病的早期；MRI 可能会显示大脑及小脑总体皮质的萎缩，特别是有轻度高信号的 FLAIR（压水像扫描）
甘油三酯偏低，或甘油三酯与总胆固醇比值偏低	甘油三酯通常在 50 mg/dL 左右
血清低锌(<75 μg/dL)或红细胞内低锌，或铜与锌的比例>1.3	铜与锌的比例应为 1.0，低于 1.3 便与认知衰退有关
HPA 轴功能障碍、低孕烯醇酮，脱氢表雄酮‐S 和/或早上的皮质醇浓度过高	激素异常在这种类型的阿尔茨海默病中很常见
高标血清补体 4(C4a)，转化生长因子（TGF）‐β_1 或基质金属蛋白酶 9（MMP9）；促黑素激素细胞(MSH 细胞)偏低	测试表明，与生物毒素（如真菌毒素）有接触
对多个生物毒素，或病原体特有的敏感性所相关的人类白细胞抗原(HLA‐DR／DQ)	遗传测试表明对生物毒素特别敏感，而且有 25% 的患者对测试显示阳性

注：摘自 Bredesen，*Aging*，2016，3。

若从 I 型（炎症型）患者的脑中清除 β‐淀粉样蛋白，如果该个体体内还潜伏着对炎症反应抵抗的微生物的话，那么，清除 β‐淀粉样蛋白可能会加剧产生新问题。如果把它从 II 型（萎缩型）患者的大脑中加以清除，理论上讲，它可能会延迟认知衰退的发展（有点像解雇了首席财务官，然后继续乱花钱），最终仍将发出无序的大脑"缩减"程序，从而丧失关键的认知能力。这些问题，同样也发生在糖（甜）毒型患者身上，因为它是 I 型和 II 型的组合。如果在此型患者脑中清除 β‐淀粉样蛋白，大脑还继续受毒素的刺激，那么，这也是个大问题。因为β‐淀粉样蛋白所具有的一部分保护性措施将会失能。

可见，阿尔茨海默病 3 种类型的发现，对临床治疗有着至关重要的影响。要想在阿尔茨海默病（或此病的前期征兆）中获得真正的疗效，并保护高危人群不再继续发展下去，我们需要知道是哪些具体因素导致了认知衰退的进展，然后一个一个地加以解决。

Evaluation and Personalized Therapeutics

———— · 第三部分 · ————

评估和个性化的疗法

第七章

"认知镜"检查你的问题出在哪里

> 有时，真的需要跌倒一次后，才能知道自己站在哪里！
>
> ——海莉·威廉姆斯

众所周知，当我们 50 多岁时，应该去做一个结肠镜检查，这是一种查找结肠、直肠癌前病变的方法，有助于预防结肠、直肠癌。对于大脑，同样有预防病变的问题。实际上，我们所有超过 45 岁的人，防止认知衰退的最好方式是要进行"认知镜"检查，以评估所有潜在的患病风险因素。

你不可能解决你所不知道的问题。所以，不管你是有意识地防范认知衰退，还是要逆转已经出现了的认知衰退，你首先需要详细知晓自己目前的状态——现已知道炎症、支持性激素（及其他脑营养因子）缺乏、有毒化合物是三大类对脑及认知功能造成伤害的主要因素——对你来说，这些因素现处于何种状态？只有知晓这些，你才能够明确自己所需要解决的问题是什么，从而提高认知功能。对这些因素适用的血液检测手段越来越方便。通常，无需医生的处方就可以进行。

在已出现认知衰退症状（比如说记忆丧失）的人群中，往往有 10~25 项大脑功能检测的实验报告不理想。而仅有认知衰退风险，但尚未出现症状的人群中，通常只有 3~5 项指标不太理想。

已进展到晚期的阿尔茨海默病患者，其神经元和突触已大规模地受损或丧失了。此时，再试图从导致损伤的病因上进行纠治，不一定能够逆转认知衰退〔我们在一些蒙特利尔认知评估量表（MoCA）中得分低于 1 者，也就是说非常晚期的阿尔茨海默病患者中曾看到过一些改善；但这些都是例外，不属于普遍情况〕。在这类晚期病例中，认知的骏马已脱缰飞驰而去，远离了神经系统基地。幸运的是，此病不同于癌症，有一个比较长的"机会窗"（又称"治疗时间窗""防范时间窗"），在这"机会窗"时间内，不仅可防范，甚至可逆转阿尔茨海默病的症状。通常，在无症状期，这类防范/治疗"时间窗"可持续 10 年左右；在主观认知衰退（SCI）期，也可以持续 10 年左右；在轻度认知衰退（MCI）期，可能还会再持续几年；甚至到了轻、中度的阿尔茨海默病阶段，仍会有一些机会窗。当然，越早识别、越早纠治导致突触毁损和认知衰退的触发因素，就越能确保免于被阿尔茨海默病所戕害。甚至，能够避免被轻度认知衰退缠绕盯上，你也就越能实现完全改善自己认知功能的期望，且更好地加以提升及维护。

在一一阐述要评估的各种因素之前，先比较一下目前通常是如何来评估认知衰退情况的。这里引用一位在美国顶级的阿尔茨海默病学术研究及治疗中心坐诊的、阿尔茨海默病领域知名的神经病学专家的临床诊断指示，他要求的检测包括脑 MRI 检查、血液检查〔含常规的全血细胞计数（CBC）、代谢功能评估、甲状腺素测试、维生素 B_{12} 检测等〕，再让家属多关注患者的财物管理能力、服药情况及交通出行情况；给予治疗的药物则是每天 1 次、每次 5 mg 的多奈哌齐（安理申）。

这个被称为"黄金标准"的评估，并没有包括：

• **遗传学**：没有关于患者 ApoE 的基因检测，或数十种其他有可能增高阿尔茨海默病风险的危险因子及基因检测。

• **炎症**：对炎症这一阿尔茨海默病的关键性危险因素未加

以注意。

- **感染**：目前，尽管有大量且迅速增多的关于炎症与阿尔茨海默病有关联的证据，显示出好几种不同的感染可以导致阿尔茨海默病，如单纯疱疹病毒 1 型、莱姆病、牙龈卟啉单胞菌（口腔细菌）、各种真菌等。但是这个"黄金标准"没有对这些感染源进行任何测试。

- **同型半胱氨酸**：这种氨基酸与脑的萎缩和阿尔茨海默病的形成有直接因果关系，却没有加以关注。

- **空腹胰岛素水平**：胰岛素抵抗是阿尔茨海默病病理发展过程中的关键性生化标志物，却甚至连提都没有提及。

- **激素状态**：对脑功能至关重要的激素水平并未被评估；虽然要求检查甲状腺功能，但没有考虑到一些关键性的甲状腺素检测指标。

- **毒素接触**：汞和霉菌毒素等均未被要求进行测试。

- **免疫系统**：免疫系统在阿尔茨海默病的发展中起着关键作用，特别是先天免疫系统（一个从进化角度上看，属于较为原始的免疫系统部分，也是首先对感染做出反应的免疫系统），它在阿尔茨海默病的发生发展中起重要作用。但是，评估并没有包括这一项重要内容。

- **微生物群**：细菌和其他在肠道、口腔、鼻、鼻窦里的微生物，统称为微生物组织（群），甚至没有提及。

- **血脑屏障**：阿尔茨海默病患者中这道血脑屏障常常出现"渗漏"或异常，也没有考虑到，甚至没提及。

- **体重指数**（BMI）：在阿尔茨海默病和大脑的综合健康状态中，这是已知的危险因素，却没有被提及（此患者 BMI 为 33，已明显地属于肥胖，而且远远超过了最适合认知功能的体重理想范围）。

- **糖尿病前期**：这是阿尔茨海默病的另一个驱动因素，甚至没有提及。

- **脑体积测定**：虽然 MRI 被用来排除大脑结构异常，但却没有包括另一项关键的、衡量各个脑区体积大小的测试。这是 MRI 外加的一个虽简单却至关重要的项目。明确有没有脑区萎缩，是哪些脑区正在萎缩，可帮助确定阿尔茨海默病是否存在，以及最有可能是哪一种类型的，并可帮助预测其治疗结果的好坏等。例如，广泛性萎缩在Ⅲ型（毒素型）阿尔茨海默病中更为典型；而仅限于海马体的萎缩，则在Ⅰ型和Ⅱ型中更为典型。

- **针对性的治疗方法**：在没有确认患者是否确实患有阿尔茨海默病的情况下就进行了药物治疗。

可见，对于认知衰退的评估和治疗，目前正处于可悲的盲人摸象状态中。

- 患者经常因为被告知没法根治而感到绝望及反感，索性自暴自弃，不求助于医疗护理。因为他们害怕会因此失去驾驶执照，求诊时常伴随而来的羞愧，以及因此而无法获得长期治疗呵护所需的医疗保险。

- 初级医疗的提供者往往不将该类患者转介绍到专业的精神及记忆治疗诊所，因为他们常习惯性地认为此病并没有真正有效的疗法。因此，他们通常只是用多奈哌齐（安理申）来简单地打发患者。而且，常常在还没有做出确切诊断之前就草率运用。

- 专家们则屡屡让患者经历长达数小时的紧张的神经心理测试，以及昂贵的成像检测技术检查，并重复进行脊椎穿刺等。然后，却很少有可能（或者根本没有）提供针对性的预防及治疗措施。

对此，我们可以做得更好！

我们也必须做得更好，如果我们打算逆转阿尔茨海默病患者的认知衰退，或轻度认知衰退（MCI）和主观认知衰退

（SCI）。在本章中，你会发现哪些代谢评估可以帮助你确定哪些内在因素正在加速你的认知衰退，无论是 SCI 还是 MCI，或是处在阿尔茨海默病的任何阶段❶。

一、同型半胱氨酸

同型半胱氨酸的高水平状态是阿尔茨海默病的重要促进因素❷。还记得前述的阿尔茨海默病的起因吗？它是源自大脑中生成/促进突触的信号，被萎缩/毁损突触的信号所超越了！在导致突触萎缩/毁损的三大因素（炎症、支持突触的营养因子缺乏、毒素等）中，同型半胱氨酸是其中第一和第二类的标记物。它是炎症的标记物，但也会在支持性营养因子不足的情况下指标上升。

同型半胱氨酸来自含甲硫氨酸①的食物，如坚果、牛肉、羊肉、奶酪、火鸡、猪肉、鱼、贝类、大豆、鸡蛋、乳制品或豆类等。

甲硫氨酸是一种氨基酸，它被转化为同型半胱氨酸，然后再转回甲硫氨酸或半胱氨酸。在这一转化循环过程中，需要维生素 B_{12}、维生素 B_6、叶酸、氨基酸（氨基酸内的铵盐）和甜菜碱（三甲基乙内酯）等的参与。如果你体内这些分子的含量处于健康和良好状态，那就可以正常地处理同型半胱氨酸的循环，保持其较低的水准。但如果像一些患者那样，体内缺乏这

作者注：

❶ 虽然绝大多数认知衰退的病例都是起因于神经衰退的结果，但少数人会有不同原因，比如脑肿瘤。因此，在进行此处推荐的代谢评估之前，请让你的医生先用 MRI 或 CT 扫描，排除这种可能性。

❷ 与同型半胱氨酸相关的疾病还有心血管疾病、中风甚至一些癌症等。

译者注：

① 甲硫氨酸是构成人体的必需氨基酸之一，参与蛋白质合成。因其不能在体内自我生成，须由外部获得。甲硫氨酸缺乏会导致体内蛋白质合成受阻，造成机体受损害。

些分子（或含量不足），那么，同型半胱氨酸就会堆积，从而损害你的血管和大脑。任何高于 6 μmol/L 的水平，都有可能构成潜在的风险。同型半胱氨酸的数值越高，风险就越大[1]。尽管我们中的一些人能够长期承受高水平的同型半胱氨酸状态，而尚未发展成阿尔茨海默病，但这仍是一个潜在的、促进认知衰退的重要因素；特别是它会导致海马体的萎缩。事实上，同型半胱氨酸水平超过 6 μmol/L 之后，如果升得越高，海马体就萎缩得越快。

泰丽的父亲最终发展成晚期老年痴呆而过世了。他的尸体解剖显示是典型的阿尔茨海默病。泰丽本人一生聪慧敏锐而事业成功，是一位杰出的长跑运动员和作家。她 60 岁左右开始注意到自己的记忆力和注意力出现问题。因为她有家族史和相关的症状，因此进行了基因检测。结果发现她是 ApoE4 阳性携带者。当时，实验室血液检查报告显示：她的同型半胱氨酸数值高达 16 μmol/L，她开始使用 ReCODE 个性化治疗程序，并在 3 个月左右时自我感觉有所改善。但 6 个月后，她的同型半胱氨酸僵持在 11 μmol/L。此时，她的初级保健医生无奈地说："我没法进一步降低它了。"原来，她一直在服用氰钴胺（维生素 B_{12}），而不是甲钴胺（甲基-B_{12}）；服用叶酸，而不是甲基四氢叶酸；服用吡哆醇，而不是 5-磷酸吡哆醛（P5P）。当她听从我的建议，将这 3 种药更新为更有成效的活性成分时，她的同型半胱氨酸下降到了 7 μmol/L。她现在已使用 ReCODE 个性化治疗程序 4 年了，依然精神抖擞、思维敏锐。最近一次对大脑的 PET 扫描，显示淀粉样蛋白正常，仅仅提示脑部有少量单一的斑块。

目标：同型半胱氨酸<7 μmol/L。

二、维生素 B_6、维生素 B_{12} 和叶酸

保持良好的、低水平的同型半胱氨酸，需要有足够的维生素 B_6、维生素 B_9（叶酸）和维生素 B_{12}，而且，都必须是活性成分。5-磷酸吡哆醛（P5P）是维生素 B_6 的一种活性成分，甲基钴胺是维生素 B_{12} 的一种活性成分，甲基叶酸是维生素 B_9 的一种活性成分。进行血液维生素 B_{12} 测试时，你看到"正常"范围是 $200 \sim 900$ pg/mL[①]。这是被许多医生接受的"正常范围值"，但它显然是不够理想的。

就拿维生素 B_{12} 来说，你经常会看到化验单的脚注上写道：$200 \sim 350$ pg/mL 是所谓的"正常"水平。但这水平却有可能与维生素 B_{12} 缺陷所引起的疾病（如贫血和痴呆症）有关！因此，你不应该满足于维生素 B_{12} "正常"的 300 pg/mL 的水平，起码要求超过 500 pg/mL 的水平。

许多医生采取测试甲基丙二酸（MMA）的方法，而不是检测维生素 B_{12} 本身。因为随着维生素 B_{12} 下降，MMA 水平会上升。因此，高水平的 MMA 意味着低维生素 B_{12} 数值，甚至可能比测维生素 B_{12} 本身更灵敏。MMA 测试是维生素 B_{12} 测试的一个很好补充，但由于 MMA 测试的结果复杂多变。所以，最好是与维生素 B_{12} 测试同时使用，而不是取代维生素 B_{12} 测试。

对于叶酸来说，"正常"范围是 $2 \sim 20$ ng/mL[②]，但同样的，你不应该满足于正常值的低端。你的目标应该瞄准 $10 \sim 25$ ng/mL。

对于维生素 B_6，不应该满足处于正常值低端的 $30 \sim 50$ nmol/L 或过高（>110 nmol/L）。因为高水平的维生素 B_6 有可能对周围神经组织有部分毒性，特别是损伤调节触觉和按压感觉的神

译者注：————————————————————●

① 1 pg/mL 相当于 1×10^{-12} g/mL，1 mL＝1×10^{-3} L。

② 1 ng/mL 相当于 1×10^{-9} g/mL。

经。理想的目标应该是 60～100 nmol/L。这可以通过加强 P5P 来达到目标。而且，应该抽取手臂和腿部远端的血液进行检测。选择这些位置进行采血，对确保参数的准确性至关重要。

我们将在下一节中讨论这些维生素需要的量。

目标：维生素 B_{12} 500～1500 pg/mL。

叶酸 10～25 ng/mL。

维生素 B_6 60～100 nmol/L[①]。

三、胰岛素抵抗

高胰岛素和高葡萄糖血症是促进阿尔茨海默病发展的两个最重要的危险因素。你可能已从其他有关于此话题的前沿读物中了解了这一点。须知，糖是一种可以上瘾的毒物！已有人提议：应考虑将美国烟酒火器与爆炸物管理局（ATF）[②] 改成 ATFS［加上 S，代表糖（sugar）］。在受管控的有毒物品列表中，应再添加上糖，因为考虑到高糖摄入所造成的广泛危害。人体本身的功能极限是每天能处理的糖不超过 15 g，远低于一份软饮料中的含量（一般一份软饮料中所含的糖为 40～100 g，取决于饮料的分量）。但是，我们的饮食中到处都加了糖，从含糖的苏打水，到糖果，到甜麦片和甜酸奶，甚至是在商店里买到的面包等。

当你吃高血糖指数（glycemic index）食物时（它不仅仅包括糖，还有白面包、白米饭、土豆、烘焙食品等淀粉类食物），你的自身会分泌出大量的胰岛素以控制血糖水平。因为高水平的葡萄糖本身就有毒。它可以通过几种方式损害你的细胞：细

译者注：

① 1 $\mu g/L = 1 \times 10^{-6}$ g/L。

② 美国烟酒火器与爆炸物管理局是美国司法部下属的联邦专业执法和监管机构。

胞对血液中不断泛滥的胰岛素"脱敏"，就好像一些上班族对频繁的汽车喇叭声已失去敏感性一样；如果一类刺激物长时间（永久）地存在，人就会变得麻木不仁，对其停止做出回应。这就叫"胰岛素抵抗"。这种对胰岛素的失敏感，不仅导致了Ⅱ型糖尿病、脂肪肝和代谢综合征，还促使其发展成阿尔茨海默病。原因在于：胰岛素指令是支持神经元存活的最重要的信号之一。胰岛素与胰岛素受体结合，触发了信号，支持神经元的存活；这种生存信号因为长期的高胰岛素水平而变得迟钝起来。但是，这还不是长期高胰岛素水平导致阿尔茨海默病发生的唯一关联性。机体在胰岛素完成其工作后，会利用酶来降解胰岛素，其中，就包括胰岛素降解酶（IDE）。而IDE同时也会降解β-淀粉样蛋白，如果IDE忙于降解胰岛素，它就分身乏术，无法再去降解β-淀粉样蛋白。因此，β-淀粉样蛋白的水平肯定会持续增加，从而导致阿尔茨海默病的发生。

血液中高水平葡萄糖引发的问题不仅仅局限于长期的高胰岛素水平。葡萄糖还可以附着在许多不同的蛋白质上，干扰蛋白质的功能，造成例如贪食贪饮的问题等。糖化血红蛋白（A1c）是许多这种受干扰而改变了的分子之一，其数值可以简单地衡量这类干扰。"搭便车"的葡萄糖分子会通过生物化学反应，产生晚期糖基化终末产物（AGE）。这些AGE分子会通过一系列不同的机制施加破坏，从而有损于机体的正常功能：

（1）由于具有AGE的蛋白质会被自身的免疫系统所识别，可能会发展出抗体，以抵抗自身的蛋白质，从而诱发炎症。

（2）AGE结合到自己的受体后，称为晚期糖基化终末产物受体（RAGE），它也每每容易触发炎症。

（3）AGE诱发自由基形成并使之增多，而这些不稳定的反应性物质分子会损害任何它所接触的东西，比如DNA、细胞膜等。

（4）改变了的蛋白质可以损伤血管，从而减少输往大脑的营养支持（可引发Ⅱ型 AD），并导致血液和大脑之间的屏障"渗漏"（引发Ⅰ型 AD）。

鉴于所有这些因素，了解葡萄糖和胰岛素状态是至关重要的。空腹胰岛素水平应该在 4.5 μU/mL 或以下，空腹血糖应是 5 mmol/L 或更低，糖化血红蛋白（A1c）应该低于 5.6%。

卡特琳娜，一位 66 岁的妇女，发现自己有了记忆问题，并感到自我心智功能锐减。她多次在停车场找不到自己的车，而且，认不出她以前熟识的人。她经常思路混乱，迷失方向，造成工作上的困难。她也有言语形容的障碍。她的实验检测评估显示出多重代谢异常：包括空腹血糖值高达 6.7 mmol/L，有糖尿病前期征兆；糖化血红蛋白 5.6%，空腹胰岛素为 4.2 μU/mL；早晨的皮质醇值为 24.3 μg/dL（提示其处于高压力状态，并有可能刺激血糖水平增高）。她开始运用 ReCODE 个性化治疗程序。4 个月后，她所有的症状都得到了缓解。同时，她的代谢状态也得以改善，包括空腹血糖值，降为 6 mmol/L，虽然仍不是最佳的，但明显改善了，糖化血红蛋白 5.5%，空腹胰岛素 3.4 μU/mL，早晨的皮质醇值为 21 μg/dL。

目标：空腹胰岛素≤4.5 μU/mL。
　　　　糖化血红蛋白<5.6%。
　　　　空腹血糖 4～5 mmol/L。

四、炎症、炎性刺激与阿尔茨海默病

炎症和阿尔茨海默病之间有着机制上的直接联系。如果你曾经叫过警察，那么你会信任并依赖他们，以区分"好人""坏

人"，并抓住后者，押送警察局。然而，想象一下，如果警察天天在你的周围，那么，你就永远处在警察警戒下的应激状态：枪击、损害、伤损及死亡事件等持续不断，且常常会不分青红皂白地打击各种可疑的人。这，正类似于发生在我们大多数人身上的事：我们的免疫系统（相当于自我内在"警力"）持续被激活，一直处于紧张（应激）状态。由此产生了慢性（虽是轻度）的炎症，可促使诱发心血管疾病、癌症、关节炎等，并加速老化过程，以及阿尔茨海默病的进程。慢性炎症可以促发阿尔茨海默病的这一理论具有压倒性证据。该类患者早期往往处于活跃的应激状态，免疫系统长期被激活且过于亢盛，有时，攻击自身组织结构，导致一系列严重后果。

许多入侵者或危害因素会招惹这一内在的警觉并做出反应：如病毒、细菌或真菌等；自由基；晚期糖基化终末产物；各种创伤（如跌打损伤、扭伤骨折等）；受损的蛋白质或脂质及其碎片［包括氧化了的低密度脂蛋白（LDL）等］；以及其他许多有害因子。内在警卫力量的反应常可十分强烈，且通常是高效的。这就是人类为什么可以继续存活下去的主要保障之一。但这类复杂多变的反应也常常带来一系列严重的健康后果。

其中，有几个关键性的抗击炎症反应措施：

1. C 反应蛋白（C-reactive protein，CRP）：它是在任何类型炎症刺激的情况下，由肝脏所产生的反应物。具体来说，需要知道超敏 C 反应蛋白（hs-CRP）值，因为标准的 CRP 值测试通常不太敏感，不能分辨出最佳的稳定状态和轻度的异常。你的hs-CRP 值应该低于 0.9 mg/dL。如果它经常高于此指数，需要进一步确定炎症的来源及其性质。它可能是源于对高糖的反应，或其他简单糖类摄入过多，或摄入了不良脂肪（如反式脂肪），或由"肠漏"诱发了炎症，还包括麸质过敏、口腔卫生状态差、一些特定毒素的刺激等。此外，有许多其他因素也可以"招致"。当我们找到了这些因素的来源和性质后，就要有针对性的努力将其清除。然后，再次重新检查 hs-CRP 值。

2. 血液中白蛋白（A）与球蛋白（G）的比值（A∶G）：这是炎症反应的补充测试，最佳状态至少应该在 $1.8∶1$ 以上[①]。

3. 红细胞中 Ω-6 与 Ω-3 的比值：虽然这两种脂肪酸对健康都很重要，但 Ω-6 有促炎症之嫌，而 Ω-3 有消除炎症之功。Ω-6∶Ω-3 应该在 $(0.5\sim3)∶1$ 之间，太小会增加出血危险。

4. 白介素-6（IL-6）和肿瘤坏死因子-α（TNF-α）：你的内部警力会"调度"一些分子以协调其反应。这些分子被称为细胞因子。细胞因子有多种，其主要的有两种：白介素-6 和肿瘤坏死因子-α，它们可能在 I 型（炎症型）阿尔茨海默病中有所增加。

目标：hs-CRP <0.9 mg/dL。

白蛋白 $\geqslant4.5$ g/dL。

A∶G $\geqslant1.8∶1$。

其他应重视的指标：Ω-6∶Ω-3 为 $(0.5\sim3)∶1$。

白介素-6 <3 pg/mL。

肿瘤坏死因子-α <6.0 pg/mL。

五、维生素 D₃

维生素 D 的活性降低与认知衰退有关。维生素 D 像 WiFi 信号一样，通过血液和组织进入细胞内。一旦进入，它将与受体分子结合，称为维生素 D 受体（VDR），使维生素 D 进入细

译者注：

① 球蛋白（G）是机体免疫器官制造的，当体内存在病毒等抗原时，球蛋白就增加，因此，A∶G 比值反映了体内炎症状态。A∶G 比值正常参考值是 $(1.5\sim2.5)∶1$。

胞核（其中，容纳着 DNA），并激活 900 多个基因。这些基因作用广泛：有些基因影响着骨代谢，有些基因可抑制肿瘤形成，还有些基因则可以减少炎症。

此外，有些基因（这也是 ReCODE 个性化治疗程序的关键）是生成、促进和维持大脑新突触所必不可少的。因此，这些基因和激活它们的维生素 D，在维持、促进和萎缩、毁损平衡机制中，对维持、促进和保护突触及神经元起着支持性的关键作用。当维生素 D 不理想时，必要的基因没法被激活，突触的萎缩和毁损过程会加剧。

维生素 D 是由阳光将我们身体内的一种胆固醇分子（7 - 脱氢胆固醇），首先转化为无活性的维生素 D，然后进一步再转换成活性维生素 D。

医学界曾认为血清 25 - 羟基胆钙化醇的水平（无活性维生素 D，这是最常被测量的）在 20～30 ng/mL 是健康的。我们建议目标应瞄准 50～80 ng/mL。你可以用加 100 倍的方法计算，以求得你最佳的维生素 D 摄入量（通常用维生素 D_3）：例如，你的目标（也许是 50 ng/mL），减去你现在的数值（比如说 20 ng/mL），然后用差 30 ng/mL，乘以 100，得到国际单位（IU）剂量为 3000。

目标：维生素 D_3（以 25 - 羟基胆钙化醇测量）：50～
80 ng/mL。

六、激素状态尚有争议，但我们认为是关键

激素这个词来自希腊文的 horman（荷尔蒙），意思是"推动"或"启动"。这些信号分子分泌于某些脏器（如垂体），然后，通过血流分布到另一些组织（如肾上腺）。许多激素对维护最佳的认知状态至关重要。特别是在促进形成和维护突触方面起支持性作用。一旦这些激素水平下降，突触将因缺乏支持性

营养因子而趋于萎缩毁损，认知功能则表现为衰退或下降。

（一）甲状腺状态

良好的甲状腺功能状态对于维持最佳的认知功能水平举足轻重。甲状腺功能欠佳（往往是低下）在阿尔茨海默病患者中十分常见。甲状腺激素的作用就像是汽车的油门、加速器：从总体代谢而言，甲状腺素"发力""使劲"（分泌量增多）时，体内的细胞通常也就代谢加速且更快捷。可以通过测量每个人的基础体温，以了解其新陈代谢率，来简单评估其甲状腺功能状态。如以标准的体温计，甩到正常值以下，晚上临睡前放在床边，清晨起床前，将体温计置于腋下 10 分钟。其温度应为 $36.6 \sim 36.8 ℃$（$97.8 \sim 98.2$℉）。如果低于此值，表明新陈代谢率偏低，可能存在着甲状腺功能不良的问题。

细胞代谢速度影响条件反射。如果甲状腺功能低下，人的反应常常会很迟钝。这可以通过一台名为"甲状腺显示仪"的仪器进行测量。在美国一些诊所里，常有这种仪器，它可以准确地记录手臂弯曲时肱桡肌的反射速度。如果甲状腺没法正常分泌的话，那么，这组肌肉的反射将会和所有其他反应一样，变得迟钝而相对缓慢。

由于甲状腺控制着代谢的速度及强弱，故会影响心率和心智敏锐度，也可以决定睡眠时间的长短及睡眠程度的深浅，是感觉怕冷还是畏热，是不是很容易增重，是不是容易抑郁，等等。此外，它还影响其他多项生理参数及功能。临床上，大多数轻度认知障碍、主观认知障碍和痴呆患者，他们的甲状腺功能都不理想。因此，了解甲状腺激素的功能状况十分关键。这可以通过测定游离 T_3（FT_3，生理活性强的 T_3）水平、游离 T_4（FT_4，生理活性强的 T_4），以及反 T_3（rT_3）和促甲状腺素（TSH）等参数来做出评估。

为什么要检测这么多指标？大多数医生只检查 TSH，但单凭这个 TSH 指标，无法确定许多甲状腺功能欠佳者的具体情况。

TSH 是在促甲状腺激素释放激素（TRH）指令下由垂体所产生的，而 TRH 则是由下丘脑所形成的。当甲状腺功能低下时，理论上，TSH 的分泌应该增加，以驱动甲状腺腺体分泌更多的甲状腺激素。所以，TSH 偏高可提示甲状腺功能偏低或偏弱。TSH 的正常值应该为 $0.4 \sim 4.2~\mu IU/L$。但临床上，如果 TSH 超过了 $2.0~\mu IU/L$，就要引起注意了。

然而，临床上你也可能会发现 TSH 值正常，而甲状腺功能状态却不理想。这就是为什么建议须进行额外且更多的甲状腺激素功能检查。

FT_3：是生理活性很强的甲状腺激素分子。但活性持续很短暂，通常只存活一天即灭活（当然，会持续产生更多的甲状腺激素分子）。FT_3 的最佳水平是 $3.2 \sim 4.2~pg/mL$。

FT_4：生理活性也较强，本质上是储存类激素，可以持续存活 1 个月左右。FT_4 的最佳水平是 $1.3 \sim 1.8~pg/mL$。

rT_3：rT_3 与 T_3 属结构上的异构体。T_3 是参与机体代谢的重要激素，其激活后大量消耗氧；而 rT_3 几乎无生理活性。rT_3 增加时，FT_3 减少；这可以降低机体氧消耗量，属于机体自我保护机制。rT_3 会因压力骤增而增多，以拮抗 T_3 的有效性。因此，甲状腺功能最重要的是测定 FT_3 与 rT_3 的比值。$FT_3 : rT_3$ 应该至少为 20。

目标：TSH$<2.0~\mu IU/L$。

FT_3 $3.2 \sim 4.2~pg/mL$。

$rT_3 < 20~pg/mL$。

$FT_3 : rT_3 > 20 : 1$。

FT_4 $1.3 \sim 1.8~pg/mL$。

（二）雌激素和孕酮

雌激素-雌二醇、雌三醇和雌酮-孕酮在认知功能上的作用仍有争议。但有充足证据表明其积极的作用。如前所述，雌激素与其受体结合，有助于激活 APP 的"α 分泌酶"（又称 ADAM10），诱使其支持突触的单一"好"位点上的切割，从而形成有促进及维护突触作用的 sAPPα 和 CTFα 两个肽片段。因此，雌激素可能是预防痴呆中关键性的一环。来自梅奥诊所的研究表明：如果女性 40 岁前后切除了卵巢（有时是因卵巢癌风险），但没有同时进行激素替代疗法，那么，她们患阿尔茨海默病的风险会加倍[2]。不仅雌激素和孕酮很重要，雌二醇与孕酮的比值也很重要，因为两者的比值偏高常与"脑雾"① 的形成及记忆力变差有关。

戴安，一位 55 岁的律师，历时 4 年的严重记忆丧失。好多次，她离开家时忘了关炉子，忘记了参加会议；有时，她会同时安排多个会议，因为忘记了已经确定的会议。她似乎每件事只能记住几分钟。因此，她只能把对话录下，并在 iPad 上记下大量笔记（不幸的是，她又忘记了解锁的密码）。她为工作而学习西班牙语，最终却以失败而告终。她变得无法继续自己的工作。她经常追问孩子：他们有没有帮她买回她所托付要买的各种物品。不料他们告知她之前根本就没有托付过他们。她经常话说到一半就忘了下文。并且，连日常谈话中的反应也都变得很迟钝了。她的一个孩子说，"我去上大学了，当我回家时，感觉到我的母亲已经'迷失'了"。

当她来找我时，她的同型半胱氨酸值是 9.8 μmol/L；CRP 的值正常，为 0.16 mg/dL；维生素 D 的值相当不错，为

译者注：

① 脑雾是新近流行之词，指大脑难以形成清晰思维和记忆等现象，像大雾弥漫一样。其常表现为记忆衰退、抑制力薄弱、决策能力下降、思维速度变缓、注意力减退等。

46 ng/mL；糖化血红蛋白 A1c 也良好，达 5.3%；胰岛素值正常，为 2.7 mmol/L；FT$_3$ 还可以，为 3.02 pg/mL；FT$_4$ 正常，为 1.32 pg/mL。TSH 稍微有点高，为 2.04 pg/mL。雌二醇的值正常，达 275 pg/mL；但孕酮值很低，仅 0.4 pg/mL。故雌二醇：孕酮的比值太高了，达 687.5。

在采用 ReCODE 个性化治疗程序 5 个月后，她开始注意到自己的变化。在 10 个月时，也就是她的雌二醇：孕酮比值正常后的 4 个月，她几乎完全恢复到原来的状态。她不再需要用 iPad 做笔记了，她能够再次继续工作，学习西班牙语，并开始学习法律专业课程。她不再在聊天中不知所云了，也没有幻想曾要孩子去做那些她实际上没要求过的事情。

目标：雌二醇 50～250 pg/mL。

孕酮 1～20 pg/mL。

雌二醇：孕酮比值 10：1（并根据症状而优化）。

（三）睾酮

睾酮是在女性和男性中都存在的类固醇激素，但在男性中浓度明显较高，它的作用是支持神经元的生存。在睾酮最低的五分之一男性中，阿尔茨海默病的风险有所增加。

目标：总睾酮 500～1000 ng/dL。

游离睾酮 6.5～15 ng/dL。

（四）皮质醇、 孕烯醇酮、 脱氢表雄酮

压力，在我们的这个互相链接、飞速运转、竞争不断强化的世界中似乎无处不在，这已被证明是促进认知衰退普遍发生的最重要"贡献"因素之一。当然，短期而可以克服的压力，对我们中的大多数人来说，问题不大；问题集中在那些长期而又无法摆脱的慢性压力上。

压力可以促进皮质激素释放因子的释放。压力通过激活下丘脑（H）-垂体（P）-肾上腺（A）轴（HPA），它是垂体在下丘脑促肾上腺皮质素释放素（CRF）的作用下合成和分泌的；后者又刺激垂体将促肾上腺皮质激素（ACTH）释放进入血液。进入血液后，ACTH 导致肾脏上方小小的肾上腺组织释放皮质醇和其他与压力应对有关的激素。高水平的皮质醇浓度会损伤神经元，特别是海马体的神经组织，使慢性压力逐渐演变成为损害海马体的重要促进者。进一步可导致认知衰退，特别是记忆功能等的减弱。

慢性压力还可导致 HPA 轴的功能失常，其所诱发的症状曾称为"肾上腺疲劳"①（adrenal fatigue），但事实上，是整个 HPA 轴的功能都发生了混乱。出现这种情况时，肾上腺没有能力分泌足够的应激激素来应对各种压力和应激事件，如感染、毒素或睡眠不足等。因此，当事人对这些压力常变得非常敏感。这些，可能会加快认知衰退进程。

此外，皮质醇的迅速减少本身也可能导致海马体神经元的损失。

孕烯醇酮是主要的类固醇激素（如性激素）的合成前体。所有其他的性激素，如雌二醇和睾酮、应激激素（如皮质醇、脱氢表雄酮）等，大都是孕烯醇酮演变而成的。在持续高压力状态下，孕烯醇酮被大量"吸出"，以制造成足够的应激激素，剩余的原料日益减少，不足以产生最佳水平的性激素。这称为

译者注：————————————————————●

① 肾上腺疲劳是加拿大詹姆斯·威尔森博士（1998）提出的。这其实是一组非特异性症状的组合，如不明原因疲劳、睡眠困难、早起、身体虚弱、疲乏、自感压力重重、工作效率低下、生活失趣、性欲淡漠等。女性比男性更易罹患。在威尔森看来，现代生活方式是导致"肾上腺疲劳"的根本原因。

"孕烯醇酮偷缺"现象。这是一种常见的情况，它导致了低水平的孕烯醇酮和性激素。这就是为什么当人们处于巨大压力状态时，性欲下降的原因。孕烯醇酮还对记忆功能有着支持作用，并保护着神经系统。因此，孕烯醇酮水平的低下，是触发认知衰退的危险因素之一。

脱氢表雄酮和孕烯醇酮一样，也是一类"神经类固醇"，支持着对压力的反应等。通常，可以用脱氢表雄酮硫酸盐来测量。对于皮质醇、孕烯醇酮和脱氢表雄酮硫酸盐等，都可以通过简单的血清或唾液等的检测方法获知。如果发现含量异常，可以通过取 24h 尿液做进一步测试。而且，大多数情况下，血液的检测评估足以精确地判定其水平对认知过程是否理想。

目标：皮质醇（早上）10～18 μg/dL。

孕烯醇酮 50～100 ng/dL。

脱氢表雄酮硫酸盐：女性 350～430 μg/dL。

男性 400～500 μg/dL。

七、金属检测：不仅仅机场安检需要

（一）铜∶锌比值

体内铜含量太多和锌含量太少，都与痴呆有关。密歇根大学的乔治·布鲁尔（George Brewer）教授的职业生涯全都用于研究铜和锌对人认知功能的影响上。他发现：我们大多数人体内锌的含量过少，铜的含量却过多。这是一个在发达国家中特别普遍的问题。可能是因为日常生活中人们接触的铜制品较多，以及某些情况下不自主地摄入了含铜的维生素等。再加上饮食中锌含量的不足，锌的吸收能力偏差（后者通常是由于人们胃

酸分泌不足，特别是中老年人常喜欢服用质子泵抑制药①来抑制胃食管反流而造成的结果）。像布鲁尔博士指出的那样：更重要的是，衰老与血液中锌的水平偏低密切相关，而阿尔茨海默病患者的血液中锌的水平常常更低。此外，Ⅲ型（毒素型）阿尔茨海默病患者中，经常检测出锌的含量非常低（通常只是健康人的一半），而这种低锌水平使得他们对毒素（如汞和霉菌中的霉菌毒素等）更为敏感。此外，布鲁尔博士还发现：补锌能够增强人的认知功能[3]。

铜和锌在一些方面存在着竞争性，例如，双方每个离子都会抑制对方另一个离子在肠道中的吸收。铜离子过多，锌离子的吸收就会减少。因为铜和锌两者都是健康生存所必需的。所以，任何一种都不能缺少，且双方需保持某种平衡。虽然它们都是金属，但是，在作用的关键点上是不同的：锌像是"阿特拉斯"（Atlas），希腊神话中强大、稳定但被罚做苦役的擎天神；而铜就像希腊神话中的"火神"（Vulcan）；这是因为锌离子（Zn^{2+}）的第 3 原子轨道上是满满的。也就是说，锌的电子是充足的，是"充实而快乐"的；而铜离子（Cu^{2+}）的第 3 原子轨道是不完整的。因此，其时常并不"满足"。所以，铜容易在带电子的许多蛋白质中把电子抽走或放回，故它可以是造成大量自由基的源头（自由基具有不成对电子的分子，通常会损害我们的身体和大脑）。另一方面，作为 300 多种不同的蛋白质的一部分，锌没有像铜那样具有调动电子的能力；因此，锌不会像铜一样，产生大量的自由基，故其具有稳定、强化结构等的作用。

据估计，全球多达 20 亿人（超过世界总人口的四分之一）

译者注：

① 质子泵抑制药（PPI）是中老年人临床常用的抑制胃酸分泌药，包括奥美拉唑、兰索拉唑、泮托拉唑、雷贝拉唑等。

都是缺锌的。缺锌在老年人中尤其普遍，其后果和阿尔茨海默病的症状十分类似。例如，由于锌对胰岛素的合成、存储和释放都十分重要[4]，锌的缺乏会减弱胰岛素信号的传导，后者是导致阿尔茨海默病发生的一个关键性因素；缺锌也会增加自身抗体的水平，这又是招致慢性炎症的源头。同时，缺锌还可以加速氧化损伤和衰老等过程，减少激素信号和神经递质信号等的传递，并增强对毒素的敏感性；所有这些，都类似于阿尔茨海默病的病理特征。或者，即使在没有明显疾病诱因的状态下，也可以导致认知功能的隐性损伤。

血液中铜和锌的水平应都靠近 100 μg/dL。故其理想比值应该是 1∶1。当比值是 1.4∶1 或更高时，则提示可能会有痴呆。同样，尽管体内大部分铜都受到蛋白质的束缚，如血浆铜蓝蛋白（ceruloplasmin），但还是要关注自由铜（不受蛋白质螯合的铜离子）的含量。这可以很容易地通过检查铜的总量来计算。测出总量后，减去血浆铜蓝蛋白的 3 倍。例如，铜的总量是 120 μg/dL，而铜蓝蛋白是 25 μg/dL，那么，自由铜的含量约为 120−75＝45（μg/dL）。这数值明显过高了些。理想的，它应该少于 30。

在红细胞中测量锌的含量，常比在血清中测量更准确。因此，也可以检查红细胞中锌的含量。正常值应该是 12～14 mg/L。

目标：铜∶锌比值 1∶1。

锌 90～110 μg/dL（或红细胞锌 12～14 mg/L）。

附加可选目标：总铜量减去 3 倍铜蓝蛋白≤30 μg/dL。

（二）镁和东方传统医学

镁对大脑功能不可或缺。如果患有阿尔茨海默病，这种疾病通常会在海马体和邻近的内嗅皮质造成最早且最为严重的破坏。这些有助于巩固记忆的结构（海马体在大脑的左右侧各一个）中，镁的水平偏低的概率很高。此外，麻省理工学院的刘国松博士（现在清华大学工作）的研究显示：如果要达到对脑细胞功能最佳的镁的水平，通常需要在饮食中补充镁。在一个临床试验中，刘国松和他的同事发现，当镁与氨基酸中的苏氨酸的衍生物配对地被递送到大脑时，认知功能有所改善与提高[5]。

当刘先生来加州大学洛杉矶分校（UCLA）拜访我时，我们开玩笑地嘲讽自己研究所采取的方法：这边是刘先生，一位在中国长大的学者，重点发展有针对性的分子靶向单药治疗，一个很西方化的战术；而在另一边，则是我，在美国长大的学者，却发展了一个多管齐下的纲领性治疗程序，会要精通传统东方的中医药学或印度医学了。

与锌一样，测量红细胞（它含有人体的大部分镁）中镁的含量，比测量血清中的镁更加准确，这称为红细胞镁。

目标：红细胞镁 $5.2 \sim 6.5$ mg/dL。

（三）硒和谷胱甘肽联手

在金属的神殿里，硒类似于"消防员"，它与谷胱甘肽（就好像是消防员拥有的灭火用的水）联手，清除自由基（指那些电子不成对的，正损害着细胞膜、DNA、蛋白质和整体细胞结构和功能的分子）；并以这种方式保护和恢复细胞的健康。谷胱甘肽本身很容易被耗尽，所以，一定要不断及时地加以补充。就像消防员需要不断地获得水源一样。谷胱甘肽的含量过低会导致炎症、中毒等的发生，以及突触支持成分等的流失。因此，会诱发导致所有 3 个类型的阿尔茨海默病的发生。硒在谷胱甘肽清除自由基后的重塑过程中起着关键性作用，故硒的缺乏与认知衰退有关的这项发现一点也不令人感到奇怪[6]。

卡罗尔，59 岁，她在一个较大的医疗中心接受评估，已经经历了 4 年的记忆力和注意力衰退了。她有老年痴呆家族史，并带有一个 ApoE4 和一个 ApoE3 基因，其阿尔茨海默病的风险明显升高。两年前的神经心理学检查认定她有健忘型的轻度认知衰退，这是常见的阿尔茨海默病先兆。她的认知功能继续衰退着，MRI 显示其海马体已明显萎缩；比 99％的同龄人都要小（同龄人中只有最差的 1％才会严重地萎缩到这种程度）。这是阿尔茨海默病的危急之兆。

她尿液的评估确定了霉菌毒素的存在，且有一种毒素已超过正常值上限的 20 倍。因为霉菌毒素通常对谷胱甘肽很敏感，她接受了谷胱甘肽的静脉注射治疗，加上实施 ReCODE 个性化治疗程序。在每次接受静脉注射谷胱甘肽后，她的认知能力在当天剩余的时间内都瞬间提高了。但在第二天早上又下滑回落，恢复了原样。然而，在接下来的几个月时间里，她的丈夫和主管医生都记录下/或注意到她认知功能的明显和持续的改善。她的 MoCA 得分值，从 14 分（重度阿尔茨海默病患者平均为 16.2 分）上升到了 21 分（尚未属正常，正常范围在 26～30 分，但却显著地改善了）。现在，她比其他的阿尔茨海默病患者的情况好多了。

目标： 血清硒 110～150 ng/mL。

谷胱甘肽（GSH）5.0～5.5 μmol/L。

（四）重金属和"疯帽子"

与汞类似的重金属都有神经毒性。但是，大多数人接触过汞等之后，对此并不知情。还记得《爱丽丝梦游仙境》里的"疯帽子"吗？这个角色其实是有社会原型的。从 18 世纪到 20 世纪，制作帽子的工人使用一种汞制剂，在动物表皮上来来回回地搓，以除去兔子和其他小动物皮毛上的细毛；在后续加工过程中，又不断地有汞分子被释放到空气中。经过一段时间，制作帽子的工人会变得"疯狂"，其症状包括记忆力下降、抑郁症、失眠、震颤、烦躁和极度的社交恐惧症等。实际上这些都是汞中毒的表现。虽然人们现在很少再做毡帽，更别说用汞这样的有毒金属加工帽子了，但是人们还是经常接触汞这种重金属及其化合物。比如，吃汞含量很高的鱼（鱼越大，寿命越长，其体内汞的含量通常就越多）。所以，像金枪鱼、旗鱼、罗非鱼和鲨鱼等都值得特别注意。而像鳟鱼、鲭鱼、凤尾鱼、沙丁鱼和鲱鱼等就比较安全了。鱼类所含的这些有机汞，通常是甲基汞，汞与甲基的结合（1 个碳原子和 3 个氢原子），是在微生物对汞发生相互作用后产生的。汞的另一个主要来源是过去牙科常用于镶牙补牙的汞合金。许多人有过（或曾有过）老式镶牙补牙的经历，其中用的都是无机汞。有机汞和无机汞是可以通过血液和尿液的检测，加以区分的。借此，可以知道你身体内的汞，主要是来源于镶牙补牙的材料还是所吃的鱼。

汞，可以促进阿尔茨海默病的标志性病理产物 β-淀粉样蛋白斑块和 tau 蛋白（神经原纤维缠结）产生。但问题还远不止这些，甲基汞也会摧毁谷胱甘肽清除自由基的能力。

汞含量可以通过几种方法来检查，但大多数方法不是很敏感。一般地，汞含量主要是通过血液检测。但由于汞往往沉积在骨骼、大脑和其他组织中，所以，血液中的汞水平不是一个非常客观的指标。某人可能已有汞中毒，但却在血液中并没有体现高水平的汞。尿液的测试对汞来说，倒常是一个更为敏感的指标。标准的测试方法是在服用螯合剂后 6 小时内收集尿液。螯合剂是一种会紧紧抓住汞，然后把它从组织中"拉出来"的化学物质。有一种非常敏感的测试方法，叫作汞三（Mercury Tri）测试法，由美国水银科技公司所开发。该方法不需要螯合剂就可以测量头发、尿液和血液中的汞。其结果不仅可以告诉你是否已有了中毒水平的汞含量，还可以帮你分析此汞是有机来源的（通常食鱼所获得），还是无机来源的（主要来源于镶牙的汞合金材料）。

砷、铅和镉等重金属也会影响大脑功能。砷（砒霜）以剧毒物而著名，但砷最常接触的是地下水。特别在美国西部、中国大陆和台湾的一些地区。砷也存在于鸡肉之中。但是，在有机鸡肉中其含量要低得多。长期接触高水平的砷，会导致大脑执行认知的功能（包括解决问题、规划、组织能力等更高形式的思维能力）受损，精神敏感度降低，以及口头表达能力等的退化，还有抑郁症等[7]。这些，与Ⅲ型（毒素型）阿尔茨海默病的缺陷性症状表现完全相符。砷同时也干扰下丘脑-垂体-肾上腺（HPA）轴的功能。此类功能失常每每与Ⅲ型阿尔茨海默病有关。对砷进行检测时，提醒一个注意事项：最好在至少连续3天不吃海鲜的情况下，再抽取血液进行检查，因为海鲜中往往含有一些无毒的有机砷化合物，会影响检查结果的准确性，有可能误导为阳性。

几十年来，科学家早已知道铅会削弱人的认知功能，导致铅中毒的儿童智商低下。一般在城市中，铅的接触与中毒主要是通过油漆和灰尘等；它也会促进若干年后β-淀粉样蛋白的形成。这些，已在啮齿动物的研究中被证明了[8]。

在人类中，流行病学和毒理学的研究同时表明：铅会增加老龄人认知能力下降的风险[9]。

镉是致癌物，这比它同时也是致"痴"物更为人们所熟知。但啮齿动物的研究表明：它可以与铅及砷"联手"，一起促进老年痴呆之类的大脑病理变化[10]。人们可能因吸烟或工作上的需要（比如在化工厂工作）而接触到镉。镉也用于涂料，特别是灿烂的金黄色和红色等的涂料中（莫奈在花园油画中就用到了镉黄）。幸运的是，目前的涂料通过化学性的改良设计，使得毒性镉的含量已经很低了。

美国水银科技公司还提供了敏感的其他金属的血液测试方法，包括钙、铬、铜、锂、镁、钼、硒、锌、铝、锑、砷、钡、镉、钴、铅、汞、银、锶和钛等。

提到金属问题时，人们通常会问：铝会不会也是导致阿尔茨海默病的罪魁祸首呢？多年前，这曾经似乎是一个不证自明的定论，但后续的研究并不支持这一理论。然而，这个假说也没有完全被否认。因此，现在尚无最后定论。

> **目标**：按照水银科技公司的标准，汞、铅、砷和镉等的指标，全部优于半数以上的同龄人。
>
> 按照标准实验室的血液检测评估：汞<5 $\mu g/L$；铅<2 $\mu g/dL$；砷<7 $\mu g/L$；镉<2.5 $\mu g/L$。

八、睡眠和睡眠呼吸暂停综合征

睡眠呼吸暂停综合征（SAS）是非常普遍存在的。通常，许多人只是没有明确加以确诊而已。此综合征若频繁发生，会加速认知衰退。研究表明：睡眠是人类自我抵抗阿尔茨海默病最有效的方式之一。然而，在现今这个竞争极其激烈的社会里，通宵达旦地不睡，或每晚只有几小时的睡眠，常常被认为是荣誉和成功的象征。

睡眠常常可以通过多种基本机制，影响着认知功能：

1. 它改变了大脑的细胞结构和连接方式，让它们得以有一个自我清洗和休整的机会。 脑细胞之间存在着空隙，称为"细胞外空间"。它在睡眠时膨胀，这样，就能允许更多的钙和镁离子通过，就像潮水冲刷海岸线一样。如此，有助于清理洗涤大脑细胞内的诸多垃圾及碎片，包括β-淀粉样蛋白等。

2. 睡眠本身也可以减少β-淀粉样蛋白的形成。

3. 当人们睡着时，不再摄入食物。 如此，可以让胰岛细胞休息，以改善胰岛素的灵敏程度。

4. **睡眠过程中，脑细胞会激活"自噬"过程。**而"自噬"这个重要的生命程序可以清理回收受损了的线粒体和错误折叠的蛋白质等组织的异常碎片，以改善脑细胞的健康状态。如果没有"自噬"过程，自身细胞就会回吸收并运用这些不正常的"部件"：就好像是用已近报废的电池，再来发动大脑的机械设备一样。人的大脑细胞需要随时安装新的电池和新的好部件。所以，睡眠必须保持充足。

5. **睡眠也是自我修整的一段宝贵时间。**生长激素在睡眠期间会增加分泌，以修复脑细胞；支持性的新脑细胞也会在睡眠过程中得以产生；还有其他许多修复都会在睡眠过程中悄然地进行。所以说，睡眠不足可以明显地影响人的认知状态。而且，它也增加了罹患肥胖、糖尿病和心血管疾病等的风险。所有这些，都是触发阿尔茨海默病的危险因素。它还可以让人们的"糖瘾"发作，想吃东西，并渴望摄入不健康的脂肪或其他垃圾食品来满足自己的欲望。这使得我们的代谢功能"转换"成了启动阿尔茨海默病病理进程的"快速挡"了。

即使你试图每晚坚持七八个小时的睡眠，如果睡眠中不时地出现呼吸暂停现象，也就是"徘徊"于似睡非睡之间，那么，你也没法得到细胞修复所必需的高质量睡眠。这说明睡眠呼吸暂停综合征也是促进认知衰退的重要原因。

然而，美国大约有75％的睡眠呼吸暂停综合征患者从未被确诊过。部分原因是，在美国，为了做这项检查需要在医院的睡眠中心睡一夜，大约需花费3000美元。幸好，现在有相当简单的方法。只要花上几百美元，在家里就可以自我测试睡眠呼吸暂停情况了。还有可以直接穿戴的设备，以检测睡眠中是否有呼吸暂停现象。

有睡眠呼吸暂停潜在风险者，应该对自我的这一情况及时进行评估。必须评估者包括：好打鼾者、中/老年男性、体重超重者、脖子短而粗者，以及白天经常昏昏欲睡、很容易感到疲乏者。理想情况下，任何已有了认知衰退征兆的患者，都应该进行这方面的测试。因为睡眠呼吸暂停（以及其他形式的睡眠障碍）是一个容易找到原因并加以解决的问题。这将对防范阿尔茨海默病做出贡献。该项评估将产生一个"睡眠呼吸暂停低通气指数"（AHI），是指每小时呼吸停顿/几乎停顿的次数。有些人的 AHI 值可能会达到 100（即每小时停顿 100 次）。但是，健康者的数值应该在 5 以下，最理想的状态是 0 次，也就是说，从不发生睡眠呼吸暂停现象。

除睡眠呼吸暂停综合征（SAS）外，如果发现自己的情况恰恰相反，睡得很深；但白天仍然经常会睡着。那么，你也需要咨询医生，看看自己是否患有"上气道阻力综合征"（UARS）。因为它和睡眠呼吸暂停综合征症状很相像，但没法检测到睡眠中呼吸暂停现象。有经验的医生可以让你进行另一些不同的 UARS 测试。比如，检测睡眠时食管的压力，或脉搏血氧含量等。

目标：睡眠呼吸暂停低通气指数（AHI）少于每小时 5 次（最好是 0 次）。

九、胆固醇和其他脂质

我们都担心高胆固醇血症。胆固醇检测就像扭曲舞、呼啦圈、喇叭裤等一样，在 20 世纪 50～60 年代开始流行起来。但不知何故，当其他时尚潮流都像过了时、断了线的贝壳项链那样，散落一地，"掉"得差不多时，对胆固醇检测的热情却依然高涨。人们仍急迫地想知道自己的胆固醇水平。但这也许真的是剧情反转：呼啦圈其实比检测胆固醇有着更多的实际好处，它至少是一个很好的锻炼方法。而且，这还因为很多"高胆固醇"者，并没有患上心血管疾病；但一些胆固醇"正常"者却患上了严重的心血管疾病。心血管疾病本身就是一个促进认知衰退的危险因素，因为它提高了罹患阿尔茨海默病的风险，并可以引起血管性痴呆。通常，它容易频繁地诱发小中风。

也许还有令人十分惊讶的事情，不是胆固醇过高，而是胆固醇过低与认知衰退有关。当总胆固醇低于 150 mg/dL 时，你更容易患上脑萎缩。胆固醇是细胞膜（包括脑细胞的膜）的关键性构成部分。但是，你应该减少那些已被破坏了的胆固醇及其相关脂质颗粒，这些都是坏东西。所以，通过简单地测量总胆固醇水平，来评估心血管疾病的风险，就像是通过每个家庭的人口统计，来估算有多少罪犯一样，缺乏合理性。显然，有些家庭会有很多人，但却都不是罪犯。而在有些人口很少的家庭中，可能大部分都是罪犯。我们要直接评估犯罪分子的多少，而不是通过了解人口总数来胡乱猜测：检测氧化了的低密度脂蛋白（LDL）水平、小的稠密的低密度脂蛋白（sdLDL）水平，或低密度脂蛋白颗粒数等胆固醇中的"坏东西"。同时，还须关注其炎症程度（前面提到的氧化 LDL 和 hs-CRP）。

目标：LDL-p（LDL 粒子数）700~1000 nmol/L。

或 sdLDL<20 mg/dL。

或氧化 LDL<60 mg/dL。

总胆固醇>150 mg/dL。

十、维生素 E

维生素 E 是细胞膜的重要保护者，是一种可以阻止阿尔茨海默病病理进程的抗氧化剂。我们所说的"维生素 E"，实际上是一组化合物。其中，有生育酚类和三烯生育酚类。它们可以与脂肪性的细胞膜相结合，帮助清除自由基，并保护细胞膜不受其损害。这是作为单一疗法，在临床试验中已被证明是可以减缓认知衰退的成分之一。当然，这是极为罕见的例外。但它在阿尔茨海默病患者身上的实际疗效，仍旧比较一般[11]。虽然，维生素 E 包含有多种生育酚类和三烯生育酚类，但可以通过一个 α-生育酚实验测试，来得到较精准的维生素 E 综合状态。

目标：维生素 E（通过检测 α-生育酚）12～20 μg/mL。

十一、维生素 B₁

维生素 B_1 又称为硫胺素，是促使记忆形成的关键性因素。维生素 B_1 的缺乏，与酗酒和营养不良导致的记忆力下降有明确的关系，称为韦尼克-科尔萨科夫综合征（Wernicke-Korsakoff syndrome）。如果吃含有维生素 B_1 降解酶的食物，如茶、咖啡、酒精和生鱼片等，体内维生素 B_1 水平也会下降。但这并不是常见的导致维生素 B_1 严重缺乏的主要原因之一。

维生素 B_1 在阿尔茨海默病（或与衰老相关的认知衰退）中所起到的作用还不够明确；不过，重要的是要了解维生素 B_1 水平是否足以支持健康的认知功能，这最好是通过测量红细胞中的焦磷酸硫胺素（TPP）来完成。

目标：血清维生素 B_1 20～30 nmol/L。

红细胞的焦磷酸硫胺素（TPP）100～150 ng/mL（在每份被测的细胞中）。

十二、胃肠道通透性异常

胃肠道的通透性异常，俗称"肠漏"，仅仅是近几年才被认为是一类疾病病理问题，但它却早已非常普遍地存在。它可以导致炎症和其他诸多症状或疾病。绝大多数人都会竭尽全力地确保自己的家园安全，防偷盗、防失窃、防危险动物意外地闯入（你有没有进门时猛然发现浣熊正在偷吃猫食？或在家里看到一条蛇盘绕着）、防漏水和防范其他有害物的入侵。同样的，保持身体固若金汤的自我屏障作用，也至关重要。这就需要从关注胃肠道开始做起。

理想状态下，胃肠道的黏膜细胞紧密连接在一起，形成一道屏障，维持着胃肠道的闭合性（一些蛋白复合体填充在黏膜细胞间的缝隙中）。这些紧密连接的组织结构，确保了胃肠道内等待消化加工分解的食物，不至于到处"乱窜"，只能待在胃肠道肠腔内。经消化加工分解完毕后产生的小分子营养因子（如蛋白质分解而成的氨基酸等），则被容许通过这道屏障运送到小肠内衬细胞，并从那里进入血液。接着，血液将这些营养物质进一步输送到全身各处的细胞组织中。

想象一下，如果胃肠道有"肠漏"后果将会怎样？"肠漏"可由许多因素诱发，如对麸质的过敏，有害化学物质（如杀虫剂、软饮料、酒精、糖、加工食品或防腐剂等）、炎症、慢性压力、酵母和药物（如阿司匹林或对乙酰氨基酚①）等。这时候，进入血液的就不止是氨基酸、简单的小分子糖（如葡萄糖或果糖）和维生素等营养物质了；大分子的多种杂物也会混杂地进入血液。这些杂物片段常被免疫系统识别为外来"入侵者"，遂触发炎症反应。而炎症反应是导致阿尔茨海默病的一大重要诱因，特别是在Ⅰ型 AD 中。因此，至关重要的是要确保这些大蛋白质片段杂物不从肠道"渗漏"混入血液。

保持胃肠道屏障的致密性还有另一重要机制：胃肠道黏膜细胞间的孔隙有时会允许少数其他外侵物（如细菌和酵母，以及它们的片段等）进入血液；此时，自身免疫系统可以产生免疫性的抵抗反应。但如果这种反应过于亢进，有时反而会祸及

译者注：————————————————————●

① 对乙酰氨基酚又称扑热息痛、退热净，是一种常用的解热镇痛药。

自身的细胞组织。因为处于亢奋状态的反应细胞，常将自身细胞组织视同为"外侵者"，结果可以导致自身免疫性疾病，让机体持续处于低水平的炎症反应状态。而在最坏的情况下，常可因此产生严重的自身免疫性疾病，如多发性硬化症、类风湿关节炎、红斑狼疮等。而慢性炎症的持续存在，最终又可以导致阿尔茨海默病。

维奇，以往一直非常健康。16岁时，她出现了反复皮疹、关节疼痛、指关节肿胀等，且天气寒冷时症状加重。不久，她的体重开始增加，月经不调（经期错过了好多次）。而且，逐步出现了谈话和学习时注意力难以集中等现象。她先后接受两位国际公认的风湿病学专家评估，并进行手部皮疹的病理活检。报告显示她有血管炎，血液显示狼疮细胞呈阳性，她被告知患慢性重度红斑狼疮的可能性很高。而且，目前并没有好办法加以治疗或预防。

维奇又寻求了综合科医生的诊疗及评估意见。发现她的胃肠道有"肠漏"（通透性异常），对多种食物过敏（包括面筋和乳制品等），甲状腺功能不佳（偏低），血中雌二醇处于低水平状态。而且，对胰岛素有抵抗。她试用了几个月的限制饮食计划（膳食结构调整方案），意在愈合胃肠道"肠漏"，平衡激素水平。结果，她所有的症状都缓解了：皮疹消失了，体重正常了，雌二醇水平正常了，月经也正常了，精神能够集中，体力大有改善。复诊显示：狼疮细胞检查结果转为阴性。但是，每次当维奇在饮食中重新添加少量的麸质时，她的关节痛很快就会再次发作。9年之后，维奇依旧保持着健康状态，红斑狼疮丝毫没有发作的迹象。

人们一定会问：一个胃肠道有"肠漏"（通透性异常）的年轻女子，发展成了血管炎、关节炎，并伴有激素水平的下降，因"肠漏"而触发了自身免疫性异常……它们和阿尔茨海默病有什么关系呢？其实，所有这些都有关系。罹患阿尔茨海默病的最重要因素之一是持续性炎症，而导致全身持续性炎症的一个最常见起因，就是"肠漏"（胃肠道通透性异常）。

因此，了解自身胃肠道通透性情况十分重要。有几种方法可以测试这一问题：一种测试方法是通过服用两种不同的制剂：乳果糖和甘露醇。甘露醇是可以正常地通过胃肠道屏障的，而乳果糖则不可能，除非胃肠道有"肠漏"。通过肠系膜进入血液后，一种或者两种制剂会出现在尿液中。如尿液中显示有甘露醇存在，表明该人的胃肠道的吸收功能是正常的；但如果同时也存在着乳果糖，则表明其胃肠道通透性有异常，存在着"肠漏"情况。此外，当肠道被本不应该通过的分子片段突破后所诱发的肠道免疫反应，也可以作为有"肠漏"存在的评估依据。机体可能针对通过"肠漏"混进血液的细菌等异物产生抗体，导致脂多糖（LPS）的抗体黏附在细菌表面。同样，针对肠道屏障蛋白中"紧密连合蛋白（zonulin）"/"闭合蛋白（occludin）"的抗体的出现，也显示有"肠漏"问题存在。这些可以通过称为"Cyrex 阵列① 2"的抗体测序方法加以测定。由于"肠漏"每每因对食物的过敏而导致，因此，可以借助"Cyrex 阵列 3"或"Cyrex 阵列 4"等检测方法来鉴定究竟是哪些食物引起了过敏。或者，用土法，饮食中先排除各种可疑食物后，再逐步将它们一一地重新加入到饮食中，看看症状表现，如有无关节疼痛、腹胀或下腹痛等，以此加以确定。

译者注：

① Cyrex 阵列是美国网络中，一个检测生理指标的程序。

目标：Cyrex 阵列 2（或其他肠管通透性检测方法）阴性。

十三、血脑屏障渗透性异常（血脑屏障"渗漏"）

人们在阿尔茨海默病患者的大脑中发现越来越多可能有害的细菌、病毒、真菌和其他微生物及其碎片。等一等！你说什么？大脑中出现致病微生物！那不是脑膜炎或脑炎的危象吗？对的！但事情并没有这么简单！脑膜炎和脑炎是在大脑中存活着的致病菌兴风作浪所引发的炎症，有点像真枪实弹而血腥的"热战"；而低水平的病原体及其碎片的存在，更像是"冷战"状态，慢慢地消磨损耗着大脑，导致大脑功能的逐步衰减。这就好像一个"僵局"，双方都没有能力发动全面而激烈的针锋相对的"战争"。

长期以来，人们并不认为阿尔茨海默病属于传染性或感染性疾病，但确实已在患者的大脑中找到了病原体。这自然令人惊讶不已，忧虑万分。例如，有一种称为牙龈卟啉单胞菌的致病菌（P. gingivalis）[①]，包括这种致病微生物所产生的一些蛋白质碎片，反复多次地在阿尔茨海默病的不同患者大脑中被发现[12]，这就是证据。它从何而来？简单地说，就是来源于自己的嘴。其他一些口腔细菌也已多次重复地被发现，包括具核梭杆菌（Fusobacterium nucleatum）和中间普雷沃菌（Prevotella

译者注：━━━━━━━━━━━━━━━━━━●

① 牙龈卟啉单胞菌（P. gingivalis）是一种非酵解糖的革兰阴性厌氧球杆菌，是重要的牙周炎致病菌之一。具核梭杆菌（Fusobacterium nucleatum）属革兰阴性的口腔共生菌，它常有潜在致病性，有时会引起牙周病。中间普雷沃菌（Prevotella intermedia）也是革兰阴性的厌氧性黑色素短杆菌，与牙龈炎、急性坏死性溃疡性龈炎、妊娠期龈炎、慢性牙周炎、坏疽性口炎和儿童肺部感染有关。

intermedia）等。同样的，还有单纯疱疹病毒（HSV）[1]，后者可以在人脸和嘴唇及嘴角的神经细胞（三叉神经节细胞）中存活多年，而在紧张、晒伤、失眠时被诱发而引起感冒疮（俗称"热口疮"）。它也可以通过同一神经通路迂回反复，并渗透进大脑，产生轻微、慢性且持久的炎性反应。这些都会成为阿尔茨海默病缓慢进展的推手。

记得梅毒吗？我们中间的许多人似乎已经忘记这种病。早先，实验检测和诊断手段比较简陋，且没有青霉素等有效抗生素可以使用，所以，它是老年痴呆的重要致病因素。梅毒是由梅毒螺旋体引起的。因该病毒形状类似于开瓶器（呈"螺旋"状）而有此命名。梅毒螺旋体可以在宿主体内待上几十年，最终，或许在初次感染许多年以后，终于侵入大脑，引起老年痴呆。在某种意义上，阿尔茨海默病也可以说是21世纪的神经性梅毒，因为它涉及大脑的慢性炎症反应。然而，梅毒是由单一的致病微生物引起的，而阿尔茨海默病的诱因很多，既可以由多种不同的微生物所导致，也可能由所谓的无菌性炎症所诱发。无菌性炎症的病因同样是多种多样的，并不是由于入侵的病原体在作祟。比如说，可以由不良的饮食习惯触发了炎症。最后，在诸多因素推波助澜下，发展成阿尔茨海默病。

伯氏疏螺旋体（Borrelia burgdorferi）是引起莱姆病的元凶，这类致病体也已在阿尔茨海默病患者的大脑中被发现。这类致病体是寄生在微小的鹿蜱或硬蜱身上的。这些蜱遍布美国的东部和西部，在欧洲及中纬度的亚洲和北非也都很常见。当鹿蜱等咬了宿主后，其唾液中携带的伯氏疏螺旋体乘势进入宿主体内。莱姆病患者中，超过一半者常常同时被蜱所携带的其

译者注：
[1]　单纯疱疹病毒（HSV）常常引起病毒性皮肤病，如疱疹性龈口炎、角膜结膜炎、脑炎以及生殖系统感染等。

他微生物所感染，其中，包括埃利希氏体属（可造成白细胞感染）、巴贝斯虫（类似于疟疾寄生虫，可造成红细胞感染）和巴尔通体杆菌（常黏附于红细胞膜，感染红细胞并引发溶血，且可侵入血管真皮）。

此外，许多阿尔茨海默病患者的大脑中还发现有真菌存在。

由此可见，阿尔茨海默病患者的大脑，像是个名副其实的微生物致病体的"动物园"，并不存在某一单个的致病源。不像伯氏疏螺旋体导致莱姆病、梅毒螺旋体导致梅毒那样单一而确切。事实上，阿尔茨海默病的病理体现了机体对各种不同的感染、炎症或毒素入侵所产生的自身保护性反应。

你一定会追问，这些微生物是如何进入大脑的？谁都知道：通常情况下大脑是受血脑屏障有效保护的。但研究揭示：这一血脑屏障可以被破解分化。正如前面提及胃肠道屏障被破坏后可以发展成"肠漏"一样，血脑屏障遭受损害后也可以发展成屏障"渗漏"。如微生物可以通过鼻子进入大脑。此外，可通过肠道（连接肠道和脑干的迷走神经）或肠-脑轴，甚至通过眼睛等，入侵者都可以"渗入"大脑。致"痴"物质可能就是通过其中的某一途径渗透进入大脑的。在对阿尔茨海默病患者的深入研究中发现：在该病极早期，就已有证据提示血脑屏障有"瑕疵"存在。此外，多个研究也已证实，通过鼻腔或鼻窦进入大脑，是诱发Ⅲ型阿尔茨海默病的又一个关键性通路。

鉴于上述因素，了解血脑屏障的状态对于 AD 的诊断及防治是很重要的。可以借助 Cyrex 阵列 20 测评程序，针对某些蛋白质通过血脑屏障时的"渗漏"反应，以评估血脑屏障的"渗漏"情况。

目标：Cyrex 阵列 20 测评阴性。

十四、麸质（谷蛋白）过敏和其他相关的敏感性

肠-脑轴的连接对于认知功能来说，也是至关重要的。虽然

临床上只有约5％的人患有乳糜泻（这是由于对麸质的严重过敏引起的），但大多数人食用麸质后都可能会导致胃肠道受损。尤其是肠黏膜细胞间的紧密连接处会遭受创伤。关于这一点，我的好友兼同事大卫·帕尔马特博士所写的《谷物大脑》（Grain Brain）这本畅销书中，对此已做了长篇专论。如上书所述，由于对麸质的过敏可引起"肠漏"，接着可触发将有可能发展成阿尔茨海默病的慢性持续性炎症，所以，对麸质敏感性的评估，常常是关键性的一步。一种常规的血液检查方法是测试血清中的谷氨酰胺转移酶抗体。另一种检查方法是通过Cyrex阵列3的测试，以评估针对麸质的不同结构的两个分子的抗体。对黑麦、大麦、芝麻、燕麦或大米等可能引起"肠漏"的过敏性物质，则可采用Cyrex阵列4等来测量评估。

斯林姆，74岁，67岁开始丧失记忆。在美国国内两个一流的医疗中心接受了鉴别诊断和评估，虽然评估过程中并没有包括必须进行的基因检查、炎症测试、β-淀粉样蛋白的成像技术显示，以及PET扫描、MRI体积测定等。但他被告之患有阿尔茨海默病的可能，并已收到邮件，建议他参加阿尔茨海默病的临床药物试验。

然而，他的记忆和认知功能还在持续不断地下降。斯林姆接受了进一步的检测评估。他的MRI显示出大脑总体萎缩，海马体体积比95％的同龄人都要小。他的Cyrex阵列2检查提示有"肠漏"（胃肠通透性异常）。Cyrex阵列20测试也呈阳性反应，表明存在着血脑屏障"渗漏"。Cyrex阵列5检测则发现存在着自身抗体，提示他自身免疫系统正在对抗自身的蛋白质，包括大脑髓磷脂碱性蛋白和谷氨酸脱羧酶（GAD）等。他开始使用ReCODE个性化治疗程序，与此同时，饮食中尽量避免接触麸质。一年后的检查表明：他的胃肠通透性异常（"肠漏"）得以明显改善，血脑屏障"渗漏"也已经消失，进行性的认知衰退过程止跌回升，有所好转。

目标：谷氨酰胺转移酶抗体阴性。

Cyrex 阵列 3 阴性。

Cyrex 阵列 4 阴性。

十五、自身抗体

有时，自身免疫系统会对自己的大脑"宣战"，就像在斯林姆身上所发生的情况那样。此时，你须知晓：自身抗体（特别是那些攻击大脑蛋白质的抗体）常常是促使认知衰退的一个重要危险因素。Cyrex 阵列 5 测序可以帮助评估自身抗体是否存在。

敏迪，50 岁时进行了子宫切除术，术后虽同步进行了激素替代治疗，可能是因为没有达到足够剂量，故不久便开始出现了抑郁症。4 年后，她又发现自己在言语、驾驶车辆、遵从食谱和其他说明书事项上表现出了某种困难。她时常觉得头晕。当儿子从家中搬走后，她的症状日趋加重，人日渐消沉。敏迪的丈夫发现她睡眠严重不足，情绪和认知功能等在好好休息几天后可以有所恢复，但病毒感染或生病后，或经历其他压力事件时，又明显趋于下降。她的蒙特利尔认知评估量表（MoCA）分值为 19 分（正常值为 26～30 分），显示有与阿尔茨海默病相符的明显认知障碍。神经心理学评估发现：她不清楚自己的家族病史（事后据亲戚说，她的家族中并无老年痴呆的先例），并出现了言语贫乏、语句不流畅、嗅觉失灵等症状。在记忆力测试中，她编造答案以掩盖遗忘。所有这些症状，都指向了她的大脑额叶、颞叶和顶叶存在着功能缺陷。MRI 报告显示：脑组织基本正常，但并未进行定量的脑组织体积测定。PET 显示：多处脑区的功能不正常，如在顶叶、颞叶和额叶等区域葡萄糖利用率下降。这些似是阿尔茨海默病的特异性病理征兆。

血液检测显示：甲状腺球蛋白的自身抗体水平是正常值的 2000 倍以上。她还有高水平的补体 4（C4a）和转化生长因子-β1（TGF-β1），这些，都是自身先天免疫系统被激活了的特异性表现，提示她患有典型的Ⅲ型阿尔茨海默病。她携有两个等位的 ApoE3 基因。最终，敏迪被诊断为慢性炎症综合征（CIRS），可能是由真菌毒素或莱姆病等病原体引起的，给服考来烯胺[①]（该药可以结合肠道中的毒素），并结合使用鼻腔血管活性肠肽（VIP[②]）；与此同时，实施 ReCODE 个性化治疗程序。几个月后，她的症状有了明显的改善。至少，她能够再次阅读书籍，记忆有所恢复，能按照提示或说明书来执行，并能够自如地驾车，而且，全身其他方面的症状和功能都大有改善。

目标：Cyrex 阵列 5 阴性。

十六、Ⅲ型（毒素型）阿尔茨海默病和慢性炎症综合征（CIRS）

我们最早发现的毒素也是导致阿尔茨海默病的重要原因之

译者注：
① 考来烯胺又称降胆敏、消胆胺酯，常用于高脂血症、动脉粥样硬化等疾病的药物。
② 血管活性肠肽（VIP）又称舒血管肠肽，是神经递质中的一种，存在于中枢神经和肠神经系统中。它具有双重作用，既是胃肠道激素，又是神经肽；功能具有多样性，如扩张心、脑、肝血管，调节脑血流量等；并可以舒张肠道平滑肌，使食管下段括约肌、Oddi 括约肌、肠道平滑肌等松弛。

一，这有点出乎意料！因为，以往医学院校讲授的经典毒理学，并没有清晰地阐明人们每天接触到的像大海一样庞杂的毒理学的基础知识。我们时刻在呼吸中吸纳毒素，饮食中摄入毒素，通过皮肤吸收毒素。还有，在自我内在的生化反应过程中产生的内源性毒素。此外，无处不在的电磁场和辐射等，也有毒害作用。大多数时候，我们并没有能力感知这些"毒物"。所以，人们根本无法避开它们。而越来越多的证据表明：这些"毒物"，很大一部分是我在前面提及的致"痴"物质。

几年前，当我和同事们第一次发现存在着突触形成/维护与其萎缩/毁损之间平衡机制的细胞信号时，我们发明了一种方法来检测各种化学物对这一关键性机制的作用及其效果。换句话说，我们有机会同时筛选出致"痴"物质和它们的对立面：起着中和作用的、可促进突触形成/维护的化合物。我们筛选各种已被FDA批准的药物，以及潜在可能有效果的化学物。既努力寻找有潜在价值的，可以促使该平衡机制由负面转向正面的（各种促使记忆形成和维持的候选分子）物质；同时也探究那些潜在的致"痴"物质。让我们颇感意外的是，一些普遍使用的降胆固醇的他汀类处方药，似乎是潜在的致"痴"物质，它们触发了APP裂解产生破坏性的 4 个肽片段，促使该机制趋于诱导大脑细胞凋亡[13]。有趣的是，最具此能力的"西立伐他汀"（商品名"拜斯亭"），已于 2001 年撤出市场。因为它和全球 50 余名服用此药者死亡有关，副作用包括致死性的横纹肌溶解症等。

在Ⅲ型阿尔茨海默病患者中，我们多次发现了一大类真菌毒素致"痴"物质[14]，通常由霉菌所引起，如葡萄穗霉属、曲霉菌、青霉菌和毛壳菌等。有人可能对此感到十分好奇，阿尔茨海默病居然会是由霉菌引起的？的确如此。越来越多的证据表明：霉菌确实是导致一些人患上 AD 的罪魁祸首。仅在美国，因霉菌毒素而导致的阿尔茨海默病患者，少说也有 50 万人之众。因此，我接着会说明：如果你或你家庭成员中有人经历着认知衰退病程的，建议检查一下与霉菌毒素接触的情况。这将是会有帮助的。

在过去的 20 多年里，里奇·休梅克（Ritchie Shoemaker）博士重点研究了霉菌毒素对数千名患者的影响，他在 2010 年撰写了《霉菌中幸存：生活在危险大楼的时代》（*Surviving Mold：Life in the Era of Dangerous Buildings*）一书。休梅克博士描述了一种他称作"慢性炎症综合征"（chronis inflammatory response syndrome，CIRS）的病症，其症状多种多样，包括：哮喘、慢性疲劳、纤维肌痛综合征（广泛的肌肉、组织和骨骼疼痛、压痛或酸痛）、流鼻血、皮疹、呼吸急促、认知衰退、头痛等，这一切似乎都是与免疫系统中较原始的先天性免疫系统持续激活有关。

先天免疫系统的工作程序是这样的：我们可以想象一下，一个炸弹在你所居住城市的某幢建筑物里爆炸，你所在的城市第一时间就启动应急预案：在详查肇事者身份及其具体行动细节和动机之前，先积极地调动各应急反应小组，奔赴各关键要害部门，施行宵禁，并以短信警示居民不要轻易出门……直到有更多的信息可以确认城市处于安全状态后。其次，当监控摄像查明肇事者身份和行踪后，则重点针对那些实施爆炸的肇事者采取抓捕行动。而这也正是你体内较原始的先天免疫系统的工作原理。它先对机体发出统一而全面的抗感染（及毒素）应急动员信号，并迅速增加抗感染的非特异性细胞。稍后，免疫系统中的另一部分，称"适应性免疫系统"，则依据"入侵者"的具体特征，产生特异性的靶向抗体，以阻击和消解引起该事件（感染）的微生物或毒素等。通常情况下，一旦感染被征服，两种免疫反应机制将同时"撤回"，重新处于待命状态。

但是，如果监控摄像没法确定肇事者，后果又会是怎样的呢？宵禁将延续，升级为高级别的警报，并广而告之，提示居民需警惕。就这样，产生了持续性的应激效应。这就类似于慢性炎症综合征（CIRS）的形成机制。因真菌毒素（或其他入侵者）的出现，激活了先天性免疫系统，但又因为适应性免疫系统无法识别这些"异己者"，从而无力针对性地加以摧毁，因此，CIRS应运而生，且持续地存在着。

是什么因素决定我们的"监控摄像"能否正常工作呢？是每个人的遗传基因！我们中约75％的人"监控摄像"一直尽心尽力地工作着，所以，这些人长期处在良好的自我免疫监控状态。但对剩下25％的人，"监控摄像"对真菌毒素有时是关闭的（也包括对某些较特殊的微生物入侵者，如伯氏疏螺旋体属）。那样，会使先天性免疫系统长期处于激活状态，产生持续性的炎症反应，后者将大脑逐步诱导走向阿尔茨海默病之途。幸运的是，通过血液中人类白细胞抗原- DR/DQ（HLA-DR/DQ）等的基因测试，我们可以轻易地确认谁在75％之内，谁又在剩下的25％之列。此外，我们也可以使用简单的补体4（C4a）、转化生长因子-β1（TGF-β1）、促黑色素细胞激素等的血液检测方法，来检查个体的先天性免疫系统是否长期处于激活状态。再者，我们还可以通过尿液等的检查，来寻觅是否存在有最危险的真菌毒素，如单端孢霉烯、赭曲霉毒素A、黄曲霉毒素和胶霉毒素等。

目标：补体4（C4a）＜2830 ng/mL。

转化生长因子-β1（TGF-β1）＜2380 pg/mL。

促黑色素激素细胞（MSH）35～81 pg/mL。

HLA-DR/DQ没有CIRS倾向。

尿毒素测试单端孢霉烯阴性，赭曲霉毒素A阴性，黄曲霉毒素阴性，胶霉毒素衍生物阴性。

十七、线粒体功能

线粒体像微小的电池一样，为人体细胞提供能量，以促使这些细胞可以正常运作而发挥功能。它们将锁定人体所摄入食物和所吸入氧气中的能量，将其转化成三磷酸腺苷（ATP）分子，给体内的细胞提供能量。线粒体这名字来自古希腊语中"小颗粒螺纹"。这些神奇的生物"电池"实际上是十亿年前"入侵"我们祖辈细胞的细菌的后代。此后，它长期在人类细胞体内逗留，反而成就了人类的一种优势。

由于许多化学物质都可以破坏线粒体，因此，你需要知道自己是否已接触了这些化学物质。尤其是在你与这些化学物质有较大剂量或较长时间的接触时，更需要知晓。这一系列化学物质首先包括抗生素（它们可杀灭细菌，因此可能对人体线粒体有毒，因为线粒体是细菌的后代）、他汀类药物、酒精、左旋多巴（L-DOPA，治疗帕金森病常用药）、灰黄霉素（抗真菌感染药）、对乙酰氨基酚（泰诺，常用感冒药）、非甾体抗炎药①（NSAIDs，包括阿司匹林、布洛芬等）、可卡因、甲基苯丙胺（俗称"冰毒"），以及 AZT（一类抗病毒药，如叠氮胸苷、齐多夫定等，用于艾滋病病毒感染）等。此外，以载脂蛋白形式存在的 ApoE4 基因也可能与线粒体的损伤有关。

没有一种简单的血液测试方法可以评估线粒体的功能，但有一些较为间接的测试方法，如测试有机酸等，有一定的评估意义。目前，市面上线粒体测试主要是针对儿科疾病中线粒体

<hr />

译者注：

① 非甾体抗炎药（NSAIDs）指非类固醇激素类的、能够消除疼痛、肿胀、四肢僵直及炎症的药物，常用于各种疼痛性疾病。种类很多，包括水杨酸类（如阿司匹林）、布洛芬、吲哚美辛、扶他林、依托度酸、氟吡洛芬、痛力克、瑞力芬、萘普生、甲氧萘丙酸钠等。

缺陷症的，而不是用在认知衰退评估中的。因此，迫切需要在测试方法上做出改进。

在这类方法发明之前，现在可用于测试与认知衰退有关的线粒体功能的方法包括通过呼吸测试、磁共振检测、线粒体DNA 序列测定，以及肌肉活检等。就目前情况看，对于识别潜在的认知衰退危险因素而言，人们需要了解是否接触过以上所罗列的各种损害线粒体的物质。

目标：不接触有损于线粒体的物质。

十八、体重指数（BMI）

不健康的体重指数（BMI）会提高你认知衰退的风险。你可以在网上找到简单的计算方法，并自己测算，只需要将体重（kg）÷身高（m^2）即可。举例来说：如果你身高是 1.75 m，体重是 68 kg，那你的 BMI＝68/（1.75^2）＝22.2，四舍五入，得到 22。这是非常好的状态。

BMI 的最佳指标为 18～25。BMI 在 26 以上的，特别是高于 30 时，会增加 II 型糖尿病的风险。后者发展下去的话，会增加阿尔茨海默病的风险。我们对关于体重指数低于 18 的危险，知之不多。但偏低可能与营养和激素状态不良有关。所以，BMI 的理想指标应该保持在 18～25[①]。

然而，BMI 并不是提示代谢状况的最可靠指标。内脏脂肪堆积情况，可以用影像技术（如超声波、MRI 等）加以确定，

译者注：

① BMI 是以身高、体重计算出来的。目前，BMI 是公认的评定肥胖程度的分级方法，世界卫生组织（WHO）以 BMI 来对肥胖或超重进行定义。WHO 认为：成人的 BMI 指数值 18.5～23.9 为理想状态；低于 18.5，过轻；24～27，过重；28～32，属于肥胖；高于 32，严重肥胖。

此方法更准确些。尤其当肝脏中有过多脂肪存在时，可用人体成分分析仪加以确认。"百利达"指数（Tanita）的理想值应在1～12。

评价代谢状态的另一个较好的指标就是腰围：女性应该小于 89 cm，男性小于 101 cm。

目标：BMI（体重指数）18～25（WHO 的标准是 18.5～23.9）。

腰围：女性＜89 cm，男性＜101 cm。

十九、遗传基因

众所周知，遗传基因决定罹患阿尔茨海默病的风险，但真正决定你患不患阿尔茨海默病命运的，并不是由你天生的 DNA 所决定的。相反，命运掌控在你自己手中。而且，这一主动权比你想象的要大得多！为了强化你的掌控权，需知道自己的遗传基因状况。例如，你膳食结构的最佳优化调整，首先应根据自己的基因检测结果——ApoE4 是阳性还是阴性，据此饮食结构也应有所不同。

人们常对基因检测持怀疑态度。了解自己的 DNA 也可能使许多人感到恐惧，望而却步。但请记住：基因检测结果可以赋予你主动的自我掌控权，正如 ApoE4 基因与饮食状况密切相关。你既可以做"全基因组"测序，也可以做单纯的外显子组序列（基因组编码蛋白质的一部分）测序，还可以简单地只是检测自己有多少份 ApoE4（0，1，还是 2）基因。

2017 年 4 月，FDA 批准了 23andMe 公司的 10 个 DNA 测试，其中包括一个通过 ApoE 状态的评估，用于鉴定晚发型阿尔茨海默病的风险（参见附录 C）。

目标：了解自己 ApoE 的基因状态。

可选目标：了解你与神经衰退相关的所有基因单核苷酸多

态性（SNP）状态，如 APP、PS1、PS2、CD33、TREM2、CR1 和 NLRP1 等。

二十、神经心理学的定量测试

了解你的记忆和其他方面的认知功能，如组织、计算和言语等的评估及定量分析是非常关键的。你可以通过多种方法做到这一点。最简单的是采用蒙特利尔认知评估量表（MoCA），这是网上免费提供的测试，只需要花 10 分钟左右的时间，就可以测试完。

（ http：//dementia. ie/images/uploads/site-images/MoCATest-English _ 7 _ 1. pdf）

这个测试方法有 3 个版本。所以，可重复使用，不必担心认知功能的改进是因为之前曾经重复做过同样的测试。

认知功能正常者的 MoCA 评分分值为 26～30 分；分值为 19～25 分表示已有可能是 MCI。无论是阿尔茨海默病，还是其他疾病，如果分值为 19～22 分，同时已伴有日常生活/活动中的某种困难，通常意味着该人已从 MCI 发展成痴呆了。而分值低于 19 分者，已可明确提示为痴呆了。

还有其他一些简单的测试方法，如迷你心理状态检查（MMSE）或自用老年认知测试（SAGE）等。但这些方法对认知功能的早期变化，不如 MoCA 灵敏。所以，此两种方法只是对严重的认知衰退患者比较适用。上述这些测试（包括 MoCA 等），可用于评估多重认知功能状态和大脑多个区域情况。网上还有一些更为广泛的测试方法，对早期认知功能变化更为灵敏，并能提供更详细的脑功能状态分析。这些网上测试程序包括：中枢神经关键体征（CNS Vital Signs）、脑总部（Brain HQ）、达金（Dakim）、动动脑（Lumosity）和认知状态（Cogstate）等。所有这些测试评估方法，都是计算你某项或多项功能状态所位居的百分位。具体说：即与同龄人相比较，就该项功能状态而言你处于百分之多少以上的水平[①]。

神经心理学家可以进行更为广泛的评估，如提供灵敏且深入得多的多个领域认知功能的评估。但是，这些评估往往需要几小时，且测试过程常令人十分紧张。因此，很多人不愿意接受这类具有潜在压力的刺激性测评方法，而更愿意采取那些时间相对较短、且简单易行的测试方法。

目标：获取认知表现的基准线，得到年龄段百分位（比）或 MoCA 评分（满分为 30）。

可选目标：完成标准的神经心理学测试，并获得多个认知功能项目的百分位。

二十一、成像、脑脊液、电生理

大脑成像技术能够显示出你的脑区情况，包括病理情况下大脑是否已有所萎缩。或者，大脑某些特定区域的能量消耗多少，功能是否已经退化。通常，这些区域的功能活性，认知衰退者比正常人会更弱些。MRI 检测获得的大脑各区域的原始数据，借助诸如神经阅读仪（Neuroreader）或神经量子（Neuro Quant）等特定计算软件来评估海马体等特殊区域的体积的百分占比。我再解释一次：也就是说，某人该脑部功能区域与同龄人同一区域相比较，处于哪一类水平（百分比）。例如，借助神经阅读仪，可以测算出大脑 39 个功能区域与同龄人相比较的所占百分位。任何已出现认知衰退症状者，无论发现多早，都应该借助附带体积测算软件的 MRI，进行大脑各区域的体积测算评定。而任何高风险人群，如有明确家族史的或遗传基因已

译者注：

① 检测结果提示，你的海马体的体积大小处于 25％水平，意味着该脑功能区你的体积比 75％的同龄人萎缩得更小，仅比 24％的人稍微大些。

发现有潜在危险者，也都应该考虑做上述测定。而对于那些并无症状、且又不属于高风险人群的，这些测定可以是选择性的。

当 AD 的诊断有疑问时，PET 扫描往往很有帮助。例如，当区分额叶/颞叶痴呆症和阿尔茨海默病有困难时，这项检查就很有价值。在阿尔茨海默病患者中，FDG-PET 常显示出颞叶和顶叶相关区域葡萄糖代谢值有所降低的特征性表现，通常还涉及后扣带和楔前叶等区域的情况。这些区域很容易在阿尔茨海默病的病理过程中受损。

PET 扫描可以显示出大脑中的 β-淀粉样蛋白堆积情况。由于一方面，尚未患有阿尔茨海默病（临床并没有表现出认知衰退症状）者也可有 β-淀粉样蛋白堆积；另一方面，在尚无 β-淀粉样蛋白明显堆积的情况下，部分人却已出现了阿尔茨海默病的典型特征性认知衰退。因此，人们无从确定这类 β-淀粉样蛋白 PET 的扫描方法是否有助于最后确诊。事实上，有一些正在进行研究的手段，目的就是要甄别这一点。如果碰巧发现某人并没有出现特异性的临床症状，PET 扫描却显示 β-淀粉样蛋白呈阳性，至少表明该人应该认真重视此病的预防了。

然而，β-淀粉样蛋白堆积的区域，其功能特征往往与临床症状所属的大脑受损区域，缺乏清晰的对应关系。例如，某人可能检测发现大量 β-淀粉样蛋白堆积在额叶，但额叶所负责执行的功能，临床上并未见明显丧失；该患者的临床症状却主要属颞叶功能障碍相关的记忆丧失。鉴于此，一种较新类型的 PET 扫描，针对 tau 蛋白的 PET 扫描，已经问世。其揭示出的异常区域与临床症状之间的对应关系，似乎更为明晰。

脑脊液（CSF，从脊椎穿刺获得脑脊液）也是一种可选择的方法。同样的，这种方法只是在诊断困难时才有价值。在部分阿尔茨海默病患者中，脑脊液显示 Aβ42 的降低和总 tau 蛋白及磷酸- tau 蛋白的增加。

脑电图（EEG）是另一种可供选择的检测方法，可帮助确定患者是否伴有癫痫发作的可疑证据。虽然只有5％左右的阿尔茨海默病患者会伴有癫痫并发症，但仍需引起重视。即使尚无抽搐等癫痫典型症状或其他迹象，本病患者也需防范各种非典型性癫痫的发作（所谓非惊厥性癫痫）。对此，脑电图可很好地加以揭示。如果脑电图提示有癫痫发作嫌疑，那么，需遵循医嘱，适当使用抗惊厥（抗癫痫）药物。

目标：脑 MRI 与体积测定正常，没有出现脑功能区萎缩。

可选目标：FDG-PET 扫描阴性、PET 扫描 β-淀粉样蛋白呈阴性、PET 扫描 tau 蛋白呈阴性、EEG 脑电图正常、无 EEG 加快或 EEG 放慢的癫痫样可疑信号。

二十二、创新：即将问世的认知衰退评估的关键方法

（一）神经外切体[1]

这是阿尔茨海默病领域最令人兴奋的新测试方法。"外切体"原本指从细胞及构造中降解或排释出的一些微小碎片。可以检测这些碎片，可以对阿尔茨海默病的风险和对疗法的反应等做出评估。这可能是神经病学领域的一个"圣杯"[2]：采取血液样本中微小的各种碎片，用于精确评估脑化学反应和神经信

译者注：

[1] 外切体是一种蛋白质复合物，能够降解各种不同的核糖核酸。由于复合物表现为核糖核酸外切酶活性，所以被命名为外切体。外切体复合物只存在于真核细胞和古细菌中；而细菌中则对应有组成和结构更为简单的"降解体"复合物来发挥类似的功能。

[2] 圣杯是基督教的经典故事，指耶稣曾经在关键场合用过杯子，并因此而获得了某种神奇能力。在这里隐喻帮助确认关键问题的证据，或对这类证据获得后的高级奖赏。

号状态的具体细节。

人们一定会诘问：这怎么可能呢？我们怎么能通过分析血液中的微小碎片，来了解大脑内复杂的状态呢？好吧！给你打个比喻：你想象一下自己是名私家侦探，想知道坚不可摧、密不透风的豪宅内究竟发生了什么事情，但你根本进不去，又急切地想知道屋里到底发生了什么？有什么变化？那么，你会怎么做呢？你也许会通过细心地逐一地检查从屋里不经意地被扔出来的各种垃圾、杂物来了解，对吗？

事实证明：那个在你颅骨内几乎无缝隙可进、坚不可摧的大脑（我把它比喻为"豪宅"），不断把大脑代谢后的各种微小碎屑和分泌物（神经外切体）"扔"进你的血液中。这些细胞及生物体相当小，平均每粒碎屑约为一个红细胞宽度的七十分之一。你的血液中有很多这样的碎屑（每盎司血液里可以高达数十亿个之多！）因此，这是非常"酷"的一件事：你可以从一份小小的血液样本中，提取这无数多的碎屑（神经外切体），从而来检测确定与大脑生化物质代谢及其功能状态相关的许多关键性参数。其中，有的可能正是你所需要用来确定认知衰退风险的标记物，不论你是Ⅰ型、Ⅱ型还是Ⅲ型阿尔茨海默病，它都是关键性的。而且，最重要的，治疗方案是不是管用，是否需要进行调整等，也还得借助对这些碎屑类神经外切体具体分析的结果。

爱德华·戈茨（E. Goetzl）教授与他在加州大学旧金山分校及美国国立卫生研究院（NIH）的同事们已发现阿尔茨海默病患者神经外切体的特征性标记物，包括 β-淀粉样蛋白和磷酸-tau蛋白。他们同时还在阿尔茨海默病患者的神经外切体中找到胰岛素抵抗这一特征性的标记物，发现它可能在阿尔茨海默病被确诊之前的十多年就已经出现了。很可能，这些重要的发现只不过是神经外切体这座巨大"冰山"露出水面的一小部分，更大部分还深埋于海平面以下。这就是我为什么这么热衷于这一发现的原因所在。因为正是这一简单而几无创伤的方法，可能有助于评估一系列重要信息，例如，神经递质的传递途径；激素信号、营养因子信号、多种维生素对神经功能的效应；不同外伤的具体影响；血管损伤的性质及后果；各种治疗的不同反应；以及大脑中许多生物化学反应特征，等等。

我被聘为一家新公司（Nano-Somi X）的科学顾问团成员，与戈茨教授合作，一起来评估神经外切体这一检测方法。我们认为，试行这一检测方法，对了解神经外切体中 $A\beta42$ 的水平（阿尔茨海默病相关的主要特征）、磷酸- tau 蛋白、组织蛋白酶 D（cathepsin D，另一种在 AD 患者神经外切体中增加了的蛋白酶）、REST（可以显示营养支持的水平），以及 IRS-1 的磷酸化比值（显示对胰岛素抵抗还是灵敏）等都有帮助。

　　目标：神经外切体中 $A\beta42$ 的水平正常。

　　　　磷酸- tau 蛋白、组织蛋白酶 D、REST 和 IRS-1 的磷酸化比值正常。

（二）视网膜成像

视网膜成像技术（neuro vision imaging）是另一种令人兴奋的有助于早期评估和预测认知衰退风险的新方法。虽然人们可以在大脑 PET 扫描中检查 β-淀粉样蛋白沉淀情况，但它只能检测到面积相对比较大的 β-淀粉样蛋白斑块；且并没有办法显示 β-淀粉样蛋白是不是积淀在血管壁上，也不能在相对短的时间内动态地追踪观察某一具体 β-淀粉样蛋白斑块的变化趋势。

视网膜在眼球内的后壁上，它是大脑的延伸部分，上面布满了血管等组织。因此，可以直观地反映大脑的诸多变化。故观察视网膜中 β-淀粉样蛋白斑块的变化趋势是非常有希望的动态评估方法。它可以识别很多的（常可多达上百的）小斑块，并标注出每个斑块的具体位置及大小；然后，复诊时可以查看斑块的大小及数量是否有所改变。而且，视网膜成像技术比用PET扫描检测大脑β-淀粉样蛋白便宜得多，其费用仅需几百美元，而非几千美元。它的优势还包括可以确认很小的斑块，可以精确且及时地监控治疗效果。也有助于揭示β-淀粉样蛋白是否已影响到视网膜血管（因为脑内血管相互联系，也有可能帮助揭示大脑血管的状况），以及了解神经元和突触受损情况。知晓这些是十分重要的：因为脑血管壁上如有β-淀粉样蛋白纠缠的话，少数情况下会导致颅内出血，在有这种危险趋势的情况下，抗凝剂（如鱼油和阿司匹林等）必须严格加以控制，尽可能避免使用。

视网膜成像技术是2010年由美国著名的雪松西奈山医疗中心[①]的神经外科医生基思·布莱克（Dr. Keith Black）博士与企业家史蒂文·韦尔多纳（Steven Verdooner）合伙研发出来的，该中心也提供视网膜成像技术服务及成像用的相关设备。当我写此书之际，该中心正在对此检测方法进行临床试验，以评估其能否及时发现早期阿尔茨海默病的踪迹，并是否可以有效地追踪其对治疗变化的反应。

目标：视网膜成像技术提示：β-淀粉样蛋白斑块呈现为阴性（正常范围）。

（三）神经追踪（Neurotrack）和颞叶内侧

1. **新奇物体的识别**：对啮齿类动物记忆是否丧失的一个最有效的评估测试方法是对新奇物体的识别。想象一下，如果某天早上你一觉醒来，惊奇地在自家的车库里发现一辆崭新的红色跑车，你可能会花些时间在它身上，东看看，西摸摸，坐进

译者注：

① 雪松西奈山医疗中心（Cedar-Sinai Medical Center）始建于1852年，是美国历史最悠久和最大的教学医院之一。

去试试……这是因为它的新颖及出乎意料地出现在你的世界里！人类对新奇事物都具有好奇心。相比较而言，熟悉物品（例如你的那辆旧车）只会让你视而不见，很难吸引你的注意力。但如果你的记忆丧失了，你就无法辨认该红色跑车是不是新的。对你来说，也许一切都差不多。啮齿类动物都有这个认知特点。因此，记忆良好者会花上更多时间在新颖对象或新奇目标上，而记忆差劲者则不可能这样做。因此，新奇目标的识别测量是许多实验室用来衡量啮齿类动物中与阿尔茨海默病病变相关的大脑变异，以及对其进行测试的候选方法之一。例如，已有研究显示：大脑深处的内侧颞叶损坏，可以导致回忆和辨认环境中新事物能力的丧失。并且，这些病理变化可以发生在阿尔茨海默病的早期。

与此相类似，基于记忆的、对新奇事物偏好的测试也可以在人的身上进行。神经追踪（Neurotrack）技术公司是一个初创公司，该公司在 2016 年推出了"印记认知评估测试"（Imprint Cognitive Assessment Test），一种仅仅花上 5 分钟时间，在网上进行视觉认知评估的简易方法①。通过对眼球活动的追踪，来检测某人对哪些目标或刺激物可辨认为"新颖"，从而帮助检测其海马体及附近脑组织结构是否有损伤，借此以识别该患者大脑这一区域的功能障碍情况。这些，很可能是阿尔茨海默病患者的病理生理学表现。

译者注：————————————————————●

① 神经追踪（Neurotrack）技术指通过眼球运动检测认知能力，来诊断并预防老年痴呆的一种测试方法。Neurotrack Technologies Inc 是美国一家初创公司，该公司推出一款大脑健康应用程序，帮助科学家解开记忆力之谜，寻找治疗阿尔茨海默病（老年痴呆）的方法。这款基于浏览器的应用程序会让用户观察屏幕上的图片，用户的眼球会随之运动，从而检查用户的认知能力是否有下降的迹象。过去这样的测试大约需要 30 分钟，且必须通过医生办公室里昂贵的设备才能完成。

目标：对新奇目标及物体的兴趣处于正常状态。

2. **其他注意事项**：在对患者过去及当下的生活方式追问时，也可以发现导致该病发生的重要线索。而且，这些生活史的意义与实验室测试鉴定的、可能致使认知衰退的遗传基因或生化因素等具有同等重要的辅助诊断意义。因此，需要知道某人现在（或过去）是否经历过以下事件：

• 头部是否遭受过重创（如是否曾被砸晕？是否有过车祸？是否玩过剧烈的接触性运动，比如足球和橄榄球等）。

• 是否经历过全身麻醉（一共经历过多少次）；全身麻醉中摄入的麻醉剂的毒性可能会影响大脑的功能。

• 补牙是否用过汞合金材料，这些会使你接触到有害的无机汞。

• 是否常吃汞含量很高的鱼，使你无意中摄入了有机汞。

• 是否长期服用某些对大脑有影响的药物（尤其是明显作用于大脑的药物，如苯二氮䓬类、抗抑郁药、降血压药、他汀类药、质子泵抑制药或抗组胺类药等）。

• 是否曾使用过毒品，是否有酗酒嗜好。

• 是否有抽烟嗜好。

• 是否有良好的口腔卫生习惯，因为口腔不洁会引起口腔慢性炎症。

• 体内是否有外源性植入物（例如人造髋关节或乳房植入物等）；是否有肝、肾、肺或心脏等的疾病史；睡眠时是否打鼾，若有，则表明可能存在睡眠呼吸暂停综合征。

• 是否长期食用热压油（如棕榈油等）。热压油在加热过程中失去了维生素 E 等，可能会损坏人的大脑。

• 是否经常食用反式脂肪酸含量高的食物或糖类；这些不良食物有多重负面影响，如可以损伤血管，促使发生胰岛素抵抗等。

- 是否患有慢性鼻窦炎，这可以提醒你是否已接触霉菌及其相关的真菌毒素。
- 是否有胃肠道问题：如腹胀或反复发作的腹泻等；这可以提示你是否患有"肠漏"。
- 你的房子、汽车，或工作场所等是否长期处于潮湿而且物品易霉变状态；大多数人并不知道长期在潮湿环境中生存和一直接触霉变物质是导致认知功能下降的危险诱因。
- 是否经常吃精加工的食品或者非有机食品；这些食品时常会导致胰岛素抵抗，增加与毒素接触的机会。
- 是否曾经被蜱叮咬过。蜱身上携带有超过 70 种的不同病原体，可导致诸如莱姆病、钩端螺旋体病等；这些可诱发长期的慢性炎症，并发展到认知能力下降。
- 是否曾经因胃酸反流而服用质子泵抑制药；这些制剂中和了消化所需要的胃酸，并因此减少了对锌、维生素 B_{12} 及其他重要营养物质的摄取。
- 是否长期使用化妆品、发型喷雾剂，或止汗剂等；这些都涉及毒物的接触。
- 是否出汗很少或几乎不出汗（出汗是机体排毒的一个重要途径）。
- 是否有经常性的便秘（肠道的蠕动和及时排便可以尽快清除毒素）。
- 是否纯净水（包括茶水）喝得不够（尿是排出毒素的重要一环，尿量偏少，不利于排出毒素）。

上述这些，都是有可能导致认知能力下降的、潜在的危险因素。当你的屋顶可能有多个"漏洞"，甚至 36 个造成突触损毁/萎缩反应超过突触保护/促进反应的因子（"漏洞"）时，我们首先需要洞察其中的轻重缓急，知道是哪些因素须优先考虑，这对找出病因是有帮助的。像上述的实验测试一样，个人生活史、疾病史的深入了解，也有助于找出病因。

3. **费用**：大家一定会接着问：所有这些测试贵不贵？需要花费多少？这只能根据你的经济状况，来决定你自己能够承受多少。考虑到认知衰退对今后个人和家庭的巨大影响，尤其是晚期阿尔茨海默病所需要的无止境的护理费用等，我坚信：率先预防和阻止这一衰退过程，是一项回报率很高的"投资"。

我们希望：越来越多的人使用这些检测方法，然后按照ReCODE个性化治疗程序，阻止或逆转认知能力衰退。如果能把大量依此治愈的自身经历公之于世，会促使大多数人接受这些关键性的带有全面覆盖性质的检测方法。

二十三、认知镜检查

让我们来总结一下，每个人的"认知镜"检查应包括哪些内容。

表 7-1 是我给所有 45 岁以上的人推荐的检测方法表，我知道当你第一次听到这些方法时，一定会望而生畏的，哪里有这么多方法啊？其实，这个表很简单，就是：血液检查、遗传基因测试、简单网上认知评估、借助计算机自动评估大脑体积的 MRI、提供可能导致你认知衰退的原因，以及潜在的有可能增加你患阿尔茨海默病风险的至关重要线索。简而言之："认知镜检查"的组成"元件"，足以给你揭示出哪些毁损突触的程序可能已经在你的大脑中启动且运行了；而哪些维护及促进突触的程序尚不到位，保护不力，加重了突触的损失，导致了记忆和认知能力的逐步丧失。这些，与检查认知衰退的现有实验检测方法形成了鲜明对比，彰显出现有的检测方法完全不足以查明阿尔茨海默病的实际危险因素和根本原因所在。

表 7-1　ReCODE 个性化治疗程序的关键测试方法

	关键测试	目标值	可选测试	注释
遗传基因	ApoE4	阴性	全基因组、外显子组，SNPs	唾液或血液
血液测试				
炎症与对细胞的保护	高灵敏 C 反应蛋白（hs-CRP）	<0.9 mg/dL	白介素-6，肿瘤坏死因子-α	
	同型半胱氨酸	<7 μmol/L		
	维生素 B_6	60~100 μg/L		
	维生素 B_{12}	500~1500 pg/mL		
	叶酸	10~25 ng/mL		
	维生素 C	1.3~2.5 mg/dL	25-羟基胆钙化醇	
	维生素 D_3	50~80 ng/mL		
	维生素 E	12~20 μg/mL		
	Ω-6：Ω-3	0.5~3.0		
	白蛋白：球蛋白（A/G）	>1.8：1（白蛋白多于球蛋白）		
	空腹胰岛素	≤4.5μU/mL	神经外切体测试（磷酸-tau 蛋白、Aβ42、REST），以及组织蛋白酶 D 磷酸化比例	
	空腹葡萄糖	3.8~5 mmol/L		
	糖化血红蛋白（A1c）	<5.6%		
	体重指数（BMI）	18~25		
	低密度脂蛋白颗粒（LDL-p）	700~1000 nmol/L		
	小的稠密低密度脂蛋白（sdLDL）	<20 mg/dL		
	氧化低密度脂蛋白（oxLDL）	<60 mg/dL		
	总胆固醇	>150 mg/dL		
	高密度脂蛋白（HDL）	>50 mg/dL		
	甘油三酯	<150 mg/dL		
	谷胱甘肽	5.0~5.5 μmol/L		

	关键测试	目标值	可选测试	注释
	红细胞内硫胺素焦磷酸（RBC thiamine pyrophosphate）	$100\sim150$ ng/mL		
	胃肠通透性异常（肠漏）	阴性		
	血脑屏障异常（渗漏）	阴性		
	麸质敏感度	阴性		
	自身抗体	阴性		
营养支持	维生素 D	$50\sim80$ ng/mL		
	雌二醇（E_2）	$50\sim250$ pg/mL		
	孕酮（P）	$1\sim20$ pg/mL		
	孕烯醇酮（P）	$50\sim100$ ng/dL		
	皮质醇（C）	$10\sim18$ µg/dL		
	硫酸-DHEA（D）	女性：$350\sim430$ µg/dL 男性：$400\sim500$ µg/dL		
	总睾酮	$500\sim1000$ ng/dL		
	游离睾酮	$6.5\sim15$ ng/dL		
甲状腺激素	FT_3	$3.2\sim4.2$ pg/mL		
	FT_4	$1.3\sim1.8$ pg/mL		
	rT_3	<20 pg/mL		
	$FT_3：rT_3$	$>20：1$		
	促甲状腺素	<2.0 µIU/mL		
毒素-相关	汞	<5 µg/L	$<$第 50 百分位	
	铅	<2 µg/dL		
	砷	<7 µg/L		
	镉	<2.5 µg/L		
	铜：锌	$1：1$	红细胞内锌，铜蓝蛋白	
	补体 4（C4a）	<2830 ng/mL	MMP9，VEGF，瘦素，VIP，ADH，渗透压	如果异常，添加 MAR-CoNS 和 VCS 测试
	转化生长因子-β1（TGF-β1）	<2380 pg/mL		
	促黑色素激素细胞（MSH）	$35\sim81$ pg/mL		
	HLA-DR/DQ	良好		

	关键测试	目标值	可选测试	注释
金属（重金属除外，列入毒素中）	镁 铜，锌 硒 钾 钙	5.2～6.5 mg/dL 90～110 μg/dL 110～150 ng/mL 4.5～5.5 mEq/L 8.5～10.5 mg/dL		红细胞内
认知测试	中枢神经关键体征（CNS Vital Signs） 脑总部（Brain HQ）	高于同龄人 50 百分位，练习提高	新奇物体识别	
成像扫描	磁共振体积测定检查	海马体、大脑皮质体积容量百分位稳定（或增加），高于同龄人 25 百分位	视网膜成像	神经阅读仪或神经量子
睡眠	睡眠测试	睡眠呼吸暂停低通气指数＜5 次/h		
微生物组	肠道、口腔、鼻腔	无病原体		

第八章

逆转认知衰退

> 如果我们一直在等待其他人或其他时机，那么，
> 改变就不会到来。我们自己正是我们所要等待的那
> 些人。我们自己就是我们所在寻求的改变。

——布拉克·奥巴马

旦已经确定你自身内在造成的突触破坏因素超过了促进
和维持突触的生化、基因及其他因素后，ReCODE 个性
化治疗程序可以有针对性地帮助你一一解决问题。

爱德华是一位杰出的专业人士，曾同时在美国东西海岸
创办企业。当他与他的会计师见面开会时，他可以在会计师
用计算器计算好之前，立马准确地用心算进行数字加减。然
而，当他接近 60 岁时，开始出现了记忆问题。有一天在健
身房，他忘记了更衣室柜锁的密码，以至于不得不叫来锁匠
开锁。而且，他的记忆呈现出持续性下降趋势。他不能再迅
速地心算，也很难记住自己曾见过的人。PET 扫描显示出典
型的阿尔茨海默病影像学特征。爱德华做了一系列定量的神
经心理学评估，结果与 PET 扫描相符。并且检测到 ApoE4
基因阳性，这些证据进一步表明他的痴呆症状是阿尔茨海默
病所致。根据神经心理学的追踪，他的认知功能持续衰退。
67 岁时，他认知功能恶化的速率加快了。两年后，神经心理
学评估显示：他的记忆丧失情况和认知障碍严重。神经心理
学家要求他放下工作，并开始接受全天的护理计划，因为他

很快就将会难以自我照料了。

他的妻子带着他一起来与我见面。2013 年 12 月，他开始使用 ReCODE 个性化治疗程序。6 个月后，他妻子打电话给我说："爱德华的认知情况开始有所好转，但这还不是最惊人的，"他妻子接着说，"治疗程序开始前的一年半中，他的认知衰退进程越来越快，而进行该程序治疗后，最早观察到的效果是这一下降趋势已完全停止……"

又过了几个月后，爱德华的症状有了根本性的改善。

此时，他的妻子、同事和爱德华本人都提及了一个明确的证据：他不仅没有关闭自己的公司，反而新开了第三家公司。此后的两年间，他一直都在坚持使用 ReCODE 个性化治疗程序。

我建议他再进行一次系统的神经心理学评估。因为他在 2003 年、2007 年和 2013 年间不断进行的神经心理学评估中，一次次结果都是每况愈下，所以，他很不愿意再做这类检查。他说，神经心理学家一直很消极。毕竟，他自己知道是阿尔茨海默病。所以，神经心理学家对他只是"赐绫自尽"，让他尽快做好最坏的打算。此外，那些神经心理学家们根本不相信会有方法可以治愈此病。他们强调此病无可救治。在这些医生 30 多年的临床实践中，从没见过像他这样病情的 AD 患者会有所改善。还有，另一个因素也让爱德华自己感到忧虑："我知道自己现在是好转了！我的妻子和同事们也都察觉到了我的改善，"爱德华继续说，"如果神经心理学家告诉我说他的测评结果错了，怎么办呢？所有的一切都是一厢情愿的，那又有什么意义呢？"

他的担忧的确揭示了一个重要悖论：被称为"观察者效应"（类似于海森伯的"不确定性原理"）。它指的是：对事物的评估可以影响正在被评估事物的本身。再次进行定量的神经心理学评估是不是真的对他最为有利？为什么要冒险让他在症状明显改善了的情况下再滋生怀疑的可能性呢？

我们讨论了这个问题。我们建议：如果真有客观而定量的证据支持他的改善是确凿无疑的，考虑到他先前已被明确诊断为阿尔茨海默病，他的经历可能会对其他许多人大有帮助，爱德华也意识到了这一点。故他最后同意参加测试，而且，还是请当年（2003年、2007年和2013年）参与测试的同一批专业医生来进行（请同一位专业医生进行考评是希望提高评估的精确度和前后数年纵向测试比较的可靠性）。这次测试是在爱德华开始使用 ReCODE 个性化治疗程序 22 个月后进行的。那天，当我的手机铃声响起时，我和妻子正沿着加利福尼亚海岸开车，从洛杉矶到旧金山去。这是一位神经心理学医生的来电，他盛情邀请我一起参与爱德华测试结果的评估分析。他说，在他 30 多年的临床实践中，从来没见过此病会有如此明显地改善：加州语言学习测试（CVLT，评估言语记忆能力，是十分常用的测试，在 AD 患者中大都有明显异常），爱德华从原本的第 3 百分位，上升到了第 84 百分位（即原来的言语记忆能力只在 3％的同龄人之上，上升到了在 84％的同龄人之上）；他的听觉延期记忆从第 13 百分位，提高到了第 79 百分位（原本在 13％同龄人之上，上升到了在 79％同龄人之上）；他的反向数字广度测试（reverse digit span test①）已经从第 24 百分位，改善到第 74

译者注：

① 数字广度测试（digit span test，DST）是一种常用的神经心理学评估测试标准方法，主要测试一个人在数字方面的工作记忆能力等，该患者接受了反向（reverse）测试，更增加了难度。

百分位（从在 24％ 的同龄人之上，改善到 74％ 的同龄人之上）。其他测试也都有所改善。然而，神经心理学家最感兴趣的是爱德华处理程序性工作的速度，它已经从第 93 百分位提高到第 98 百分位。我问他为什么这么重视这一较小的改善？他介绍说：原因在于，在其他非阿尔茨海默病（如脑外伤和衰老本身）的情况下，处理程序性工作的速度是非常恒定而不太容易改善的（即有自限性特征）。也许，爱德华所使用的治疗方案对此有所改善，那么，对其他非阿尔茨海默病引起的处理程序性工作的速度迟缓患者，也可能是有所裨益的。

在我此书写到当下时，爱德华已经运用 ReCODE 个性化治疗程序 3 年了。他继续全心身地工作着，并开了第三家分店，且无任何症状与障碍。他自豪地告诉我说："我已经可以重新让自己和孙子们憧憬未来了！"

正如前两章所提到的：在已有认知衰退症状的人群中，我们几乎总是可找到 10～25 项不理想的血液生化参数值。相反，在没有症状的人群中，我们通常只能找到 3～5 项异常指标（请记住：人的大脑是有很强自我调控能力的，检测时即使不是每项指标都很理想，它也可以以最佳功能状态运行着）。重要的是：我们可以努力让每一项血液生化参数值都争取回到健康区域、甚至最佳的数值。在具体解释如何做到这一点之前，让我先来陈述一些关键的、对本病治疗有着相当重要意义的概念。

1. 对于每一项异常，追求的不仅仅是复归"正常"，最好达到指标最优化。这是因为我们需尽一切可能来纠正保存/促进和销毁/损伤突触机制之间的不平衡，这是认知衰退的根本原因。正是这个因素，"开启"了最初的将认知功能推向下滑通道的危险过程。举例而言，通常认为血清同型半胱氨酸 12 μmol/L 时是处于正常范围的。但也有研究清楚地表明，这并不是最理想的[1]。类似的，维生素 B_{12} 300 pg/mL 的水平在理论上认为是"正常"的，但这个值通常也会与维生素 B_{12} 不足的相关症状有关联。因此，我们希望把同型半胱氨酸值最好压低至 6 μmol/L 以下，而维生素 B_{12} 值则提高到 500 pg/mL 以上。与此类似的尽可能优化每一项血液生化值。

2. **应尽可能多地解决异常的血液生化值问题，而不止是关注一两个值的纠治。** 屋顶上有 30 多个"漏洞"，这些"漏洞"我们修补得越多，避免或逆转认知衰退的概率就越大。这比任何单一疗法都要有效得多。

3. **每个处理方案，目的是要解决引起它的根本原因。** 例如，如果我们发现有慢性炎症的证据，那么，就要找出引起炎症的原因，加以消解；而不只是治标不治本地简单抑制炎症，不解决根本问题。否则，"春风吹又生"，随时可能死灰复燃。

4. **ReCODE 个性化治疗程序是个性化的，根据每个人实验室检查结果而量身定制的。** 由于存在着个体差异，故没有两个人会有完全相同的实验室检查结果。因此，一个针对所有人而包打天下的治疗程序是没有意义的。

5. **就像骨质疏松症、癌症和心血管疾病等慢性病一样，它有"门槛"效应。** 一旦多个环节或重要关键部分得到优化，达到了"阈值"，就可能终止甚或逆转其认知衰退的病理过程。因此，即便多数患者不一定能够全部遵守该程序的每一步骤，只要有足够多的环节得以改善，跨过了"门槛"（超越了临界点），启动了从原本突触萎缩/毁损转向突触保存/促进的过程，改善就开始了。

6. **该程序是迭代性的、不断更新的。** 你不要认为简单地拿到一个治疗处方或程序就万事大吉了。该治疗程序可以分解成几个阶段，而你要根据自己对治疗效果的反应和评价，不断加以调整和优化。

7. **药物只是整个套餐中附带的"甜点"，不是"主菜"。**ReCODE 个性化治疗程序本身是一个系统平台，你可以在该平台基础上添加一些药物或补充剂。但离开整个程序，单一药物并不具备明显的效果，不足以解决复杂而多样性的认知问题，因此无法预防或阻止（更别说逆转）认知衰退。药物可以说是"军火库"中有效的武器之一，但并不是治疗该病的杀手锏或第一道防线。对许多早期患者来说，甚至不需要运用药物。

8. **越早开始使用，完全逆转的概率就越大。**例如，对于癌症，人们通常联想到的是疼痛和消瘦，多数情况下，死亡相对较快降临。相比之下，阿尔茨海默病是慢慢渗透而成的，就像是江河大堤的小"管涌"，涓滴似地渗漏着，最终却导致"决堤"。因此，常是因为我们早先忽视了多年存在的小失误或小问题，当我们真正意识到时，大都已比较尴尬，或者确实已发展成阿尔茨海默病了。现在，我们有可能在症状显性化之前多年，就发现"管涌"，并知道"管涌"终会导致"决堤"的预测性诊断，提前做出预防或阻断，强调"治未病"，早期就给予针对性解决程序。最佳的做法是：尽早地了解你的认知状态：最好在症状发生之前或主观认知障碍期（这个时期有可能会持续 10～20 年）。例如，当发现自己存在家族史风险、相关基因（例如ApoE4）阳性，或相关生化指标异常（如糖尿病前期）之际，就开始防范。我们有把握地说：只要早期做出诊断，完成足量且多方面的治疗（跨越"门槛"），且持之以恒，并注意后续加以巩固，定期不断地优化，不应该有人再因为阿尔茨海默病（或老年痴呆）而凄惨地度过余生，或毫无尊严地捱到死亡。

9. **曲径可通幽，ReCODE 个性化程序着重一个个解决一系列问题。**阿尔茨海默病的病理虽涉及广泛，但兵来将挡，一个个问题都可以有相应的解决方案或措施。因此，不必失去信心，你完全可以成功地加以改善。此外，如果有需要，你还可以雇用健康教练或采取阶段性的治疗程序，先从最简单的步骤开始。但请切记：即使需要付出很大代价，也比被阿尔茨海默病恶魔击倒，被进行性痴呆所缠扰要强得多！

现在，你已经知晓了基本概念，让我们一步步地吃透防止和扭转认知衰退的有关细节。这些程序性方案是因人而异的，有些取决于你的实验检查数据值，有些则可以广泛运用，对大家都有帮助。

一、同型半胱氨酸

如果同型半胱氨酸值超过 6 μmol/L，可以通过摄取维生素 B_6、维生素 B_{12} 和叶酸等加以改善。一项前期研究提示：患者每天服用 20 mg 维生素 B_6、0.5 mg 维生素 B_{12} 和 0.8 mg 叶酸，同型半胱氨酸的数值会变正常。由于许多人体内的生物化学反应过程取决于其功能，包括把所摄取的维生素成功地转化为活性形式，所以，最好的方式是直接服用活性更强的维生素。如果同型半胱氨酸数值大于 6 μmol/L，也可以改服吡哆醛-5-磷酸盐（P5P）形式的维生素 B_6，每天 20～50 mg；甲钴胺（甲基-B_{12}）和腺苷钴胺素形式的维生素 B_{12}，每天共 1 mg；还有甲基四氢叶酸（甲基-叶酸），可以从每天 0.8 mg 开始，一直可提高到每天 5 mg。这些维生素往往活性更理想。

3 个月后，重新检查同型半胱氨酸值水平，以确认它是否已下降至 6 μmol/L 以下了。在一些特殊情况下，如果同型半胱氨酸值没有下降，只需每天添加 500 mg 的甘氨酸甜菜碱（又称"三甲基甘氨酸"，可以使用胶囊形式）。另外，又 3 个月后再次重新检查同型半胱氨酸值。如果该数值仍然偏高，则可以借助对饮食的限制来降低蛋氨酸水平，减少坚果、牛肉、羊肉、奶酪、火鸡肉、猪肉、鱼类、贝类、大豆、鸡蛋、奶制品❶和豆类等食物的摄入（蛋氨酸是我们身体用来产生同型半胱氨酸的主要氨基酸）。

二、胰岛素抵抗

如果空腹胰岛素水平超过 4.5 μU/L、糖化血红蛋白（A1c）超过 5.5%，或空腹血糖在 5.17 mmol/L 以上，你可能存在着胰岛素抵抗。这可以说是促进阿尔茨海默病发展和恶化的最重要的代谢因素。如上所述，我们很多人因为从饮食中摄取了过多的糖类（如糖、果糖和玉米糖浆等含糖量高的加工食品），加上久坐不动的生活方式，以及紧张的工作和生活压力等，导致了高胰岛素抵抗。幸运的是：我们可以通过多种方法来消除这类胰岛素抵抗。其非常有效的解决方案首推 DESS 组合〔饮食（diet）、运动（exercise）、睡眠（sleep）和减轻压力（stress reduction）〕。这些，对你的认知功能健康至关重要。还可以添加一些简单的营养补充剂，最后一招才是常规的药物治疗。

还是让我们先从饮食调整开始吧！这将是扭转认知衰退整体计划中最神奇、强大却又十分简单的一步。

为什么食物对大脑功能如此重要呢？十几岁时，我吃完汉堡和薯条后感觉很好，但为什么不能一直坚持吃自己最喜欢吃的食物呢？我现在可将科学答案告诉你：人体最神奇的功能之一，是可以根据活动性质随时切换到最适宜状态的功能模式：如睡觉和清醒。睡眠对体力恢复和身体"充电"非常有益；但如果你要打篮球，那自然清醒状态更好！同样的，是使用糖类？

作者注：━━━━━━━━━━━━━━━━━━●
❶ 当我每次提到奶制品，我所说的不仅是牛奶产品，也包括那些绵羊和山羊的奶产品。

还是脂肪？作为我们能源的主要来源，它们之间也存在着这样的"切换"开关。当狩猎顺利、肉食丰足时，我们的祖先一般先消耗脂肪；而在秋天水果成熟之际，他们收集果蔬、植株和根茎类食物较多时，首要消耗的是糖类。这种来回"切换"的自主能力称为代谢的灵活性。现在设想一下：你被困在一个幽冥状态，既没有睡着，也不是完全清醒，你得不到自主调整中任何一种状态的整体好处。此时，篮球肯定打不好，但也没法借助良好的睡眠来恢复体力和给身体"充电"。这就是新陈代谢灵活性受损后发生的情况，它在高胰岛素抵抗的情况下很常见。这类情况在阿尔茨海默病患者中占绝大多数。你体内的细胞无法以最佳状态来代谢糖类或脂肪等。

恢复机体对胰岛素的敏感性和代谢的灵活性对支持性营养因子的产生十分关键。而且，前两者有助于进一步减少炎症，减少肥胖和脂肪类储积，改善心血管状况等。总体上又可以优化激素和机体对激素的反应，从而增强认知功能等。可见，其积极效用是多方面而综合的。这就不难理解牛肉、芝士、汉堡和薯条等都是列入致"痴"物质名单的缘由了。这些，应在我们的餐桌上尽可能少地出现，甚至应完全避而远之。

下面是本病最佳食谱的详细描述。

三、抗阿尔茨海默病的食谱：Ketoflex12/3

谁都不希望吃乏味或难吃的食物。幸好，我们有健康的美味佳肴食谱，以帮助各位防止和扭转认知衰退。我同样会专注于对认知功能这些最关键的方面。你将会看到，我们有多种食谱帮助人们达到理想的目的。其中，关键的就是Ketoflex12/3饮食方案。你可以遵循这一方案的基本原则开始素食或杂食生活，并得到同样的好处。

（一）造成轻度酮症[①]（ketosis）

酮症状态是肝脏通过分解脂肪而产生的，这多半出现在作为身体第一能量来源的糖类（碳水化合物）其摄入量绝对不足或运行低效（分解乏力）的情况下，肝脏转而分解脂肪所产生的。酮症包含有特定化学物质，如乙酰乙酸、β-羟基丁酸酯和丙酮等。

我们发现：轻度酮症[②]有助于保持最佳的认知功能状态；β-羟基丁酸酯增加了重要的神经元和突触支持脑源性神经营养因子的生产。除此之外，还有其他一些综合效应。

为了促进轻度酮症，可以借助一个低糖类饮食食谱（减少单糖类的摄入，如糖、面包、红薯、大米、软饮料、酒、糖果、蛋糕和加工食品等）；结合适度运动（每周至少 150 分钟的快走，或更剧烈的运动）；在晚餐后到第二天早餐之间至少空腹

译者注：

① 酮体是肝脏中脂肪分解成脂肪酸的中间代谢产物，含乙酰乙酸、β-羟丁酸和丙酮等。一般机体产生少量酮体。但当体内胰岛素不足或糖摄入严重不足，脂肪分解过多时，酮体浓度增高，导致酮血症和酮尿症，严重的可使血液变酸而引起酸中毒，称为酮症酸中毒（ketoacidosis）。此时，呼吸中有一股类似烂苹果的酮臭味。
   酮症分 3 种程度：轻度，pH<7.3 或碳酸氢根<15 mmol/L；中度，pH<7.2 或碳酸氢根<10 mmol/L；重度，pH<7.1 或碳酸氢根<5 mmol/L，重度很易进入昏迷状态。

② 与轻度酮症饮食类似的，有"生酮饮食"疗法一说。它问世已近百年，开始时用于抗癫痫，有一定疗效，也有较权威的研究报道。其核心是高脂、低糖类和适当蛋白质的饮食，模拟人体饥饿的状态。脂肪代谢产生的酮体作为另一种身体能量的供给源可以产生对脑部的抗惊厥作用。其具体机制尚欠明确，可能涉及几方面：一是改变脑的能量代谢方式。二是改变脑细胞特性，降低兴奋性，缓冲癫痫样放电。三是改变神经递质、突触传递等的功能。四是改变脑的细胞外环境，降低兴奋性和同步性。现除了抗癫痫及治疗阿尔茨海默病外，有学者临床还试用于肌萎缩侧索硬化、帕金森病、偏头痛、孤独症、发作性睡病、脑肿瘤和脑外伤，以及癌症等。当然，本疗法的实际意义，还存在一些争论。

12 小时（下一节具体详述）。食用中链甘油三酸酯油（MCT）一类的脂肪，或不饱和脂肪（如橄榄油、牛油果或坚果）等也可促进轻度酮症。这会让你的新陈代谢从原本的以消耗糖类为主，刺激胰岛素分泌，可能强化胰岛素抵抗等促进阿尔茨海默病发展的状态，转向以消耗脂肪为主并增加胰岛素敏感性，从而有助于防止阿尔茨海默病的进展。切记：当新陈代谢失常时，认知功能也跟着低效了。

从一个以消耗糖类为主的食谱，转变到以消耗脂肪为主的模式时，开始时可能很想吃些糖类食物，或者会感到浑身乏力。如是这样，可以服用一些含中链甘油三酸酯油的胶囊（含 1 g 中链甘油三酸酯油），或 1 茶匙的中链甘油三酸酯油。或者也可以食用固体的椰子油，每天 3 次，每次数量控制在一茶匙（大约 5 mL）到一汤匙（大约 15 mL）之间。椰子油服用太多或太快都可能会导致腹泻。所以，最好是先用小的茶匙；然后，慢慢加大到一个稍大的汤匙。无论是中链甘油三酸酯油，还是椰子油，结合晚餐后空腹 12 小时、低糖类食谱和锻炼等，都有助于进入轻度酮症状态。但针对 ApoE4 基因阳性者，此方法也有缺点。对此，我会在下面更详细地讨论。所以，如果你是 ApoE4 基因阳性，可以把适当补充中链甘油三酸酯油或椰子油当作临时救急的方法，以帮助你的新陈代谢转型成为以消耗脂肪为主的模式。

由于造成轻度酮症是本总体治疗程序中的关键组成部分，你可以购买一个计酮仪，用于测量血液中的 β-羟基丁酸酯。该仪器约需要 25 美元（见附录 B），可以在网上购买（也可以在尿中测量酮，或由酮呼吸试验仪测试，但都不够准确）。β-羟基丁酸酯的指标为 0.5～4 μmol。

（二）弹性素食（flex）[①]

这在很大程度上是一个基于植物的饮食方案，它以蔬菜为重点，特别是以那些非淀粉性的蔬菜为主。最好是既有生蔬菜，如沙拉等，又有熟蔬菜，而且尽可能多地包含各种颜色的蔬菜，从深绿色到亮黄色、橙色等，品种多样，适当配一些鱼、家禽和肉等。但记住：肉类只是一种调味品！不能作为主菜。理想情况下，应该限制肉类的摄入，每天最好只吃几盎司（oz）[②] 肉。

一个简单的换算法则：每千克体重可以换成 1 g 的蛋白质摄入。例如，体重是 70 kg，那么每天可以食用 70 g 蛋白质。比较之下，3 oz（85 g）的鱼包含着约 20 g 的蛋白质。如果我们摄入的蛋白质多于推荐量会怎么样呢？从生物化学角度说，剩余部分蛋白质可以转化为糖类，而这可能会加重我们正需要努力减轻的胰岛素抵抗。此外，摄入蛋白质的数量不是唯一重要的指标，蛋白质的质量也需要考虑，对此，鱼或肉的类型十分重要。我在下面将会详细解说。

（三）禁食时间（12/3）

禁食是诱导轻度酮症的高效方法，它还可以提高胰岛素敏感性，并由此增强认知功能。"12"指的是晚餐结束和隔天第一餐（或小吃）之间应间隔 12 小时。携有 ApoE4 基因的人应该力争达到 14～16 小时。这可能听起来很难做到，但实际未必如此。你如果 8 时吃完晚饭，只需第二天早餐至少延迟到上午 10

译者注：

① 弹性素食是一种新的素食趋势，强调灵活的（flexible）素食，它和传统素食不同，除了以食用新鲜蔬菜外，弹性素食还主张偶尔选择吃一些清淡的鱼和肉，以补充蔬菜中缺少的营养成分。
② 盎司（oz）是英制计量单位，作为重量单位时也称英两。一盎司折合28.3495 g。

时以后吃即可。"3"指的是晚餐结束和就寝之间应至少间隔3小时。所以，如果你通常晚上11时上床睡觉，那么晚餐就应该在8时之前进食；而且，避免再吃零食或小吃。这将保证你睡前的胰岛素水平不再受到干扰或破坏胰岛素抵抗，也会抑制褪黑素和生长激素的分泌。从而可以改善你的睡眠状态和免疫功能，以及有效地维护和修复疲惫的脑细胞。

禁食12～16小时的另一大好处是：它可以促进细胞"自噬"①，这是细胞（包括那些在大脑中的神经元）回收"废旧组件"和分解受损了的蛋白质和线粒体碎片的重要机制。它有助于机体细胞组织的自我恢复与更新。禁食还帮助消耗肝脏内的糖原②，后者是葡萄糖的一种储备形式。如此，可帮助造成轻度酮症。还有，最重要的是禁食可直接导致轻度酮症。而且，在开始禁食前，最好先喝一些柠檬水（无冰）作为解毒饮料，因柠檬有助于解毒，刺激肝脏排毒，提供维生素C的保护等。

（四）预防胃肠"渗漏"

Ketoflex 12/3方案可以防范胃肠道"渗漏"，并优化肠道菌群（微生物）。对大多数人来说，这意味着需避免麸质、奶制品和其他有可能引起过敏的食物刺激，并借此以促进"肠漏"的改善，从而减少肠道炎症的可能性。"肠漏"愈合后，还可以用益生菌或益生元等来优化肠道微生物。

现在你知道了Ketoflex12/3方案的总原则，以下是一些细节问题。

译者注：————————————●

① 自噬（autophagy）是生命体的一个重要现象，指自身细胞自我"吞噬"一些细胞及其碎片的过程，借此实现细胞本身的新陈代谢和某些细胞器的更新。自噬在生理和病理过程中都可以见到。

② 糖原（glycogen）是一种动物淀粉，由葡萄糖结合而成的支链多糖，其糖苷链为α型，是动物的储备多糖。

1. **将食谱中大部分食物的血糖指数控制在 35 以下**。令其不至于明显提升血糖水平，因此，不会刺激大量的胰岛素分泌。

可以在下述网站找到各种食物的血糖指数值[2]：

http：//www. health. harvard. edu/diseases-and-conditions /glycemic-index-and-glycemic-load-for-100-foods.

食谱中的绝大多数食物应该由蔬菜所组成。选择原则是：有机的、非反季节（时令）性的、当地产的、非转基因的食物。下述网站可以指导你做出良好的选择：

http：//www. fullyraw. com/dirty-dozen-clean-15

2. **选择整个的水果来代替果汁**（水果含有纤维）。制作成水果冰沙①也可以，但不要过于甜（不然会促进胰岛素抵抗）。要降低糖分，你可以添加一些蔬菜，如羽衣甘蓝②和菠菜等。热带水果（如芒果和木瓜等）的血糖指数最高，宜选择那些低血糖指数的水果代替之，如浆果等。最好选择野生的水果，如颜色丰富的浆果、柠檬、青柠檬、番茄（西红柿）、牛油果等。因为整个的水果（不包括果汁）通常属于营养密度③高和富含膳食粗纤维的，故它们适合在膳食脂肪餐食结束后充当甜点。从远古时代开始，夏末食用水果就有育肥过冬的效果。

3. **避免"百食大三角（Berfooda）"**。这是借助百慕大"危险"三角区的隐喻。众所周知，百慕大三角是指船只和飞机通过都

译者注：

① 水果冰沙是一款夏天颇受人喜爱的消暑降火美食，取材于各种时令水果，辅以冰水、冰块，并添加少许糖制作而成（也可以不添加糖）。
② 羽衣甘蓝是卷心菜（结球甘蓝）的园艺变种，与卷心菜非常相似，只是其中心不会卷成团。因为其营养价值丰富，含钙率10％，维生素 A 33％，维生素 C 34％，故羽衣甘蓝在美国非常受欢迎。
③ 营养密度就是通常所说的营养价值，指食品中能量与营养素的含量，常以食品中单位热量为基础所含重要营养素（维生素、矿物质和蛋白质等）的浓度。

有危险的区域。"百食大三角"则是指一组损害力特别强的食物，包括3类：单糖①、饱和脂肪酸、缺乏膳食纤维（包括可溶性和不溶性纤维）。比如汉堡、薯条和软饮料等。缺乏膳食纤维常常导致糖类的吸收率增高，这会触发炎症，并提高胰岛素水平。因此，如果你想吃糖类，那最好先吃羽衣甘蓝（或其他富含膳食纤维的食品）垫垫底。吃纤维膳食是降低血糖的有效途径之一，它降低了对糖类的吸收，并有助于优化肠道微生物菌群。至于饱和脂肪酸，诚如上面所指出的，它可以明显地帮助诱发酮症。但当它与单糖以及缺乏膳食纤维的食物相结合时，又可以迅速蜕变，演绎成"完美"的暴风骤雨，促发心血管疾病、胰岛素抵抗、痴呆等病理过程的加速形成。

4. 尽可能避免麸质和乳制品等的摄入。虽然，只有5%的美国人有着明显的麸质过敏，例如食用后出现乳糜泻，但麸质谷蛋白却可以损害大多数人的肠壁，导致"肠漏"和肠道的慢性炎症，还包括其他一系列问题。至于乳制品，我们很多人愿意"接受"它所引起的炎症。毕竟，还有什么食品比披萨更好吃的？但是"肠漏"和肠道慢性炎症是我们亟需修补屋顶上诸多"漏洞"中的两个较为重要的"洞"：这两个"洞"足以颠覆突触维持（保护）/萎缩（毁损）平衡机制，让此平衡机制更容易趋向于毁损突触这一边。

总之，我们不能留下一些重要的"漏洞"不补。Cyrex阵列3可以验证你对麸质是否过敏。当你选择麸质替代品时，还需要小心，不要选择含有米粉或其他高血糖指数成分的食物。不要顾此失彼，兼顾了"肠漏"却忽略了糖尿病的危险。

5. 吃特定的解毒植物以减少毒素。说到毒素，我指的是人们

译者注：————————————————————●
① 单糖是指最简单的糖类（碳水化合物）分子。

每天接触到的、数以百计的毒素：从重金属，到可能伤害内分泌的物质，如双酚A（BpA）①，再到像单端孢之类的生物毒素，等等。与此同时，也有一些可以食用的植物，它们借助多重机制（往往是通过尿液、汗液和粪便等），可"缠裹"或隔离毒素，并将其带出身体之外。这些植物被认为是有"解毒"功效的。它们主要包括香菜、十字花科蔬菜〔花椰菜、西蓝花、各种类型的白菜、甘蓝、萝卜、布鲁塞尔豆芽、西洋菜、苤蓝菜（又称球茎甘蓝、橄榄球）、大头菜、芝麻菜、辣根、玛卡（Maca）、白萝卜、芥末、青菜等〕、牛油果、朝鲜蓟、甜菜、蒲公英、大蒜、生姜、柚子、柠檬、橄榄油和海藻，等等。

6. **食谱中宜添加好的脂肪**。好的脂肪包括如牛油果、坚果、种籽、橄榄油、中链甘油三酸酯油等。ApoE4. info网站一些成员所青睐的方法是长期使用中链甘油三酸酯油，直到胰岛素敏感性恢复为止。但由于中链甘油三酸酯油是饱和脂肪酸，对于ApoE4基因阳性者，中链甘油三酸酯油应有所控制。因此，建议及时切换到多不饱和脂肪酸（PUFA），例如，在橄榄油等冷压制油里所获得的PUFA，或者从坚果中所摄取的单不饱和脂肪酸等。

7. **多吃天然食物，而尽可能避免摄食精加工食品**。记住一个简单原则：如说明书上有配料罗列的，那就提示它是加工食品，应该谨慎！尤其是精加工的，少吃为妙。膳食专家迈克尔·波伦（Michael Pollan）曾指出："如果你的祖母无法辨认出它是不是食物，你就不应该去吃它。"食品加工过程中添加了许多潜在可能有害的分子，从高果糖玉米糖浆，到可能致癌的染色剂，以及有

译者注：————————————————————●

① 双酚A（BpA）指的是一类化学物质，曾是用于制造塑料的主要化工原料。双酚A有害，特别在加热时可以释放出来，会引发癌变和其他功能紊乱等。

神经毒作用的材料（如用于外包装的丙烯酰胺）等。食物应该推崇的是天然的、新鲜的、当地产的、顺季节的、有机的等。

8. **选择性地吃鱼。**Ketoflex12/3 方案主张的是弹性素食。但需记住：吃鱼既有利，又有弊。有利的是：鱼是 Ω-3 和其他有益物质（如蛋白质）的一个很好来源；不利的是，某些鱼类中含有高浓度的汞和其他有毒化合物。选择的一个原则是：避免口大的、寿命长的鱼（如鲨鱼、旗鱼、金枪鱼）等，因为这些鱼体内汞的含量通常都很高；可以多选鲑鱼、鲭鱼、凤尾鱼、沙丁鱼、鲱鱼等。只要有可能，应尽量选择野生的、而不是养殖的鱼，它常常能够提供 Ω-3 与 Ω-6 的比值更好的脂肪酸。

9. **切记：肉类只是调味品，而不是主食。**男性每天需要 50～70 g 蛋白质，女性需 40～60 g（如前所述：每千克体重 1 g 蛋白质已经足够了。事实上，有些专家更主张减少至每千克 0.8 g蛋白质）。如果摄入的蛋白质远远超出这一数量，可能会通过激活一种叫作氨基酸转移法的自我调控机制[①]，增加机体分解糖类的负担。

记住：你可以从肉类之外的食物中获取蛋白质，如豆类、豆制品、鸡蛋和坚果等。

如果你很想吃肉，则可以试试野外放养的鸡，或草原饲养的牛。因为这些肉类中保持着良好的 Ω-3（抗炎症）与 Ω-6（促炎症）的比值，故有助于消解炎症。吃的总量要少，65～85 g，也就是差不多"调料"样的分量，每星期只能吃几次。同样，鸡蛋最好也应该是野外放养的鸡所产的，而不是工厂化条件下人工环境中饲养出来的。因为这样的鸡蛋才能够保

译者注：——————————————————————●

① 蛋白质摄入过多，本身就会分解成糖类和脂肪，引起高血糖，加重机体分解糖类的负担。而人们推测其机制之一是通过了氨基酸的自我调控和转换机制。

持健康的 Ω-3∶Ω-6 的比值。

10. **食谱中需包含"益生菌"和"益生元"。** 当你的肠胃功能愈合后，需要优化你的肠道细菌群落，包括增加有益的细菌（益生菌）菌群，这可以通过食用含有益菌群的食物（益生元）达到目的。你可以买市售的、以制剂形式出售的"益生菌"或"益生元"。但如果能够通过食物来自我加以补充，就更好了。以"益生菌"为例，它常常存在于发酵类食品中，如泡菜、酸菜、酸腌酱菜、味噌汤、红茶菌（又称酵素红茶、康普茶）等。此外，酸奶中也含有益生菌，但因为它又含糖（来自乳糖，而且，通常再另外添加了糖），当然，它还属于乳制品，故最好尽量少饮用。

再者，可以在饮食中添加一种酿酒酵母菌（saccharomyces boulardi），它也有益生菌的功能。特别是当有腹泻时，食用酿酒酵母菌尤其有效。

总之，宗旨是要优化肠道、皮肤、鼻窦以及其他地方的微生物菌群，而不是破坏微生物（就像是使用抗生素时带来的副作用）。酿酒酵母菌可以使用胶囊剂或粉末形式的。当你接受抗生素治疗后，需要在后续治疗中用益生菌和益生元等来重新修复肠道微生物菌群。

对于益生元而言，使用原则很简单：根据所需要的支持性细菌菌群来选择食物（如乳酸杆菌或双歧杆菌等），含有益生元的食物包括豆薯、葱、蒜、生韭菜、生菊芋、蒲公英叶等。

11. **消化酶是有益的。** 如果按照 Ketoflex12/3 的程序，摄入以植物为基础的食物，你不大可能会有胃酸反流等症状。但如果你还是有了、或你的实验报告显示有炎症存在、或你长期生活在重大压力之下、或者你的胃酸偏低、或是你年龄在 50 岁以上，则可以在进食时服用消化酶。通常是以胶囊形式的，可以帮助减轻胃酸反流症状。从糖类丰富的食谱，切换到优质脂肪丰富的食谱时，添加些消化酶是有益的。因为这些消化酶可以帮助脂肪更好地代谢。

12. 用营养补充剂来优化营养和保护认知功能。以下是我对每位认知衰退者或有认知衰退风险者所推荐的每天添加的营养补充剂剂量。当然，如果他们的每个实验室参数值都已是最佳的，就不需要了。

- 维生素 B_1，50 mg，对于记忆形成很重要。

- 泛酸（维生素 B_5），100～200 mg，特别是对那些注意力或警觉性有些问题者。

- 维生素 B_6、维生素 B_{12}、叶酸组合，如前所描述的，尤其对那些同型半胱氨酸值在 6 μmol/L 以上者。

- 维生素 C，1 g，对那些维生素 C 水平欠佳的或者铜锌比值大于 1∶2 者。

- 维生素 D，从每天 2500 IU 开始（或根据前面所介绍的规则），直到血清水平达到 50～80 nmol/L（中国标准＞75 nmol/L为佳）。

- 维生素 E，用混合生育酚和三烯生育酚的形式 400～800 IU，尤其是对那些维生素 E 水平低于 13 μg/mL 的人。

- 维生素 K_2，用 MK7，100 μg，对于那些服用维生素 D 的人必须同时服用。

- 白藜芦醇，100 mg，对于所有的人都适用。

- 烟酰胺核糖核苷，100 mg，对所有人。

- 胞二磷胆碱，每天 2 次，每次 250 mg，以支持突触的生长和维持。

- 乙酰左旋肉碱，500 mg，以增加神经生长因子的水平；特别是对那些有潜在的 Ⅱ 型阿尔茨海默病危险因素者。

- 泛醇，100 mg，可以支持线粒体功能，所以人人都需要。

- 吡咯喹啉醌（PQQ），10～20 mg，可以增加线粒体数量。

- Ω‑3脂肪酸（这在下面关于炎症的章节我还会详细介绍）。

- 整个咖啡果实的提取物，100 mg，每天1～2次；服用3个月之后在1个月内慢慢减少至停止。这可以增加脑源性神经营养因子，而且对Ⅱ型（萎缩性）阿尔茨海默病患者特别重要。

13. **用有特殊功效的草药来支持突触功能。建议食用的有以下几种，每天可以以提取物方式灌装成胶囊，或直接借草药形式服用（除非另有说明的）。**

- 南非醉茄（Ashwagandha），又称"印度人参"，500 mg，每天2次，随餐服用。有研究认为：它有助于减少β‑淀粉样蛋白的沉淀，并帮助缓解压力等。

- 假马齿苋，250 mg，每天2次，随餐服用，以改善胆碱能受体功能，后者属大脑神经递质系统的关键组成之一。南非醉茄和假马齿苋也可通过一种称为Nasya Karma的滴鼻剂来摄入。如果更喜欢使用滴鼻剂，那么，每个鼻孔每天可滴3次，每次1滴。

- 积雪草（雷公根），每天500 mg，每天2次，随餐服用，以增加注意力和警觉性。

- 猴头菇（狮子鬃），500 mg，每天1～2次，可以增加神经生长因子，特别适用于Ⅱ型阿尔茨海默病。

- 红景天，200 mg，每天1～2次，尤其对有焦虑和应激反应的患者。

- 土丁桂（又称美黄芩），每天2～3茶匙，或胶囊2粒，以增强海马体及神经元分支功能。

- 对于那些Ⅲ型（毒素型）的阿尔茨海默病患者，或者已有主观认知衰退（SCI）及轻度认知衰退（MCI）者，叶青牛胆（Guduchi）有助于增强和提升免疫力。随餐服300 mg，每天2～3次。在增强人体免疫力的同时，Ⅲ型AD患者也可以考虑用印度没药（Guggul，属于一种香胶树树脂）来改善。这有点像服用木炭类药用植物有助于消除肠道内的毒素一样。通常，印度没药是通过提取后装在胶囊里服用的，每天350～750 mg。

• 对于那些患有Ⅰ型（炎症型）阿尔茨海默病的患者，或者已有主观认知衰退（SCI）及轻度认知衰退（MCI）者，或兼有肠道炎症者，印度的草本药物三果宝（Triphala），一种综合了印度醋栗（amalaki）、诃梨勒（haritaki）和毗黎勒（bibhitaki）的合剂，可以用来减轻炎症。此药无论是胶囊形式或茶碎末形式摄入都可以，不过最好是空腹服用。

14. 烹饪需避免破坏食物。我们的目标是让食品的口感好，同时最大限度地减少营养成分的丢失和晚期糖基化终末产物（AGE①）的产生。大量的 AGE 产生，会导致氧化、应激、炎症，以及许多与糖尿病和其他慢性病病理过程相关的情况。

蒸煮，更短的烹调时间、较低的烹饪温度、使用酸性添加成分（如柠檬、青柠檬）和醋等，以及对食品的选择（未煮过的植物不存在 AGE，但未煮过的动物中含有 AGE）都是降低 AGE 的有效方法。烤、煎、火焙、油炸等都会产生更多的 AGE。

如果你遵循 Ketoflex12/3 的饮食原则并加强锻炼，但是你的空腹胰岛素仍然保持在 4.5 以上，或你的糖化血红蛋白还在 5.5％以上，或者你的空腹血糖仍然超过 5，那怎么办？没问题：有几种一般商店就可以买的非处方药可以分别针对其中的一些问题。这些非处方药应该每次只先添加一种，然后，根据复诊情况，确定其对血糖控制的效果以及胰岛素敏感性，再行调整。例如：

译者注：

① AGE与糖尿病肾病、视网膜病变、神经病变、动脉粥样硬化等糖尿病并发症的发生发展密切相关。

• 胰岛素敏感性会受血锌水平的影响，因此，如果你的锌水平低于 100，可以先尝试每天服 20～50 mg 的吡啶甲酸锌。服用两个月后，重新检查血糖值，再作调整。

• 糖化血红蛋白数值高表示血糖控制得不理想，这也可能是受低镁的影响。如果你的红细胞（RBC）中的镁小于 5.2 mg/dL，可以试试用甘氨酸镁，每天 500 mg；或者苏糖酸镁，每天 2 g。

• 肉桂其实是一种很好的改善血糖的食物。每天只需要 1/4 茶匙的肉桂末，撒在食物上，或简单地使用 1 g 装的胶囊 1 粒。肉桂也可以改善Ⅱ型糖尿病患者的血脂[3]。

• α–硫辛酸是一种抗氧化剂，大多数人可以每天使用 60～100 mg。

• 吡啶甲酸铬也可以帮助降低血糖，常用剂量是每天 400 μg～1 mg。

• 黄连素也可以降低血糖，通常服用 300～500 mg，每天 3 次。

• 医生也可能给你开二甲双胍，一种常用的降糖药，以帮助降低血糖。

四、经常锻炼有诸多优点

你听说过吗，坐着是新型的"吸烟"？现代人的生活，大部分时间是坐在电脑前、课堂上、电影院内、汽车里、会议室中工作，或者蜷缩在沙发上看电视、玩手机游戏。我们一直坐着，一直坐着至死。研究表明：锻炼有益健康；但是久坐不动有害于认知功能和身体（特别是心血管）健康。

运动带来的最大益处有：

（1）可以减少胰岛素抵抗，这是现在已知的预防阿尔茨海默病的关键因素。

（2）可增加酮症，加上其他影响因素，可增加支持脑源性神经营养因子的产生。

（3）可增加海马体的体积，海马体是主管记忆的关键性区域；此区域在阿尔茨海默病患者中常常见到有萎缩。

（4）可以改善血管功能，这对神经元和突触的血液供应十分重要。

（5）可以缓解压力，压力是触发阿尔茨海默病病理进程的一大关键因素。

（6）可以改善睡眠，睡眠是认知功能健康的另一个必要保障。

（7）可以增加新生神经元的存活率。这些新生神经元是经大脑加工生长出来的，此加工称为神经形成。

（8）可改善情绪。

对认知功能而言，结合有氧运动是最佳的锻炼，如慢跑、散步或者跳健身操、跳舞、负重训练等；每周最好进行 4～5 天，每天坚持 45～60 分钟，并慢慢地增加运动量。切记：运动前先要舒展一下肢体，保护好关节。

当然，如果减少了炎症，你的关节应该大大受益，不再有问题。有些人喜欢用教练，另一些喜欢用健康师，或自行运动，这都可以。如果你觉得开始很难，可以咨询教练，或寻求家人和朋友的帮忙。

五、保证最佳的睡眠

现代社会，加班到深夜常被视为是勇气的象征。多年前，先是作为医学院实习生，然后是住院医生，再到神经科医生，我被剥夺了 5 年的好睡眠。时常一口气工作超过 40 小时。很快，我的反应速度变慢了，判断力受损了，学习和记忆能力下降了，肾上腺激素水平升高了，但压力却从来未曾舒缓过。我会在一小瞬间的空隙中睡着。有几次，甚至在评估患者的时候睡着了。当我度过了住院医生轮训期，在几周"正常"的睡眠后，仿佛觉得云开雾散，我的思维再次清晰了。这说明睡眠与认知衰退密切关联，要避免或扭转认知衰退，最佳的睡眠是必不可少的。

几年前，在与一位阿尔茨海默病领域从事病理评估和临床研究的神经病学专家讨论时，她解释说：为什么有些轻度认知障碍的患者症状可以得到改善，而许多人却继续恶化下去，最后发展成阿尔茨海默病？这看来似乎是个谜！当我问她，是否注意到症状改善者与继续下滑者之间有差别时，她想了想，回答说："是的！"她继续说，"至少，那些睡眠得到良好改进者更容易趋于改善。"

以下是如何优化睡眠，从而提高大脑功能的小秘方：

1. **如果评估结果确定有睡眠呼吸暂停的情况，积极加以治疗是非常关键的。**对其中的一些人来说，一个简单的牙科器械（如常用的"口腔矫治器"）就可能有效。对于其他另一些人，则可能需要使用持续气道正压通气（CPAP）[①] 等。无论哪种方式，保证有适度的氧分压和睡眠时气道压力适当是很重要的。这不仅仅是为了认知功能，也有益于心血管的健康，并可以防止胃食管反流（GERD），同时减少肥胖和肺部感染等疾病的可能性。此外，还有其他诸多好处。

2. **每晚尽量确保近 8 小时的睡眠时间，而且，需在不使用安眠药情况下**（安眠药会影响认知功能）。只有在黑暗情况下，大脑

译者注：————————————————————●

① 持续气道正压通气（CPAP），指用面罩将持续的正压气流送入气道，用此种方式给氧的机器称 CPAP 呼吸机。该设备可以在整个呼吸周期内人为地施以一定程度的气道内正压，从而有利于防止气道萎陷，增加功能残气量，改善肺的顺应性，并提高氧合效用。

才会产生褪黑素。任何光线都会干扰褪黑素的分泌。随着年龄增长，人们分泌褪黑素能力下降。许多人发现：如果在睡前服用生理范围的褪黑素（指与大脑活动产生的量相符，0.3～0.5 mg），他们睡眠常常会更好，醒来时也常更清醒。如果需要比这更多的量，也可以增加至 20 mg。适当的剂量，醒来时会觉得神清气爽，做梦似乎有所增加。如果服用太多，可能前半夜睡了几小时好觉，但在半夜醒来后，就无法再次入睡了。这种情况只需减少使用剂量即可。偶尔让褪黑素"休休假"也是一个好办法（例如，每周有一个晚上停止服用褪黑素），这会使机体自身继续产生本体性的褪黑素。

褪黑素不是安眠药，所以不会感觉到苯二氮䓬类（如阿普唑仑等）安眠药的镇静作用，后者有诱发认知衰退的风险。使用褪黑素是在创建新的生理性睡眠；而服用安眠药，只是"调低"脑电压，给大脑下了"迷药"。

睡眠障碍者最常见的困扰（这也是增加认知衰退风险的导火索）是夜间惊醒。这有许多潜在的诱发因素：包括绝经和激素失衡（特别是低孕酮水平）、抑郁、紧张、胃食管反流等。如果发现自己长时间反复思考或专注于某一问题，或无法停止脑海里的胡思乱想，可以临睡前服用 500 mg 的色氨酸（Trp），或 5-羟色胺（5-HT）100 mg 或 200 mg，因为 5-羟色胺比色氨酸更容易进入大脑。如果已经在服用 5-羟色胺再摄取抑制剂的抗抑郁药，如百忧解、舍曲林等，那么，应该避免再使用 Trp 和 5-HT 等。因为抗抑郁药与 Trp 或 5-HT 的组合，可能导致 5-羟色胺综合征，表现为发热、情绪激动、出汗、腹泻等典型症状。这是因为抗抑郁药阻止了 5-羟色胺神经递质的回吸收过程，导致它滞留在突触等处，并持续地刺激脑细胞。如果 5-羟色胺的前体——色氨酸的水平偏高，那么 5-羟色胺的量就会增加。这种"完美风暴"就像是大暴雨即将来临之际，却又堵死了所有下水道。这是一个危险的组合，将导致水漫金山，泛滥成灾。其结果是引发了 5-羟色胺综合征。

夜间惊醒常见的原因之一是孕酮偏低，这在男女中都可以见到。在更年期之前，相对于雌二醇水平，孕酮水平有所下降是很常见的，其结果是导致雌二醇与孕酮比值过高。因为孕酮有松弛张力的效应，孕酮偏低会引发焦虑、睡眠不好等，而且经常会有"脑雾"（指头昏脑涨，难以形成清晰思维和记忆等现象）。如果实验室测试结果表明孕酮水平不是很理想，可以咨询医生，服用"生物同质性"孕酮（"生物同质性"指的是人工合成的与体内所分泌的有着完全相同分子结构的激素），睡前口服，从 100 mg 开始。男性中低孕酮水平往往与较低的睾酮水平有关，因为孕酮是睾酮的前体。由于低睾酮水平也是触发认知衰退的一个危险因素，故即使是男性，也应该主动与医生配合，优化自身的睾酮水平。

遵循 Ketoflex12/3 方案一段时间后，一般不会再出现胃食管反流现象。如果还存在这类症状，则要尽量避免或少用质子泵抑制药（PPIs，如兰索拉唑等）。借助胃酸，可以促使消化酶能够更好地分解食物，帮助正常接收各种维持生命的必需品，同时一并吸收锌、镁等微量元素及维生素。此外，如果胃酸的分泌正常且适量，则可以缓解胃食管反流等症状，因为酸性物质本身会诱发食管下端贲门处的括约肌收缩，以阻止胃酸逆流向上。

如果因为紧张而容易惊醒，可以考虑尝试用冥想（打坐）等方法，或听听与冥想有关的音乐。有研究表明，常听这类音乐，可以改善神经敏捷度。有人形容听完后像是服用了"类固醇激素"一样，舒适、松弛而敏锐。研究证实，这类音乐增强了有助大脑松弛的频率，并强化了突触的可塑性。一般可每周用 5 次，放松身心，躺下，调暗灯光，戴上耳机，播放 30 分钟。最初几天，可能会感觉到有些像喝了咖啡一样的轻度刺激、愉悦之感，但随后常会迅速地被一种更为轻松惬意的感受所支配。

10年前的我，作为一个生物医学家，对于冥想（打坐）的疗法是嗤之以鼻的！但现在研究证明，经常练习冥想（打坐）的人，其海马体的体积会增加，并还伴有其他一些益处，如明显舒缓紧张、压力感等。

3. 养成良好的睡眠习惯。

• 睡眠时，保持房间内的光线越暗越好（光会减少大脑睡眠时所分泌的褪黑素），如果需要，睡眠时可以戴上眼罩。

• 尽可能保持环境安静，关掉电子设备并远离电磁场，如电视机、录像机或其他电子设备。

• 睡觉之前自然地放松下来。从高压力状态下直接进入睡眠之中，是不可能且是自找麻烦的。

• 如果可能，应该在午夜前入睡。希望晚起床以弥补晚入睡的睡眠损失，常常会受挫于噪声（电话、交通等的杂音）、光线和其他外界刺激因素。

• 睡眠前几小时应避免剧烈运动，因为剧烈运动刺激肾上腺素大量分泌，后者可以干扰入睡。

• 运动最好在早上进行，让肾上腺素缓慢下降，而不影响睡眠。

• 夜间避免使用蓝光①。如果想在睡觉前阅读，可以为阅读灯或电脑屏幕安装光线过滤器。

• 如果对咖啡因及茶叶等很敏感，那么，午后避免饮用咖啡、茶叶等饮料。

译者注：————————————————●
① 蓝光指标准灯里（尤其是在新式的 LED 灯）的蓝色光线。

- 卧室里不要放电视机。

- 避免晚餐吃得太多、太饱。

- 要多喝水，但不要在睡觉前喝太多的水，以免频繁半夜醒来上厕所。

六、压力：令人惊讶的"恶果"

压力（应激）是由超越了系统本身适应能力的操作运行而引起的。现代人的进化程度还不能让我们承受现代这样的生活方式：餐餐高糖饮食，每天挑灯夜战，焦躁地工作着，睡眠欠缺，膳食结构不良，并与数以百计的有毒化学品密切接触等，扳扳手指，就可随意找出几大类正在"击溃"人的大脑和身体的应激原。我们的进化水平只能让我们接受间断性的、而不是持续性的压力。

压力明显地升高了皮质醇水平，而其高水平状态对人的大脑是有害的，特别是对存储和巩固记忆的海马体。在阿尔茨海默病的病变中，首先受到攻击的结构之一就是海马体。压力也强化了其他一系列触发认知衰退和阿尔茨海默病的危险因素：包括高血糖水平、体内脂肪堆积、肥胖、糖类成瘾、"肠漏"及其引发的炎症，并可导致血脑屏障"渗漏"，影响钙的释放，过度刺激神经系统，增加了心血管疾病的风险。它同时还攻击本可预防阿尔茨海默病的因素，包括那些挣扎着呵护自我的突触保护性因素，如神经新生机制，以及与记忆形成相关的树突棘生长和维护因素等。

压力偏大是大多数认知衰退者处境的共性特点。但它在Ⅲ型（毒素型）阿尔茨海默病患者以及主观认知衰退（SCI）及轻度认知衰退（MCI）者中尤其显得突出。对于这些人，巨大的压力使得认知功能迅速地恶化。同步比较研究提示：这些患者的认知快速衰退过程，往往与这一阶段他们正承受着巨大压力在时间上是十分吻合的。

一个冲劲十足的 56 岁律师接手了他职业生涯中最具挑战性的案子，并在两年里为此案没日没夜地工作，严重缺乏睡眠。此前，他曾有过几年的抑郁史。最终，他赢得了这场官司。但很快地，他发现自己说话或写作用词上有点困难，计算上也有些力不从心。他日趋消极，反应逐步变得迟缓了。他的 PET 扫描结果显示：有明显的阿尔茨海默病的可能。他携带的是 ApoE2/3 基因，而不是 ApoE4 基因。所有的实验检测报告都倾向于他患了Ⅲ型阿尔茨海默病：如转化生长因子-β1（TGF-β1）和补体 4（C4a）双双提高、鼻部和喉咙有霉菌毒素等的迹象。

这就是为什么必须在认知优化治疗程序中加入舒缓并减轻压力这一环节的理由。对此，最好的措施常因人而异。对于很多人来说，冥想（打坐）和瑜伽具有强大的缓解压力功效，且有助于降低皮质醇水平，保护海马体不再萎缩，并可增加大脑皮质的厚度。

最简单的且其效果是不可思议（但人们却很少使用）的减压途径是：采取一些缓慢而深沉的膈肌呼吸方式（俗称"腹式呼吸"，以腹部、而不是胸部进行缓慢深沉的吸气、呼气）。记住：此时，请千万放松！

如果运动后你感觉到太兴奋，可以稍微调小运动量。也许，运动 30 分钟足够了，无须强调 45 分钟；或减慢跑步机的速度。但运动时仍然要让你的心跳加速，可配合做一些负重训练。如果你因马拉松训练而过于疲惫，那么，稍微削减一点运动量，也可能有助于降低皮质醇水平。

如果你是一位咖啡发烧友，控制咖啡的摄入量可能会帮助你减轻压力水平。酒精也一样。按摩、大笑、音乐、运动等，都是减缓压力的好办法。

七、大脑训练

心理训练能够改善人的认知功能。通常，这种训练需要借助电脑的特定程序。当然，在这点上人们还存在着一些争议：有部分科学家批评说此理论未经严格验证，且夸大其辞。但我们认为不宜草率地过早加以否定。数以百计的科学论文显示：大脑训练对认知功能有着重要影响。例如，试验者在接受一个名为《双决策》（*Double Decision*）高效训练程序，训练了10多年后，降低了近50%的痴呆风险，这远远超过了任何药物。

许多公司提供了在线的大脑训练程序。有代表性的如《假设科学》（*Posit Science*)、《动动脑》（*Lumosity*》、《达金》（*Dakim*）和《认知状态》（*Cogstate*）等。这个领域的领衔专家是迈克尔·莫贞奇（Mike Merzenich）教授，他是《假设科学》的创始人，曾开发《脑总部》（*Brain HQ*）程序。2016年，迈克尔因在神经可塑性领域的开创性工作获得了神经科学界著名的"卡夫利奖"（Kavli Price）。从20世纪80年代起，我就一直在聆听迈克尔教授的出色讲座，他领导的研究小组在这个领域的建树远远领先于其他人，这一点毋庸置疑。现已超过130多篇文献证明了《脑总部》程序的益处。

《脑总部》将各种程序进行了优化。所以，你每天只需用10～20分钟，每周训练5次，就可看到某种改善。或者，也可以每天用30分钟时间，每周3次。先从《鹰眼》（*Hawk eye*）和《双决策》（*Double Decision*》等的训练程序开始，然后，可逐步添加其他有助于记忆及大脑智能的高效游戏程序。该类程序是为了不断挑战你的能力而设置的，因此，初期若有些难度别气馁。只要一开始有些许改善，后面难度就会越来越大。此时，切记要放松！如果你过于紧张，更容易卡住。其实对策很简单，只要适当减少点时间就可以了。

八、炎症

炎症是认知衰退的最大驱动力之一，直接介导了阿尔茨海默病的病理机制。因此，解决炎症问题是逆转认知衰退的关键。一旦实验室测试结果确定存在炎症，我会推荐一个三管齐下的举措，帮助读者走出困境。

（一）消解炎症

要做到这一点，一个有效的办法是服用特定促炎症消退介质（specialized pro-resolving mediator，SPMs）。比如，一种名为"活性 SPM"（SPM Active）的制剂，它含有消退素（resolvins）、保护素（protectins）和抗炎介质（maresins①）等，它们可以协助完成免疫系统针对感染（或其他触发炎症威胁）的一系列反应，促使其返回健康的、非炎性的基准状态。当自身免疫系统难以完成促炎症消退反应时，服用活性 SPM 可以提供所缺乏的部分消炎介质，以助消退炎症。

活性 SPM 是胶囊制剂，你可以每天服 2～6 粒，坚持 1 个月。与此同时，务必消解炎症的根本原因，如不良的饮食习惯或慢性感染等。

（二）抑制新的炎症

抗炎药如 Ω-3 脂肪酸和姜黄素等有助于预防新炎症的产生。推荐剂量为每天 1 g 二十二碳六烯酸（Ω-3DHA）胶囊，

译者注：

① maresins 是一类新发现的抗炎介质，由内源性二十二碳六烯酸（Ω-3DHA）通过活化的巨噬细胞转化而成，常由体内炎症部位自我产生，它参与组织内环境平衡、炎症消退、减轻疼痛、机体防御等方面，发挥有益的作用。

并与等量的姜黄素同用。空腹或与其他脂类食物一起摄入。此外，还有一些其他的抗炎药材，如生姜、肉桂、孕烯醇酮（一种合成的黄体酮）、丁香、百里香等；以及有抗炎功效的食物，如绿叶蔬菜、甜菜根、西蓝花等。ReCODE 个性化治疗程序不倾向于使用人们常常热衷用的非甾体抗炎药，如布洛芬（Ibuprofen）等，因为后者往往会损害胃肠道和肾脏等。

（三）消除炎症的可能源头

如果还残留着触发炎症的危险因子，再好的控制也于事无补。因此，消除炎症必须从源头抓起。在很多情况下，炎症远不止一个源头。常见的包括"肠漏"、单纯高糖类、反式脂肪酸食品；以及各种慢性感染，如莱姆病、病毒（如单纯疱疹），或霉菌（如曲霉属）、青霉属等。卫生状态差的口腔常是重要的藏污纳垢之处，每每可引发慢性炎症。如前面所述，在阿尔茨海默病患者的大脑中已发现口腔内的常见细菌，如牙龈卟啉单胞菌等。

如果除去这些可能的危险因素后，炎症标志物仍维持高值水平的话，应该去做一个更全面、完整的评估。这一检查应该包含查自身抗体，如那些可能导致类风湿关节炎、慢性莱姆病的因素，以及一些寄生虫病，如巴贝斯虫病或巴尔通体病等感染源，还要考虑其他一些尚未确诊的病症。

九、恢复肠道功能

有很多方法可以帮助恢复肠道功能。对此，市场上已有太多的书籍介绍，包括一些相应的网站等。在此，我只是择其要点地介绍最关键的。

健康的肠道对于所有人来说都很重要，因为民众中"肠漏"现象特别普遍。如果你 Cyrex 阵列 2 显示为阳性，或你对某些食物过敏，吃完后容易腹胀、便秘或便溏等，你就可能患有

"肠漏"，意味着你的肠壁完整性遭到了"破坏"。治愈你肠道功能异常（"肠漏"），对于减少全身炎症，提高对营养物的吸收，增强自身免疫力，改善体内微生物菌群，增加有益于肠道之物（如一些激素和神经递质等），都是大有帮助的。这些，自然是预防和逆转认知衰退的关键性策略。

修复"肠漏"的第一步是了解肠壁损伤的起因，然后，尽可能加以消除或减少。以下是一系列潜在的、触发肠壁损伤可能因素的列表：

- 糖。

- 对食物过敏，特别是麸质（或其他谷物），以及乳制品或其他过敏原等。

- 对化学品过敏，如在加工食品过程中添加的化学品（苏打水、人工甜味剂、防腐剂、染色剂、黏合剂等）。

- 除草剂（如草甘膦）。

- 杀虫剂、农药。

- 转基因食品。

- 酒精。

- 抗生素，包括自口服摄入的，或摄自工厂集中化饲养的动物性食品。

- 消炎药，如阿司匹林或其他非甾体类抗炎药物（如布洛芬），以及类固醇等。

- 压力。

除了尽量消除或减少这些潜在的肠道损伤性因素外，还可以采取一些有助于肠道修复的配套措施。一种方法是选用骨膏汤[4]，此方法既安全且又为纯生理性的。事实上，我们的祖先和许多传统文明中食用肉最少的人（比如冲绳人，他们以长寿而知名），在利用动物的骨骼方面下了苦功，提供了关于软骨、肌腱和骨髓等的来源，它们可以释放胶原蛋白和许多氨基酸，如谷氨酰胺、甘氨酸以及矿物质和维生素等补益成分；这些，大都可促进或帮助恢复胃肠道的致密性，从而加强胃肠道的屏障功能。

许多传统文明中保持着一个好习惯：整天用一个锅熬着骨头，并使用其汤底来烧汤、炖菜等。一些养生团体主张一段时间坚持先只喝骨头汤，时间从 1 天到 3 个星期不等；同时，初期尽可能排除其他食物；然后，再重新引入其他食物，每次只添加一类食物。

另一些养生团体则使用"骨膏汤"作为一种辅助的 Ket-oflex12/3 饮食（参见第九章朱莉的方案）。

可以直接购买有机的、放牧动物的骨头或捕捞的野生鱼骨所熬制的汤，或自己做汤。有几个优秀网站专门讨论如何购买或自己熬制骨头汤的方法。如 http：//scdlifestyle. com；https：//www. kettleandfire. com；https：//chriskresser. com/？s＝bone＋broth。

如果找不到自己喜好的"骨膏汤"，也有其他变通办法。例如，有些人采取初乳胶囊、L-谷氨酰胺胶囊，或者肌肽锌等，这些市售产品都有助于修复肠道功能。

另一种方法是遵循所谓"SCD 的特定糖类"方案，据说此饮食方案有促使肠道愈合的功效[5]。参见 https：//draxe. com/scd-diet[5]。

不管是服用"骨膏汤"，还是初乳胶囊、L-谷氨酰胺胶囊，或遵循 SCD 饮食食谱以修复肠道功能，3～4 周以后，肠道应该愈合了，可以重新通过 Cyrex 阵列或其他方法来检测"肠漏"情况，以确保它是否真的修复了。如果它确实已经痊愈了，可以在饮食中加入益生菌或益生元（如果"肠漏"还存在，不宜服用益生菌，否则可能会让细菌渗入血液，增加炎症风险）。修复肠道有点像清洗和修理漏水的鱼缸，修好后才可以将鱼（益生菌）和鱼饵料（益生元）添加进去。

　　我们强调，修复"肠漏"的最好办法是采用食物。益生菌（细菌）基本都可以从发酵食品（如酸菜和泡菜）中获取；益生元则可以从富含纤维的食物，如豆薯、洋葱、大葱、大蒜等中摄入。除了这些食物外，你还可借助益生菌胶囊，要服用含300亿～500亿个总CFU（菌落成型单位，代表着活菌计数）的益生菌。神经病学家大卫·帕尔马特（D. Perlmutter）博士著的《脑力大师》（Brain Maker）一书，特别推荐表8-1中所罗列的五大益生菌核心品种。

　　一旦优化了自我胃肠道微生物菌群，就不再会经常感受到腹胀、便秘或腹泻等了，而且，也消除了炎症的一大重要源头，你将得以更有效地排出体内毒素。此时，最重要的是你已经迈出了改善认知功能的关键性一步。

表8-1　推荐五种益生菌核心品种[6]

种类	功效	来源
植物乳杆菌	调控免疫，减少肠道炎症；保持营养成分	泡菜、酸菜，其他发酵的蔬菜
嗜酸乳杆菌	增强免疫，减少酵母菌感染，改善胆固醇	发酵的乳制品
短乳杆菌	增加BDNF，提高免疫力	酸菜、腌菜
乳糖双歧杆菌	减少食物病原体（如沙门菌），提高免疫力，改善消化功能	发酵乳制品
长双歧杆菌	减少病原体，改善胆固醇	发酵的菜和奶制品

　　当"肠漏"已愈合，肠道微生物菌群也已优化，对认知衰退来说，是时候来解决另一个有可能更为重要的、鼻腔/鼻窦里的微生物菌群问题了。微生物"发现"了进入大脑的最快捷方式就是通过鼻子[7]。在许多病例中，我们注意到由于慢性鼻窦炎而连累到鼻腔、喉咙和鼻窦，导致这些部位产生炎症，其通常是霉菌类、细菌类的致病菌（MARCoNS，可以形成所谓生

物保护性外膜的金黄色葡萄球菌）引起的，后者对许多抗生素均耐药。因为生物保护性外膜是"保护伞"，可以帮助该类细菌"屏蔽"或"躲避"抗生素的攻击，使其更难以被清除。

不仅鼻腔和鼻窦的微生物有"优先"混进大脑的优势，此处微生物所分泌的产物也更容易侵入大脑，并破坏大脑中支持神经元和突触的有益因子。因此，如果实验结果表明补体4（C4a，这是免疫系统中接触到生物毒素后会升高的一部分）值升高，而且显示出有Ⅲ型阿尔茨海默病症状，或者曾有慢性鼻窦炎的病史，就需要重点解决鼻窦和鼻咽部微生物感染问题。对此，方法很简单，但需逐步推进。有关更多信息，不妨咨询 R. 休梅克（R. Shoemaker）博士的网站：http：//www. surviving-mold. com，或由休梅克博士治疗方案中认证过的医生来评估处理。这在该网站上有相关信息公示。

（一）有感染需及时治疗

如确有病原体（如凝固酶呈阴性，且对多种抗生素耐药的葡萄球菌）或霉菌存在，就应及时治疗。对凝固酶阴性而耐药的葡萄球菌，可以使用类似市售名为 BEG 的"喷鼻剂"，其内含 0.2% 的"百多邦"（Bactroban）、1% 的乙二胺四乙酸（EDTA、依地酸二钠）及 3% 庆大霉素（Gentamicin），常常很有效。它可以与美国市售的 Sinu Clenz① 和"可俐尔"（Xlear）② 喷鼻剂合用，以减轻炎症反应，并帮助愈合。如果是霉菌所致的，则需用抗真菌剂，如伊曲康唑；或草本的免疫增强剂，如"心叶青牛胆"（Guduchi）提取物等来治疗。

译者注：　　　　　　　　　　　　　　　　　　●

① Sinu Clenz 是美国 GMC 公司生产的鼻腔清洁剂类产品。

② 可俐尔（Xlear）是美国的一种喷鼻剂，可快速改善鼻塞、鼻痒，清洁鼻腔鼻窦，并缓解过敏症状的非处方药。

（二）恢复最佳的微生物群

与肠道微生物群一样，关键是增强有益菌群的保护性作用，阻止诸如耐药性葡萄球菌之类破坏性菌群的再度滋生。一些市售产品可针对鼻腔及鼻窦部益生菌菌群进行调整，包括耳鼻喉科专用的多种"咀嚼片"：如"Probio Max ENT❶"或"复原剂"（Restore）等；后者原本是针对肠道菌群紊乱而研发的，现也有鼻部专用配方。如果你找不到这些，一种简单的修复方法就是用泡菜榨汁，清洗鼻子。

（三）清理病原体源头

如果在家中、汽车内、工作场所及任何较长时间待着的地方有大量霉菌等病原体存在，需及时加以清理。在美国有一些专业机构，如 Mycometrics（https：//www. mycometrics. com/）是专注于评估各种场所霉菌状态的，评估后会给你一个"美国环保署相对霉菌指数分值"（也叫"ERMI"值），可定量地反映该场地霉菌的严重程度。如果 ERMI 指数分值在 2 分以上，或更高，你需要雇用清理霉菌的专业机构。科学研究已经证明：无论是工作场所，还是家里，你接触的霉菌越多，由此引起的疾病也就越多，相互之间存在正相关，其中也包括认知衰退等。

十、激素平衡

ReCODE 个性化治疗程序中最有效也是最关键部分，是争取激素的最佳水平状态，但这也是最有争议且最难操作的部分。原因有几方面：

第一，对女性绝经后是否应该使用激素替代疗法，目前仍

作者注：

❶ Probio Max ENT 咀嚼时，可释出唾液链球菌，它是存在于口腔的有益菌，能改善菌群，起到防范作用。

然存在着激烈争论。一些专家不管女性的年龄与疾病情况，对此疗法都持强烈反对态度；有些专家则主张可以在绝经后的5年内，女性可适度考虑使用；还有的专家则认为已患有阿尔茨海默病（或已有主观认知衰退／轻度认知衰退）的女性可选择性使用。这里姑且不论其年龄大小，我们认为此法可以使用，但要咨询生物同质性激素替代疗法专家的意见，最好这些专家兼有认知衰退治疗经验。也就是说：我强调的是用生物同质性激素替代疗法。因为这些激素与你体内本身产生的激素具有完全相同的分子结构，意味着它们会产生同样的益处，而不太可能产生有害的副作用。

生物同质性雌激素有17β-雌二醇、雌酮和雌三醇。非生物同质性的雌激素也不少，如倍美力片，又称"妊马雌酮"（一种以妊娠母马尿中的提取物为主要成分的药物）等。

第二，与前述的维生素水平等相类似，激素的"正常值"与可能的"最佳值"大不相同。足够量的激素对于优化认知功能（甚或逆转认知衰退）常常至关重要。因此，纠治的目标不是让你的激素在"正常"范围内，而是让每一种激素达到"最佳值"。

第三，血液中激素值的衡量，并不能告诉人们激素在体内运作的效应，充其量只体现着体内激素量的多少。若欲令机体充分受益于激素，则激素必须到达受体且与受体结合；与受体有效作用后进入细胞核，从而激活各种不同的基因。这些基因进一步产生无以计数的相应的蛋白质，对整个新陈代谢的生命过程发挥协调统摄作用。可想而知，在实测的激素值与每一类激素的实际效果之间，存在着诸多环节与步骤。这就是为什么激素值的评估其局限性非常大的缘由所在。应这样看才比较合理：把激素值的测定作为"上游"度量，而通过对症状等的评估，分析激素功能（效应）状态，以作为"下游"度量。例如，评估甲状腺状态时，可以通过测量清晨的基础体温，获得一个很好反映甲状腺功能状态的标志物；或使用甲状腺显示仪（Thyroflex），来测定某项条件反射的速度及时间精确度，以评估甲状腺功能状态。如果体温没有达到底线的36.5℃（97.8℉），那表明甲状腺功能可能欠佳。此外，如果有明显的甲状腺功能失调的相关症状，如体重增加、嗜睡、便秘，或是脱发等，也说明甲状腺功能欠佳。

第四，复杂的激素功能状态必须综合而整体地看，而不是简单的一项项单一分析，因为它们之间存在着错综的交互影响。例如，不能单独地观察甲状腺的某一项功能（指标），而要同时观察它与其他指标（功能）及其他激素之间的互为因果的系统作用，例如它与肾上腺皮质激素（类固醇）、性激素及肾上腺髓质激素间的互动关系。优化这些激素之间错综的关联性，可以使整个内分泌系统处于最佳工作状态。从而，才有可能支撑最好的认知功能水准。

因此，为防止或逆转认知衰退，在医生紧密配合下，有效优化体内激素水平十分重要。

（一）甲状腺

如上所述，很多认知衰退的患者中，甲状腺功能都欠佳。甲状腺的主要活性激素是三碘甲状腺原氨酸（T_3），但通常治疗用的是左甲状腺素（Levothyroxine），又称"合成T_4"；或左甲状腺素钠（Synthroid，如"优甲乐"）；它们可能会转换成活性T_3，也可能会大打折扣。因此，最好是选用T_3和T_4的组合。比如，用"甲状腺素组合"（Armour Thyroid）、"NP甲状腺"（NP Thyroid）、"天然甲状腺素"（Nature Thyroid），或类似的甲状腺综合提取物。如果使用合成药物，那么，用左甲状腺素（T_4）的同时，加用T_3，或称"碘赛罗宁"（一种合成的T_3，Cytomel）。分析症状和追踪指标检测结果，将有助于优化药物的剂量。此外，由于自身产生甲状腺激素需要碘的摄入。要评估甲状腺功能状态是否理想，还需了解碘的摄入水平。如果摄入比较少，可以加服碘片，每天 1 片；或吃高碘的食物，如海带等。

（二）雌二醇和孕酮（女性）

雌二醇（相关的比雌二醇活性稍弱的是雌酮和雌三醇）和孕酮等，对女性的整体功能（也包括对大脑的作用）影响巨大，正因如此，阿尔茨海默病患者是否需要使用雌二醇、孕酮等激素替代疗法是有争议的。一方面，雌二醇和孕酮都有保护大脑的功效，且对认知功能有积极的促进作用，并可直接中和有可能导致阿尔茨海默病的危险因子。鉴于此，雌激素被评价为一种很有潜力改善阿尔茨海默病的治疗药物（当然，并不意外，其单一使用效果并不好）。另一方面，雌二醇还提高了子宫癌、乳腺癌等的风险，尤其是在其与孕酮比值不平衡的情况下。因此，如果你的这些激素水平偏低，是不是该用？该怎么用？需要好好咨询这些领域的专家，尤其是有治疗认知衰退及肿瘤防范经验的专业人士。

此外，还应该与医生讨论以下几个关键问题：

• 人们越来越认同：生物同质性激素，那些与自身机体分泌结构完全相同的激素，比人工合成的，如倍美力片（妊马雌酮）等要好得多。

• 女性绝经期后为了防范或治疗认知衰退的风险，雌激素需要使用多长时间、多大剂量才是适当的？对于这一点，人们并没有形成共识。

• 不同的医生所采用的雌激素剂量不同。而作为整个计划的一部分，扭转认知衰退所需要的雌激素"最佳量"是未知的。一些专家认为：理想剂量是 80～200 pg/mL（80 pg 是预防骨质疏松症的最低值），而其他一些专家则建议 30 pg/mL 可能就已足够了。

• 对于是否应该通过采取唾液或 24 小时尿液样品，或通过其他方法等来测定体内雌二醇的含量，这也存在着分歧。

• 对于孕酮，可在就寝前使用 100 mg 或 200 mg 的具有生物同质性的孕酮口服药（Prometrium）。我们认为理想值是 1～20 ng/mL。但需同时观察是否有情绪波动、嗜睡等症状，如果有，表明孕酮水平可能过高，需优化雌二醇与孕酮的摄入比值。

即使是生物同质性雌二醇（或雌二醇-雌三醇组合物），也最好经由皮肤或阴道摄取。因为口服有可能会导致肝损伤。切记：要随时观察评估认知反应情况以及监测激素水平，了解可能与激素相关的任何副作用（症状或体征）。由于激素替代疗法已被证明能增加罹患乳腺癌、子宫癌等的危险性，故需同时定期进行乳房的影像学（频率取决于年龄）及妇产科检查等。

优化激素水平对Ⅲ型阿尔茨海默病及主观认知障碍/轻度认知障碍的女性患者特别重要。虽然其机制目前尚不明确。临床上，许多Ⅲ型 AD 患者可以追忆起她们的认知衰退是始自绝经期或绝经期前后的。因此，如果有Ⅲ型阿尔茨海默病的特点和可能，不妨与医生咨询讨论一下如何使用生物同质性激素的替代疗法问题。

（三）睾酮

睾酮是突触"协奏曲"中另一个重要要素，最佳的睾酮水平有助于突触的维护。如果有认知衰退的征兆，或属于高风险人群，最好咨询医生，讨论如何进行睾酮水平的优化处理。

对于男性，如果总睾酮低于 300 ng/dL，或游离睾酮低于 6 pg/mL，就需要多加注意了。当然，这是男性指标。对女性，指标要低得多。女性总睾酮应该在 30～70 ng/dL。

就像其他激素一样，睾酮是一种强有力的分子，可影响大脑和整个身体功能。若睾酮偏低，可以采取：①与医生合作，使用药物以保持最佳的睾酮水平。例如，可以用睾酮凝胶或乳霜，或口服现成的增加睾酮的补充剂。②监测睾酮的副作用，比如跟踪记录前列腺特异性抗原（PSA）值，以防范前列腺癌（因为睾酮增加了前列腺癌的风险）；了解钙的水平，坚持跑步等，以预防心血管疾病等。③观察认知反应，有效时尽可能使用最小剂量。④如果停用睾酮补充剂，应在几个月内逐步地减量，缓慢地停用。因为突如其来的激素水平骤跌及睾酮受体数量的失调，可能会导致突触损失，并引起相应的认知衰退。

如前所述，女性睾酮值比较低，但女性也可以从优化睾酮水平的过程中受益。

（四）肾上腺素、皮质醇、孕烯醇酮和脱氢表雄酮

人体感到压力时，肾上腺开始工作，产生类似"双刃剑"样的激素效应：从积极方面说，应激反应是针对病原体和其他威胁的保护性措施；从不良方面看，高皮质醇水平可损害海马体的神经元。要得到最佳解决方案，那就要促使肾上腺激素水平既不能太高，也不宜太低。由于孕烯醇酮是主要的类固醇，雌激素、睾酮、皮质醇等都是从它衍生而来的。如果处在持续压力状态下，自主系统有可能去"偷"些孕烯醇酮以补足皮质醇的产生量，从而减少了生成雌二醇或睾酮的能力。这类"孕烯醇酮偷窃"现象是相当普遍的。这可以通过非处方药孕烯醇酮补充剂来解决，剂量从每天 10 mg 开始；然后，逐渐增加至 25 mg/d，或者使孕烯醇酮水平提升到 50～100 ng/dL 的剂量。

如果清晨的皮质醇水平偏低（低于 8 μg/dL），应该做出进一步评估。因为这可能是对压力反应不良的迹象。同样，如果你清晨的皮质醇偏高（超过 18 μg/dL），也应该进行深入评估，以确定是否存在重要且无法识别的压力源。例如，持续的慢性感染等。

两年来，52 岁的丽莎饱受记忆力下降和用词障碍等困扰。她有明确的阿尔茨海默病家族史，并因为忘记关灭火炉而不小心引起了一场火灾。神经心理学评估后，认为她患有遗忘型的轻度认知衰退（MCI），MoCA 的评分为 25 分（总分 30 分），也与 MCI 相符合。血液检测表明：她的多项激素水平不理想。她的主治医生给她推荐一位内分泌专家。可惜，这位医生诊断上明显失责：

（1）他没有检查丽莎的基础体温，甚至连问也没问；也没有使用甲状腺测试仪检测，所以，对她的甲状腺功能根本不清楚。

（2）丽莎的活性 FT_3 值很低，仅 1.8 pg/mL，但她的 T_4 值却正常，达 1.3 pg/mL。她的 TSH 值比较高，达到 5 pg/mL。这种组合意味着她自身无法有效地将 T_4（T_3 的前体）转换为活性 T_3，这是很常见的现象。而 TSH 值的升高，提示她处于甲状腺功能减退状态。内分泌科医生简单地给她服用了合成 T_4，但并未增加活性 T_3。可见，不了解本质无法解决问题。此时，简单地增加 T_4 用量于事无补。

（3）丽莎的孕烯醇酮含量也非常低。但医生说这只是"一个前体激素"，并不重要。事实上，前已述及，孕烯醇酮对大脑功能状态有着重要影响。

（4）而且，他并没有优化丽莎的雌二醇与孕酮的比值，表明他不明白雌二醇和孕酮的比值对于认知功能来说，至关重要。

十一、体内金属的动态平衡

传统的医学理论认为阿尔茨海默病并不是由金属（如汞）所造成的，也与感染、甲状腺功能减退、低水平维生素 D 等没有因果关系；表面上看，甚至与其他一些因素都不存在关联性。然而，诚如第四章中阐释的，已有确凿的证据表明认知衰退（特别是阿尔茨海默病），是由于大脑突触的保护性机制和破坏性机制之间的失衡所酿成的。而且，存在着几十种可能降低或削弱前者、促使或强化后者的因素。许多情况下，这些因素通过对 APP 直接或间接的作用，加剧了认知衰退的进程。研究已获得了清晰的证据：APP 的生成与否及其量的多少，又明显地受制于体内金属（如铁、铜和锌等）的水平。

70 岁的贝思一直抱怨记忆力下降。她显示出短期记忆损伤，用词和理解上有缺陷，并且操作电子仪器设备（比如使用她自己的平板电脑等）有困难。而且，她甚至在熟悉的地方都会糊涂到迷失方向。基因检测提示她是 ApoE3/4 型。颞叶和顶叶的 FDG-PET 扫描显示这些区域代谢减退，这是阿尔茨海默病的特有征兆。她的 PET 扫描显示 β-淀粉样蛋白呈阳性（这也与阿尔茨海默病相符）。MRI 显示她的海马体体积处在第 18 个百分位（只在 18% 的同龄人水平之上）。她体内的无机汞和有机汞的含量都很高，总汞量位于第 95 百分位（在 95% 的同龄人之上）。但她的汞排泄量又明显地低于正常人。这些，很可能就是导致她体内汞中毒的罪魁祸首。

医学院课程强调说：要把阿尔茨海默病与"可逆性老年痴呆"加以区分。然而，这种理论有根本性缺陷。因为这些可逆的原因本身也正是导致阿尔茨海默病病理过程的潜在危险因素。对贝思（见上）、卡尔（第六章）以及许多其他 AD 患者的深入检查，都提示这些所谓的可逆原因其实就是阿尔茨海默病（AD）的可能致病因素之一。而且，已明确揭示汞中毒是它们中的一大危险因素。也许，汞中毒并不存在于所有的阿尔茨海默病患者之中。但汞中毒至少是一部分 AD 患者病理发展过程中一个很重要的触发原因。再者，如果确实是由汞中毒引起的，问题轻易就可纠治。因此，阿尔茨海默病患者中的汞中毒迹象不可忽视。

如果有汞合金牙，或体内汞（尤其是无机汞）的含量高，最好请一位有过去除汞合金专业训练、同时不会让人在这个过程中接触高浓度汞的牙科医生来移除汞合金牙。最好是一步步做，每次牙科预约清除一两颗牙，直到汞合金牙全部取出。此外，很重要的一步是要系统清除体内的汞等重金属。一种有效方法是由一家水银科技公司（Quicksliver）开发的，此疗法比复杂的螯合疗法要温和些：它运用脉冲治疗，激活名为 $Nrf2$ 的基因，让你的身体得以消除汞、铅、砷、铁，以及其他潜在的有毒重金属。

如果体内铜锌比值比较高（各自应约 $100\ \mu g/dL$，理想的比值应为 $1:1$），则应该采取适当的措施，以提高锌水平，降低铜的含量；直到比值低于 $1.3:1$。第七章中曾提及乔治·布鲁尔（G. Brewer）教授的研究，他的研究已证明：针对锌缺乏和铜过多的治疗，可以改善认知功能。他提出如下建议：

（1）吡啶羧酸锌，每天 $25\sim50$ mg（但不超过 50 mg），以提高锌水平。

（2）抗氧化剂 α-硫辛酸，每天 $30\sim60$ mg，以防止铜增多所引起的相关氧化损伤。

（3）维生素 C，每天 $1\sim3$ g，以螯合铜，并加以清除。

（4）维生素 B_6（吡哆醇），每天 100 mg，以增强解毒功能。

（5）锰，每天 $15\sim30$ mg，以支持酶类抗氧化剂的作用。

（6）减少压力。

（7）避免高铜含量的维生素摄入。

此外，检查炎症标志物，如 hs-CRP 等，因为慢性炎症会加大高铜与锌的比值，并恶化认知衰退过程。

十二、毒素

解毒可能是 ReCODE 个性化治疗程序中最为困难的一部分。这是因为有太多的毒素可以导致认知衰退。幸运的是，可以用于治疗的针对性解毒措施也很多。而且，同样需强调从饮食开始。

卡罗尔，一位 59 岁的护士，曾在一家位居全国榜首的阿尔茨海默病诊疗中心连续进行 4 年的评估。她最初的神经心理学评估诊断可能是 MCI，但她的 MRI 显示出海马体严重萎缩，位于同龄人的 1％（在 99％ 的同龄人以下），她的 ApoE 基因为 3/4 型。她用了美金刚治疗，但认知功能仍持续下滑，最终发展为阿尔茨海默病。毫不奇怪，她变得安静了，反应迟钝，提不起兴趣来阅读，也不愿意与人们交谈。

当她丈夫带着她来找我时，我根据她的发病年龄、症状复杂性，以及实验报告等一系列数值，判断她患的是Ⅲ型阿尔茨海默病。因为，她可能和一些毒素有过密切接触。检测结果表明：她尿液中的霉菌毒素水平高得离谱，随后的测试显示，她有莱姆病菌和与莱姆病容易同时感染的、常见的巴贝斯虫。她的 IgG 水平也较高，显示对草本支孢霉、点青霉以及鸽粪等过敏。她的凝固酶阴性的耐药性葡萄球菌（MARCoNS）测试为阳性。家中的 ERMI（测量环境霉菌值的，一般家庭应该是 0 分）值为 6.7 分，这表明她家中毒性霉菌指数很高。

卡罗尔开始使用 ReCODE 个性化治疗程序。为了解决霉菌毒素问题，她每周接受两次谷胱甘肽的静脉注射。每次，随着注射完毕，她的症状短期内明显改善；但第二天早上又退化了。作为针对真菌毒素修复的休梅克（Shoemaker）程序的一部分，她还使用了消胆胺和鼻内摄入的血管活性肠肽（VIP）。她搬了新家。不幸的是，新家 ERMI 值仍为 7 分。她开始把更多时间放在户外活动上。在室内时，她使用便携式高效空气过滤器（HEPA）。她的症状开始改善了。半年后，她丈夫写道："卡罗尔现在好多了。已经能够理解我们的话并且进行对话了，而且常能及时给我们以适当的回馈。最显著的是，她的个性及与社会的交流恢复了。她开始攻读医学继续教育课程，并能很好地理解，找到答案；这是她在很长一段时间内最好的状态了，她对此非常满意。她热衷于交流，可以一次持续好几个小时。"

为了解是否已接触过高浓度的有毒物质，可以从历史记录中寻找线索：

- 有没有全身麻醉史？如果有的话，进行过多少次？
- 是否经常吃汞含量高的鱼，如金枪鱼、旗鱼、鲨鱼等？频率是多少？
- 屋内、汽车内、工作场所周围有霉菌存在吗？
- 吃不吃加工过的或非有机食品等？
- 有没有被蜱叮咬过？
- 服用过什么药物吗？
- 是不是因胃酸反流而服用质子泵抑制药（PPI），如兰索拉唑等？
- 酗酒吗？通常喝多少酒？
- 使用化妆品、发型喷雾剂或止汗剂吗？
- 经常出汗吗（出汗是排出毒素的重要途径）？
- 是不是经常便秘（排便是消除毒素的另一途径）？

• 每天是否至少喝 1000 mL 的纯净水（排尿是第三个重要的途径）？

一位男士为了他 52 岁的妻子与我联系，他妻子从更年期开始患有认知衰退，已有两年余了。因为有抑郁倾向，医生给她开了舍曲林（左洛复）的抗抑郁处方。他妻子在填写支票、支付账单、完成词句等方面都有困难。PET 扫描明确提示她有阿尔茨海默病可能。当被问及妻子是否有与霉菌密切接触史时，丈夫连连摇头说"没有"，但是想了一会儿，继续说："除了家中的地下室有黑色的大片霉菌外，但我以为这不是问题。"

如果体内有金属毒性（特别是高浓度的汞，或铜锌的比值失调），那么，你可以借助前述的方法加以纠治。如果通过上述测试方法所显示的你体内的毒素是来自霉菌或其他致病微生物，那么，处理方法有些复杂和棘手，应该根据具体特点而选择确定。因此，最理想的是，寻找有治疗生物毒素相关经验的医生的指导是有益的。例如，得到那些在休梅克程序上认证过的[8]或者有治疗生物毒素疾病经验的功能医学（functional medicine）医生的指导[9]。

首先，按第七章介绍的测试方法，如结果提示携带有病原体，不管是耐药葡萄球菌（MARCoNS），还是霉菌，医生都应遵照上述鼻咽/鼻窦部微生物感染讨论中所描述的措施，努力加以解决。

有几种方法可以灭活并清除这些部位与病原体相关的生物毒素，并提高Ⅲ型阿尔茨海默病、SCI、MCI 患者的认知功能。

• 静脉注射谷胱甘肽。它是一种强大的抗氧化剂和抗毒素，并且可迅速改善患者的精神状态。但通常它的疗效只能维持几小时。尽管如此，每周注射两次可达到持续改善认知功能的效果。另外，也可以用脂质体谷胱甘肽、雾化谷胱甘肽，或N-乙酰半胱氨酸胶囊等，来强化谷胱甘肽的效果。

• 鼻腔摄入血管活性肠肽（VIP），可以给大脑提供营养支持。它通常在耐药葡萄球菌（MARCoNS）检测转阴性后使用。这一治疗方法也会改善认知功能。

• 某些清热解毒的食物可帮助消解毒素，包括香菜、十字花科蔬菜（花椰菜、西蓝花、各种白菜、羽衣甘蓝、小萝卜、芽甘蓝、芜菁、西洋菜、大头菜、芜菁甘蓝、芝麻菜、山葵、马卡、白萝卜、芥菜、青菜等）、牛油果、洋蓟、甜菜根、蒲公英、大蒜、生姜、柚子、柠檬、橄榄油和海藻等。

• 可以通过使用考来烯胺（消胆胺）、盐酸考来维仑、印度没药（或对金属毒素特别管用的小球藻）等，以"缠裹"滞留在肠道内的生物毒素，增快毒素排出体外的速度。并可通过桑拿、用非润肤性肥皂（如卡斯蒂利亚肥皂，一种用橄榄油加碱制成的香皂）搽身沐浴，以增强体表毒素的排出。最后，可饮用足量的过滤水，通过尿液、汗液等排出生物毒素。

• 有生物毒素相关疾病的患者，在 ReCODE 个性化治疗程序完成后，可以把生物同质性激素提高到最大优化剂量。

其次，上述治疗结束后，通过前述的用于鼻咽/鼻窦部的益生菌的优化步骤，逐步恢复这些地方的最佳微生物菌群。

再次，排除病原体的源头。如果肉眼检查或 ERMI 得分提示，在家庭、汽车、工作场所中霉菌严重，有几种选择：①花更多时间在户外，但这显然是有局限性的，除非你想成为一个全职野营者。②可以买一个移动便携式的高效空气过滤器（HEPA），比如爱客（IQAir）公司生产的。③建议读一下里奇·休梅克博士写的关于生物毒素的优秀科普书，可以获得一些关于如何处理霉菌毒素的技巧及方法[10]。

第九章

成功与社交网络：两个人的日常生活

成功的标志之一是：当你陷入谷底后，反弹的
高度会达到多少！

——乔治·S. 帕顿

朱莉，是执行 ReCODE 个性化治疗程序最好的一位。而
且，她乐意慷慨地分享其日常起居及工作的经验。她用
ReCODE 个性化治疗程序已 5 年了，因此各种危险因素都得以
揭示出来，且涉及许多方面，但不要失去信心。正如我曾说过
的，每个人的病情及治疗方案都是独一无二的，需要根据他或
她的具体情况量身定制地加以优化。并且，每次可先侧重解决
一个方面的难题。

朱莉震惊地得知：她是两个同质的 ApoE4 基因携带者（也
就是说，她从父母双方都继承了此基因），并在 49 岁时已发展
出明显的认知困难：她在熟悉的地方老迷路，熟人都不认识了，
很多事记不起来了。因为她的这个年龄，从没人怀疑她会被阿
尔茨海默病缠上，直到进行了基因检测。而且，是获悉她的一
个表亲已发展成严重的 AD 消息后，冥冥中"提醒"了她做基
因检测的。此后，朱莉给一个专门从事阿尔茨海默病诊疗研究
的神经病学专家打电话，预约几个月后，总算见到了该专家。

朱莉告诉了他基因检测的结果及自己临床诸多遗忘症状，要求专家帮她避免进一步恶化，且尽可能帮助她恢复部分功能。该专家不置可否，冷冷地说："祝你好运吧！"并没提供任何措施及希望（可悲的是，作为神经病学专家群体，对 AD 患者的这种态度司空见惯，令我们无地自容）。朱莉很快发现：原来，有如此遭遇者绝非她一人！光美国就有 700 万人携带着两个等位的 ApoE4 基因。更可悲的是：其中 99% 的携带者至今还被蒙在鼓里。另外，有 7500 万美国人携带一个 ApoE4 基因。你可以想象得到：当你已开始有认知衰退症状后，获悉自己的 ApoE4 基因居然是阳性，那将会让人多么心碎！

朱莉的认知评估表明：在接受治疗之初，其认知功能水平位于同年龄段的第 35 百分位（只在 35% 的同龄人之上）。然而，用了该程序几个月后，她自己注意到了明显改善，认知水平上升到第 98 百分位（比 98% 的同龄人都好）。此后一直持续保持至今，已有 5 年之余。朱莉的思考和记忆能力调整得非常好，她可以清晰地记得一些细节：比如，什么事情有益于她，什么事情曾让她困扰。类似这种改善，我已经在康复良好的患者中听到过多次了。

这是她的日常作息情况，感谢朱莉提供给大家分享：

• 我每天有 7～8 小时的睡眠；最理想的是无需闹钟，睡到自然醒（但不可能每次无需闹醒，有些时候会睡过头而要靠闹钟叫醒）。

• 我不吃早餐，只享受一杯有机咖啡，不加奶油，加少量的 100% 纯甜叶菊。这是我的最爱及必需品。少量的咖啡，给我的认知和情绪都带来莫大的益处。

• 如果觉得很饿（很少会有这种情况），我会在上午服用

1000 mg 的中链甘油三酸酯油（MCT）胶囊，以促使形成轻度酮症（她使用计酮仪器细节见附录 B，并且设法让她血液的酮水平保持在 0.5～2 mmol/L 的范围内。计酮仪测量的是 β-羟基丁酸，3 种酮体之一。轻度的酮症可以用禁食、锻炼和糖类非常低的饮食，加良好的高脂肪食物来诱导）。

• 我以印度医学的"油拉"疗法① （Oil Pulling Therapy）5 分钟，用的是椰子油；然后用不含氟的牙膏刷牙（"油拉"疗法几个世纪以来一直都延续着；它可以杀灭口腔细菌，减少蛀牙，美白牙齿，并改善口腔等处的微生物群）。

• 我尽量避免使用任何含毒素的化妆品、盥洗用品等，使用不含铝的防晒剂和除臭剂（止汗剂）；并已停用指甲油，只用椰子油代替（尽量使用最安全产品，并对照下列数据库，以检查我所用的洗浴和化妆品的安全性：http：//www. ewg. org/skindeep/）。

• 为了增加脑源性神经营养因子，我运动前服用鱼油（包括 1000 mg 二十二碳六烯酸 DHA）和姜黄素。这些物质具有营养神经元并拮抗阿尔茨海默病等的功效。

• 我每天走路或跑步 50～60 分钟，甚至在恶劣天气情况下，也会穿上合适的运动服跑步。我体会到越是极端天气（如酷热、严寒、潮湿的雨天、下雪、刮大风之际），越让我精神振奋。通过挑战自我，我日趋坚强，且韧劲十足。我深刻体会到，花更多时间与大自然接触，可以更好地让心身松弛。

• 我走路的时候，经常听听"冥想音乐"。

译者注：————————————————————————●

① 油拉疗法（Oil Pulling Therapy）是印度传统医学的一种疗法。它是把油类（通常是蔬菜油）含在口中，在牙齿间像漱口一样活动，几十分钟后吐出，被认为是一种自然的排毒方式，可以自我疗愈、预防许多疾病。

- 我走路时，常常会给自己提出挑战性的认知任务。例如，试着反过来念英文字母表；或从 100 开始，反过来数数字，100，99，98，97……且多次重复。
- 在正式进食前，喝一杯加了柠檬片和/或姜汁的常温水，帮助解毒。
- 午后，结束 15～16 小时的禁食，开始吃我一天的第一顿饭。
- 我的第一顿饭的典型食谱是：散养鸡所生的两个鸡蛋（富含 $\Omega-3$）；外加一大盘本土产的、色彩丰富的、有机而非淀粉类的蔬菜，如西蓝花、菠菜、羽衣甘蓝等，以及发酵的泡菜等。这是一餐的核心选择。此外，常包括一些甜薯块、生胡萝卜等，以补充维生素 A。还会随意添加一些特级初榨橄榄油（EVOO），其多酚含量比较高，可以为蔬菜添油加味；再配合一些含碘的海产品（如干海带）、少许粉红色的喜马拉雅矿盐、新鲜香草、调味香料等。
- 我每餐后都重复用牙线剔牙，清洁口腔。
- 餐后我会摄入一些营养补充剂，包括维生素 D_3 和维生素 K_2（用这两种维生素时，特别注意饮食中添加维生素 A 和脂肪，以增加它们的溶解性和生物利用度）；此外，加服少量乙酰左旋肉碱（ALCAR）、胞磷胆碱、泛醇、吡咯喹啉醌（PQQ）和生姜，并摄入小分量的乙酰半胱氨酸（NAC）和 α-硫辛酸；最后两种补充剂我下午还会再服一次。再者，时常还添加维生素 B_1 来帮助葡萄糖代谢平衡和甲钴胺、甲基叶酸、5-磷酸吡哆醛（P5P）等，以保持低水平的同型半胱氨酸。最后，我还饮用益生菌制剂"VSL♯3"。
- 坐在办公桌旁工作时，我提醒自己每小时要站起来活动 10～15 分钟。居家时，洗衣、扫地、洗碗、除草、园艺等对我来说都是很好的强身健体机会。我已学会了重新积极看待"家务事"，因为活动的确使我很愉悦。对工作的"感恩"使我得以保持一种积极的心态。

• 我每周去上两次瑜伽课，这一训练有助于强化体质，平衡身心，宁心定志。我试着每天有空闲时，时常练习。

• 我每天喝有机的日本绿茶，另加一杯去脂"骨膏汤"，但节制零食。

• 我策略性地定时服用白藜芦醇和辅酶（NAD)[①] 补充剂，以上调 SirT1 基因活动，争取获得最佳效益。证据表明：如锻炼时服用这些，有可能会增大运动的益处。个人经验是：睡前服用，有时会干扰睡眠。我的吃法是：早上到下午 3 时（运动后几小时）服用，那样，我可以从多方面的改善提升中获益。

• 我通常会给自己一个午间小憩（午休），尤其是工作时。并每天进行 20 分钟的自我挑战性的大脑训练，同时交替轮流使用《动动脑》和《脑总部》等智力训练程序。交替玩智力程序可以让玩耍也充满新意和乐趣。我只是保持玩耍的这种乐趣，并不刻意追求成绩（不然，就自我施加压力了），分数与昨天一样就可以啦！

• 自我训练大脑后，我常喜欢静坐冥想。单单是 15 分钟的大脑清空，静坐冥想，也有无限的益处。

• 第二餐我通常是在下午五六点吃的。晚餐常包括野生鱼（阿拉斯加鲑鱼是我的最爱），我把鱼与多种绿叶菜、红球甘蓝、牛油果、坚果、种籽及其他非淀粉类蔬菜，混合成巨大的沙拉一起吃。我喜欢用粉红色的喜马拉雅矿盐、海带、新鲜香草、香料、高品质香醋、柠檬，加入含多酚的特级初榨橄榄油

译者注：
① 辅酶的学名为烟酰胺腺嘌呤二核苷酸（nicotinamide adenine dinucleotide，NAD)，参与细胞物质代谢、能量合成、细胞 DNA 修复等多种生理活动，有改善代谢等多项功能。

（EVOO）等，混在一起作为调味。有时，我还会享受少量（60 mL 左右）的干红，例如赤霞珠红葡萄酒。

· 晚饭后，我喜欢和丈夫或朋友们外出散散步，路上与邻居打打招呼，天南海北地聊聊。我也喜欢晚饭后去湖里划皮艇，运动运动。

· 每星期，我会给自己奖励几次甜点。我喜欢生的有机核桃、杏仁片、椰子片和一些野生有机浆果等，浇上不加糖的酸牛奶"开菲尔"（来自 A2 奶牛），并加少量甜叶菊使其有甜味。另一个奖励是一小块黑巧克力（可可含量达 86％或更高的）。

· 晚上七点后，我就停止再次摄入食物了，并试着十点钟准备睡觉。睡前，调暗房间灯光，戴上我的遮蓝光眼镜，并避免有一定强度的运动、工作、刺激性交谈等。同时，用程序阻断电子设备所发散出的蓝光。

· 我在睡前 1 小时左右摄入夜用营养补充剂，包括柠檬酸镁（苏氨酸镁对我的镇静作用太大）、印度人参（南非醉茄）和褪黑素。还用小量的乙酰半胱氨酸（NAC）和 α-硫辛酸；加饮一种含不同菌种（Mega Spore Biotic）的益生菌。

· 每天晚上，口服一片孕酮，并外用睾酮和雌激素，与此同时，每周使用两次透皮雌激素贴剂。

· 我的丈夫是一名飞行员，他的工作时间不固定。如果他要很早起床，或半夜才能回家，我就睡在另一间单独的卧室。

· 睡觉前，我会调暗卧室里的光线。任何光源都可能干扰褪黑素的产生。卧室内所有的电子设备我都装了防辐射屏蔽，睡觉前把它们都设置为飞行模式，并保持卧室通风凉爽。有时，我会把薰衣草或迷迭香精油洒一点在床单上，这样可帮助精神松弛，更好地促进睡眠。

请不用担心！你无需按部就班，我也不会拿这些来考你。但我希望你能够意识到：上述每个程序的个性化十分关键。很可能，这并不是你的最佳程序。

请记住：你不必马上启动上述程序中的每一个要素。同时，它不会干预你可能已经在使用的、改善认知衰退的任何药物的药效。事实上，如果你在用其他药物的话，它应该让现有的药物出现叠加效应，更加有效。关键的是，越早开始有效处置，效果越好！最好是在症状一出现，或当你意识到自己有认知衰退风险的时候，首先需检查加以明确，无论你是通过基因检测、家族病史追寻、生化及血液检测，抑或是各种现代成像技术等，都可以。

为了有助于比较，下面介绍的是凯利正在运用的程序。她也历经了记忆衰退、迷路、工作困难等，现在症状已得到了明显改善。不过，你将看到，凯利检测中部分数值没有达到最佳值，且没有包括一些我们推荐的方法（她对我提出的进一步改进程序的建议，常比较固执己见，依从性差一些）。关键并不在于她没有达到最优化状态（她远未达到这一点），问题在于她是个只跟着自己感觉走的人，稍微好一点，她就放松了；认知功能再次衰退时，她又开始醒悟，再次努力了。当然，我坚信，如果意识到这一点，不断优化自己的治疗程序，她可以做得更好。但到现在为止，我还没能说服她。因为她现在状态还不错。以下是凯利的方案：

• 每天晚上 7～8 小时的睡眠，睡前服用 3 mg 褪黑素、500 mg 色氨酸（减少半夜惊醒）。她习惯用手机睡眠记录仪来评估自己的睡眠状态。

• 每个夜晚 12 小时的禁食（隔 12 小时才吃早餐）。

• 每天 30～45 分钟的有氧运动，每周 6 天。

• 瑜伽练习，每次 60～90 分钟，每周 5 次。

• 超觉静坐冥想，每次 20～30 分钟，每天 2 次。

• 不含麸质的、低糖的、大部分来源于植物的饮食。她喜欢喝咖啡，偶尔也会喝点红酒。

• 采用激素替代疗法（HRT），但没有选用生物同质性激素：每隔一天口服 2.5 mg 甲羟孕酮、2 mg 雌二醇（雌二醇应经阴道摄取，而不是内服；因为内服有潜在的肝毒性，而经阴道给药，既容易吸收，又无首过效应）。

• 每天 88 μg 的左甲状腺素（T_4），星期六加用一次（如果合成 T_4 能转为游离 T_3 更好；但许多人都只是简单服用合成 T_4，其相对活性较弱，这不是最佳的）。

• 每天 3000 IU 的鱼油。

• 每天 2000 IU 的维生素 D_3（维生素 D_3 超过 1000 IU 的剂量，需同时配合 100～250 μg 维生素 K_2）。

• 每天 1 粒多种维生素。

• 每天 500 mg 胞磷胆碱。

• 每天 2100 mg 姜黄素（这要空腹服用，或与优质脂肪一起服用，帮助吸收）。

• 每天 250 mg 假马齿苋（最好每天分 2 次服用）。

• 每天 1000 mg 南非醉茄（印度人参）。

• 益生菌，另加 3 汤匙的营养酵母。

凯利没有做任何大脑训练或体力训练，也没有采用最佳的激素替代疗法（她是口服，而不是经阴道给药，且没有使用生物同质性雌二醇）；她使用的是稍微差一些的甲状腺素治疗，也没加用碘（很多人甲状腺功能减低常常是因为碘缺乏）；且没有评估其自身先天的免疫系统活性，因此，不知道这是不是促使她认知衰退的原因之一。她也没用白藜芦醇或苏氨酸镁，没有跟踪确定是否存在轻度酮症，也不服用 MCT 油（中链甘油三酸酯油）。然而，应用上述程序后，她的效果非常好。不过，她也比较固执。其实，只要自我严密监控，即使疗效消失后，再按照优化后的治疗程序行事，她应该是没有大碍的。

你可以从凯利的例子中看出：她并没有严格执行 ReCODE 个性化治疗程序中的每一步，但效果已经不错了。这说明一个事实：就上述治疗程序而言，遵循一部分的，比不遵循的好；遵循所有的，比只遵循一部分的更好。

朱莉是两个同质的 ApoE4 基因携带者，这是阿尔茨海默病最高危的遗传因素，比一般人患 AD 的风险要高出 10 倍。为此，她有所改善后创办了社交网站：ApoE4. info。来自世界各地的不少同病相怜及相助者逐步加入了该网站。通过基因检测，他们都发现自己携带 ApoE4 基因（不论是一份还是二份 ApoE4 基因）。他们都听说过此基因携带者有 AD 风险，且没什么手段可以阻止或延缓其发展进程，更没有办法逆转其恶化。为此，他们深感绝望和孤立无助。几年前，一部分人主动开始在网上进行交流、聊天，相互激励，于是有了 ApoE4. info 网站。

在该网站上，人们分享经验，讨论并研究 AD，且与专家沟通，比较各种疗法的长处与短处，提出各种建议和策略，甚至进行他们所谓的"$n=1$ 的医学实验"（n，指科学研究中实验参与数的多少），意思是他们在自己一人身上（n 只有 1）尝试一些他们认为的新方法，并与他人分享研究结果。重要的是：他们共享的任何细枝末节都可能对参与者有所帮助，虽然有的看法甚至和医生的意见截然相反。成员们匿名发布资讯，互相帮助阅读和理解庞大的与阿尔茨海默病及 ApoE4 相关的医学文献库。

公元前 3 世纪时，阿基米德曾说："给我一根足够长的杠杆、一个支点，我就能撬起整个地球。"他可能没想到：在 21 世纪，他提出的杠杆版本，已被"硅""电子"及突触和整体上数以亿万计的神经元网络系统所重新建构。尽管如此，我仍相信阿基米德会认同社交网络才是真正撬动地球的杠杆及支点。我们已看到：它可以使人们获得控制自己认知的主动权，如果没有借助社交网络，是不太可能找到这类有效方法的。

2015 年 5 月，ApoE4. info 第一次成员大会在巴克老龄化研究所召开。此时，许多患者已开始运用我数月前公布的治疗程序。在听完报告后，大家围坐在大桌子旁，每个与会成员轮流地讲述自己的故事：他们都不约而同地经历过由医生宣判的"死刑"！医学专家虽语气态度不一，但都曾十分断然地宣称：针对你这种病（有的仅仅是 ApoE4 基因携带者，此时还没有表现出相应的任何症状）目前尚无有效防范、阻断、逆转的方法（有的医生甚至断定在他的有生之年也无良策）。也许专家们不一定说出"绝症"两个字，但听闻者谁都明白，人们只能眼睁睁地看着他们一步步滑向阿尔茨海默病的泥潭深渊，无计可施。此时此景，患者（包括可能的潜在患者）无奈、悲观、绝望，家人无助、无奈、焦躁之情，皆痛彻心扉……令人久久难以释怀。

然后，当人们根据网名认出了彼此时，我有生以来目睹的最出人意料的一幕出现了，凄美又充满希望！"我就是'加油女孩'！""啊！真的？""哦！原来你是'加油女孩'！""我是'C（与海谐音）中迷失'！""啊！'C 中迷失'居然是你？"他们相互间看了太多的帖子，身陷绝境，命运牵系，心有灵犀，相互感染，相互激励，真人面对面相见，难免泪流满襟，情不自禁地相拥而抱；很大程度也因为切实看到了曙光。这是第一次，但有了这么第一次，随着人们一个个分享认知功能改善的故事，希望，已经播下了顽强的新种子！

2016 年 8 月，ApoE4. info 成员举行了第二次聚会。这次是在科罗拉多州博尔德市召开的"先祖"基因遗传健康研讨会（Ancestral Health Symposium）上。我再次参会了，它更是令人感动和鼓舞人心的。近 600 名 ApoE4. info 的成员几乎都试用了各种改良（量身定制）的 ReCODE 个性化治疗程序。再一次，他们共同分享了每个人的疾病经历及康复历程，哭述着各自获悉被 AD 缠上之初的无奈与绝望。其中，有一名新成员是科学家，几个月前她刚刚新加入该网站群，已听闻了太多的阿尔茨海默病患者成功康复的活生生的事例。有鉴于此，她对自己的 AD 病康复问题相当乐观，认为没有必要对未来绝望或充满恐惧。她说她已知晓有不少人通过该治疗程序康复得很好。因此，她也对自己充满希望与期待。

这是一个美丽而充满阳光的八月的星期六，我们在科罗拉多大学纪念大楼的五楼会议室里。我深深地吸了一口气，闭上了眼睛，休息了片刻。在这里，有一位女科学家已不再害怕阿尔茨海默病了。不是因为她不了解 AD 这个病，或服用了镇定剂/迷幻剂，或者感情了无牵挂，或已彻底放弃……而是因为她的逻辑分析能力强，理性且聪明。她知道，在 ApoE4.info 网上很多此病患者已经获得了成功。而她的遗传基因特征与他们相类似，因此，该治疗程序对她来说也是适用的，较好的效果是可以企盼的。因此，未来是乐观的。

伴随着人均寿命的延长及老年人的不断增多，健康的头号难题就是认知衰退。对那些较严重的或痴呆症状正在进展之中的患者，迄今为止，主流社会认定未来结局只能是无法避免的重度痴呆。从各地权威专家处得到的没有积极性的资讯，只有噩耗及令人伤心欲绝的坏消息。但借助社交网络的巨大威力，凭借越来越多亲历者的广泛参与，以及持续动态的评估、比较、分析、个性化程序的优化、策略的不断微调，加上大数据的支持，以及整个集体所带来的乐观情绪，所有这些，相互融合，正改写着医学史和阿尔茨海默病的疾病史。它瞬间激活了我的突触及神经元，让我永生难以忘却。

社交网络是今后能否实现世界上人们不再为老年痴呆折磨困扰的关键。比较记录、收集信息、识别问题并反复加强识别、检测分析没有预料到的新难题，分享成功、鼓励预防、增强患者和潜在的前临床期患者的信心和能力，所有这些，都可以借助社交网络的催化而实现。几百个 ApoE4. info 成员所能够做到且部分已经做到的，完全可以而且应该放大到全世界数亿个类似的、可以从互联网链接和公益行动中受益的 AD 患者和潜在患者及一般的民众之中。

后记：我今天与朱莉通话，她告诉我，ApoE4. info 网站目前包括约 800 个成员，其中约 99％的成员正在试用该程序或其某些变型方案。并且，他们不断重复地听到了患者一步步改善的故事。

电话那边传来的这些消息，让我也心满意足了！

Maximizing
Success

—— · 第四部分 · ——

把成功提升到最大限度

—————— · 第十章 · ——————

总而言之，你是可以做到的

前进的秘诀就是起步。

——马克·吐温

这一章节将总结 ReCODE 个性化治疗程序，把它缩减成最基本的要领，尽可能使大家容易运用，并有表格供参考（表10-1）。该治疗程序其实很简单：所有的科学数据、实验室检测，以及在前面章节中所提到的治疗细节等，对于几乎每个人来说，都可以归结到导致认知衰退的五大要点。其中，没有什么是不能有效加以解决或改善的。

（1）消解胰岛素抵抗。

（2）控制炎症、感染。

（3）优化激素、营养因子和支持性成分。

（4）规避及清除毒素（化学、生物和物理的）。

（5）修复和保护损伤（或有机制障碍）的突触及神经元。

表 10-1　ReCODE 个性化治疗程序的基本内容

干预措施	注意事项
Ketoflex12/3 的饮食方案	轻度酮症目标：0.5～4 μmol/L
锻炼：有氧运动、力量训练 30～60 分钟，1 周 5～6 次	慢慢地增强，并保护好你的心脏

干预措施	注意事项
7～8 小时睡眠；褪黑素 0.5～3 mg；易惊醒者，服用色氨酸；讲究睡眠卫生	排除睡眠呼吸暂停综合征等
减压：冥想、瑜伽、音乐、腹式呼吸、神经敏捷性音乐	
大脑训练：每周 3 次，每次 30 分钟；或每周 5～6 次，每次 10～20 分钟	
中链甘油三酸酯油（MCT）1～3 g，每天 2 次	胰岛素敏感性恢复后降低中链甘油三酸酯油服用量，增加橄榄油、单不饱和脂肪酸、多不饱和脂肪酸
姜黄素（或姜黄），1 g，每天 2 次	空腹，或与好的脂肪同服
印度人参，500 mg，每天 2 次	随餐服用
假马齿苋，250～500 mg，每天 2 次	随餐服用
积雪草（雷公根）500 mg，每天 1～2 次	提高警觉和注意力
其他草药	红景天、猴头菇（狮子鬃）、土丁桂（又称美黄芩）、三宝果（印度草药）、心叶青牛胆、印度没药，等等
苏糖酸镁，每天 2 g	可有镇静作用，所以晚上服用
泛醇，100 mg	
吡咯喹啉醌（PQQ），10～20 mg	
白藜芦醇，100 mg	
烟酰胺核苷，100 mg	
Ω-3：二十二碳六烯酸（DHA）1 g，二十碳五烯酸（EPA）0.5～1 g	
脂质体谷胱甘肽 250 mg，每天 2 次	
使用益生菌和益生元	如有肠道"泄漏"，先修复肠道
维生素 D 和维生素 K_2（MK7）	目标：维生素 D 水平为 50～80 ng/mL
混合生育酚和三烯生育酚 800 IU	目标：维生素 E 水平 12～20 μg/mL

干预措施	注意事项
生物同质性激素替代疗法	优化激素水平，包括甲状腺、肾上腺、性激素等
促炎症消退介质 1 个月	如果超敏 C 反应蛋白（hs-CRP）＞1.0μg/L
甲基钴胺素 1 mg，甲基叶酸 0.8～5 mg，5-磷酸吡哆醛 20～50 mg	如果同型半胱氨酸＞6 μmol/L；如果维生素 B_{12}＜500 pg/mL
硫辛酸 100 mg，每天 3 次；N-乙酰半胱氨酸 500 mg，肉桂 1/4 茶匙，小檗碱（黄连素）300～500 mg，或二甲双胍	如果空腹胰岛素＞4.5 μU/mL，或空腹血糖＞5 mmol/L 或糖化血红蛋白＞5.5%
吡啶甲酸锌 25～50 mg α-硫辛酸 100 mg N-乙酰半胱氨酸 500 mg 5-磷酸吡哆醛 50 mg 锰 15 mg 维生素 C 1～4 g	如果锌＜80 μg/dL 或铜：锌＞1：3
S-腺苷甲硫氨酸① 200～1600 mg，或叶酸 5 mg	如果有抑郁症存在
还可考虑石杉碱甲 200 μg	用程序 3 个月后，如果主要问题是记忆且没用多奈哌齐（安理申）
CIRS 评估和治疗 如用考来烯胺、鼻内 VIP 等	评估显示 AD 是Ⅲ型［高补体 4（C4a），高转化生长因子-β1（TGF-β1），低促黑色素细胞激素（MSH）等时］
排毒程序	如果发现金属或生物毒素存在
特定的抗生素、抗病毒、抗真菌药	如果确定有感染存在
停止或减少运用有可能干扰认知功能的药物	如停用药物：他汀类、质子泵抑制药（PPIs）、苯二氮䓬类等

译者注：

① S-腺苷甲硫氨酸（SAM-e）是体内一种参与甲基转移反应的辅酶，存在于所有的真核细胞中，体内可由甲硫氨酸生成，食物中富含蛋白质的如鱼、肉、奶酪等也含有此类辅酶。

这些总结看起来很简单，关键则在于实施。而且，你完全可以做得到。

随着 ReCODE 个性化治疗程序使用者越来越多，我们已经看到了实施的巨大成效。有些非常显著，也有些疗效不够明显，需要有所优化。

如何才能优化和提升疗效，我们认为需要遵循下列原则。

一、越早开始越好，取得完全逆转的概率越高

一位女士跟我说，她还没准备好开始。她说："我的症状还在早期阶段，如症状进一步发展了，我会联系你而开始运用的。"不！不！一千个不！越早开始运用越好！因为阿尔茨海默病潜在的病理进程可能长达数十年之久。

所谓的"早期症状"，通常不是指疾病进程中的早期。理想的做法是，你要把实施该程序视为一种更为积极的预防。众所周知，过了 50 岁，每人就应该经常做肠镜检查。当步入 45 岁后，也请尽早考虑我在第七章中所提出的"认知镜"检查，以评估你在认知问题上的遗传学、生物化学、认知功能和影像学（如果你还没有症状，影像学是选择性的，可以忽略）方方面面的情况。这是相对容易做到的。而且，这已成为一种趋势。如果对你来说，实施这样的预防不太现实，那必须对此尽可能有早期的相应评估与治疗，最好是当你认知功能刚刚开始衰退之际。迄今为止，每个有主观认知衰退（SCI）者，使用这一治疗程序后都得到了改善。所以，无论如何不要推迟开始实施这一程序。

二、实施此程序至少坚持 6 个月

"本性难移"，行为要改变确实很不容易。很多人需要一些时间的磨合，才得以实施如上所述的饮食、睡眠、锻炼计划等。但循序渐进，早期无须太苛责自己。进行 2 个月后，会变得容

易得多。所以，初期要挺得住，确保坚持实施为你量身定制的治疗程序 6 个月左右，以观察有无积极效果。如果只是三天打鱼两天晒网，不能持之以恒；或者只是重视部分，而忽略了整体，那是会很难有良好效果的。

劳拉 70 岁开始出现记忆缺失，她母亲也是在此前后发病的，最终出现严重的老年痴呆。对劳拉的评估显示：她有多方面的代谢异常，激素水平也多项欠佳，同型半胱氨酸则很高，维生素 B_{12} 低下。这一切其实都是可以解决的。在采用 ReCODE 个性化治疗程序几个月后，她明显地感到改善了，心情也开朗了，反应更敏捷了。可是，她却主动中止了该治疗程序。不久，各方面情况又出现了退步。当我和劳拉及其家人讨论这问题时，她给出了借口和解释。她说，她嗜好甜食，不愿放弃甜食，压根不想运动，也不想改变营养状态。一位健康咨询师花了好几小时和她在一起，劝说她，但她压根听不进去，根本不想再遵循该程序。尽管她已初显积极成效，但她的固执己见，家人和旁人都无法改变。因此，只能听之任之，任凭其自然发展了。

确实，改变人的饮食习惯是困难的。尤其是因为大多数人并不相信饮食对认知功能和老年痴呆竟有如此深远、巨大的负面影响，尽管研究证据日趋增多。比如说，地中海饮食①就是明证（当我们开始委派健康指导师访问使用本治疗程序实施者

译者注：————————————————————————•

① 地中海饮食泛指希腊、西班牙、法国和意大利南部等地中海沿岸各国，以蔬菜、水果、鱼类、五谷杂粮、豆类和橄榄油为主的膳食结构。研究发现此类饮食可减少心血管疾病，降低中风和记忆衰退的风险。现已用"地中海饮食"代指有利于健康的，简单、清淡以及富含营养的饮食。

时，才发现原来很多人在饮食问题上撒谎）。须知，一些重要行为的有效调整，对提升你的认知功能具有重要意义，且各有其独特的作用。所以，你对自己要有耐心。我们发现：健康指导师常常有助于促使人们做出必要的改变，还有配偶、其他家庭成员以及医护人员等，都可以在这方面给予积极且关键性的支持。

三、先辨认清楚什么是错的，谋定而后动，不要盲目治疗

我常常被问及在整个治疗程序中，哪几项才是最重要的？是营养？激素？消除炎症？还是其他什么特别因子？如第七章所解释的，我的答案是先要获得一个全面的评估，谋定而后动；再和你的医生讨论明确什么才是致使你认知衰退的主要原因。此外，若采用 ReCODE 个性化治疗程序几个月后，你的认知功能没有明显改善，那么，需要进一步确认是哪些关键性因素阻碍了你的改善？通常，实验室评估值中你在生化方面会有10～25项的指数不够理想；但究竟哪些才是最核心的？应尽可能与医生一起，深入分析了解这一点，以便专注于该问题而针对性地调整 ReCODE 个性化治疗程序中的相关要素，以争取更好的疗效。而更好的疗效也可以进一步激励你自己。我希望在这个问题上切不可掩耳盗铃，或避重就轻，欺骗性地自我安慰。

四、保持优化和最佳化

ReCODE 个性化治疗程序与标准的单一疗法（药物）之间的主要区别是：你需不断地保持程序的优化和最佳化。我们一再发现：根据实验室数值的变化以及自我症状反应的进退，略微调整治疗方案，可带来认知功能的不断改善和巩固。尤其是那些对自己认知状态很敏锐的人。当然，可以通过网上定量的神经心理测试，包括《脑总部》（*Brain HQ*）、《动动脑》（*Lu-*

mosity)、《达金》（*Dakim*）和《认知状态》（*Cogstate*）及其他一些大脑思维训练程序等，以动态地测试追踪大脑状态。即便是大脑功能有所改善，还须看实验室数值等是否存在着某些有可能脱离正常值的趋势；并且，每4~6个月后再次测试认知状态等。总之，这是一场马拉松长跑，而不是百米短跑冲刺！所以，需始终保持最佳化。最后，你一定会为自己认知功能的不断改善、优化和提升而感到惊喜和自豪的。

五、要认真对待实验室检测结果

你需要跨越"门槛"以逆转下述这个关键性趋势——让突触的促进机制（起产生、呵护、维持记忆作用的）胜过突触的破坏机制（毁坏突触、丧失记忆和认知功能）。当评估结果确认你存在着认知衰退的潜在可能时，你还不知道需要优化多少环节才得以跨越这道"门槛"，方能使突触的破坏过程有效地逆转成突触的促进过程。目前还没有直截了当的方法来衡量这道"门槛"的高低和宽窄。不同人可能会存在不同的情况。因此，就目前而言，重要的是尽可能多地弄清楚各种不理想的实验室数值所折射出的"门槛"的高低宽窄。

黛安在更年期出现了记忆力下降的现象，绝经后情况变得日趋严重了。她对 ReCODE 个性化治疗程序的反应极好。但是，一年后她又注意到自己的记忆力趋于下降了。但她当时没有立即返回我处以便再次作出重新评估，只是开始记日记，记下与记忆恶化相伴行的一些现象或因素。不久，因症状日趋加重，她被迫再次做了评估。结果显示：她的雌二醇水平已从原来的 100 pg/mL 多，下降到 0。原来，她的主治医生让她把原先从阴道给药的雌二醇改成了透皮贴剂型的了。通常，阴道给药对药物吸收极佳，透皮贴剂型则吸收不佳，造成了剂量严重不足。而且，日记所载情况说明：她的记忆力就是在给药方式发生变化后一个月出现问题的。

有时，充分运用特定的激素（包括给药方式）就可助你跨越"门槛"；有时，充足的睡眠，或静脉内加注谷胱甘肽，或减缓压力，甚至促成轻度酮症等，就可以帮助你超越阈值，跨过"门槛"，促成这一关键性的"逆转"；要点则是需注重细节。当你把各方面细节都做好了，生化代谢参数值就会显示出改变的，并将最终回报你最佳的认知功能改善之硕果。

六、做力所能及的事， 但不必死守程序的每一部分

好消息是：一旦跨越了"门槛"（阈值），便帮助了大脑，使得原本对突触造成破坏的（萎缩/毁损）机制，逆转成为对突触的促进和保护机制。此时，就开始进入了良性改善的上升通路。第一个患者（朱莉）遵循了我们所推荐的 36 项中的 12 项，获得了极佳效果，就是例证。但这并不意味着上述组合适用于所有人；或者强求所有人都必须遵循这一组合。只要你有认知衰退存在，或存在着这一风险，你就应尽量别跳开上述程序中的主要部分，但不必死守所有的细节。当然，必须完成其中最重要的部分。对很多人来说，这样就已经很好了。

七、关注认知功能的变化

随着对该程序每一细微的调整，请关注随之而来的认知功能是好转了，还是变差了？或只是维持原样？

暂时的关联性现象，不一定提示有因果关系。但一次次的研究结果显示：在使用个性化程序并做出微调后，其结果反映出代谢功能有所改善、实验室数据和其他生化参数得以优化的那些患者，都会有理想且持续的认知功能的进步。此外，请记

住：认知衰退（也包括其他神经退行性病变）本质上是呈进行性的：也就是说，按照规律它只会变得越来越坏。换言之，即使保持原来状态不变，虽不够理想，也是功能趋于好转过程中的一个迹象。即便是再细微的进展，也都应该看作是可以接受的"好"迹象。因为它至少意味着已开始阻止快速的恶化与下降，可能正转向稳定和趋于上升的良性方向发展。

八、过于追求完美，无助于你的改善

只要你有很高的空腹胰岛素水平和胰岛素抵抗、慢性炎症、某些激素的衰减，或与致"痴"物质的密切接触，你的认知功能状态就不太可能变得很好。因为作为应对这些威胁的保护性本能反应，你的大脑就会不断产生β-淀粉样蛋白，并生成破坏性的4个肽片段以令突触萎缩或毁损。然而，如果所有这些因素开始得以改善，大脑就不再会受到上述刺激机制的消极作用，失去负面激发机制后大脑就不再会产生β-淀粉样蛋白，即使此时实验室的数据还达不到最佳状态，你应该可以看到认知功能开始出现某种程度的改善。

表10-2是一位有24种代谢和毒素异常的患者，实施10个月ReCODE个性化治疗程序后的变化（男性，66岁，携带ApoE4/3基因）。

表10-2　实施10个月ReCODE个性化治疗程序前后比较

改善项目	实施 ReCODE 个性化程序前	实施 ReCODE 个性化程序后
空腹胰岛素	32 μU/mL	8 μU/mL
hs-CRP	9.9 mg/dL	3 mg/dL
同型半胱氨酸	15 μmol/L	8 μmol/L
维生素 D_3	21 ng/mL	40 ng/mL
状况	生活艰难	全职工作

此患者不仅认知功能有了显著提升，他的 MRI 也显示出明显改善的迹象；这些，是与他代谢状态的改善几乎同步出现的。虽然，他的代谢状态等尚未达到最佳水平。如他的空腹胰岛素只是从 32 μU/mL 降低到了 8 μU/mL；而理想的空腹胰岛素水平应该是 4.5 μU/mL，或者更低点。同样，他的 hs-CRP（炎症的关键指标），从 9.9 mg/dL 下降到 3 mg/dL，理想值应低于 1.0 mg/dL。他的同型半胱氨酸值从 15 μmol/L 下降到了 8 μmol/L，而理想值应该是 7 μmol/L 以下。但他已经有了进步，可以预料，体内代谢、炎症等检测数值进一步趋于正常，预示着大脑的认知功能活动逐渐有了良好的生理基础条件。因此，别灰心，即使没能即刻起效，立马击中要害，逆转 AD 的所有目标，若能认定已通过优化代谢、消解炎症等正确导向，则其足以将你引导到认知改善并不断优化，最后走上认知良好的康庄大道。

九、记录自己的认知状态，知道什么时候在改善，什么时候需调整

就像实验室检测数据对你选择确定治疗方案不可或缺一样，认知功能状态的评估在追踪是否有所改善上也是非常关键的。这可以利用标准的定量神经心理测试来落实；或者借助网上《脑总部》《动动脑》《达金》《认知状态》以及其他大脑训练专业公司的测试程序等来实施。如果几个月以后还没有看到改善迹象，那么，需要对该程序方案做出微调；或者，更深入探寻致使认知衰退的其他潜在可能的因素；或者，两个环节同步进行。

可以用带有测定大脑具体区域体积大小的 MRI 程序（比如神经阅读器 Neuroreade 或大脑量子 Neuro Quent 提供的，少于 \$100，而且有医保），来检测大脑各个区域体积的变化。带有

测定体积大小的 MRI 是强有力的评估工具，可帮助你了解、评估自己各脑区的萎缩情况。

十、善于利用社交网络

参加社交活动，与同病相怜者一起讨论相互的病情、症状、疑问和顾虑等，通常会对大家都有很大帮助。这既可以在个人私下之间进行，也可以通过互联网（包括借助团体互助网站，如 ApoE4. info 等），以便在更大范围内集体交流。

十一、不宜突然中止治疗

一般来说，生物系统的内在变化，并不是像水龙头那样瞬间开关的。如果必须停止上述程序中的某种治疗（如激素替代疗法、安理申、甲状腺激素或任何其他疗法等），都需极其缓慢地逐步减量，慢慢退出。例如，突然停止安理申这一药物，有可能会促使认知衰退的进度明显加快。

十二、坚持治疗程序

ReCODE 个性化治疗程序不只是有助于认知功能的好转，还可以提供其他许多益处：如改善代谢、控制血糖、优化体重和帮助解毒等。我原本由衷地希望：当患者早期表现出某种改善后，如果他要停用此程序，最好也能在多年后才呈现出新的进行性恶化的。换句话说：内在认知机制已进入了正常程序，所以，一旦出现改善而症状消失后，最好能够拖延几年才再次出现症状。但不幸的是，事实并非如此！那些三天打鱼两天晒网，时用时不用此程序者，往往停用几周后就会复发，再次出现相应的认知衰退。再次回到原来方案，或许还能重新开始，部分人会有所改善的；但你的基础底线却比上一次更低了。因此，调整难度会大大增加。

我们没法解释为什么放弃该治疗程序后，认知功能会反弹且下降得如此之快？这里有一个隐喻似乎可以帮助理解：例如某国派一支军队到某个动乱区域实施军事管制，维护和平，军队进驻后，平息了争斗和内乱。但作为常识，内乱后仍需留有强大的警力或治安力量，以应付事后可能迅速爆发出的诸多新问题。免疫系统也同样，你开始实施 ReCODE 个性化治疗程序后，尽管该程序一直把各种有害因子当作"目标"清除消解了，但总会残留一些 β-淀粉样蛋白"战士"来对抗"匪徒"、致病微生物、有毒金属、毒素等；而免疫系统则似乎在生物堡垒（淀粉样蛋白斑块）中"庇护"了 β-淀粉样蛋白（淀粉样蛋白斑块），以防它们损害脑细胞。但一旦"需要"，可能会立即释放 β-淀粉样蛋白。这种"需要"，也许就在停止实施 ReCODE 个性化治疗程序后，APP 又开始接收负面信息，从而让有损突触的萎缩、毁损因子再次活跃起来。其连锁效应是：斑块迅捷释放 β-淀粉样蛋白分子，以再次回应它所觉察到的"威胁"；正如我们临床观察所知，与此同时，β-淀粉样蛋白重新开始"攻击"突触，令其萎缩、毁损，从而出现了新一轮的认知衰退进程。

无论其产生的具体机制如何，重要的是：需坚持实施该治疗程序，并不断地做出微调，争取认知功能逐步且日趋最佳化。

十三、你不一定需要即刻启动整个程序，也可以分阶段实施

如果你试图一下子启动整个庞杂的 ReCODE 个性化治疗程序，很容易被难住。但别担心！你的健康指导师、医生和家人都可以提供帮助。你也可以试图一点点地增加项目。如果你想从优化睡眠，以及增加身体锻炼开始，而推迟几周实施饮食调整计划，那没问题，完全可以！如果你想先采用 12 小时（晚间）禁食方式，将膳食改善作为实施该程序的第一步，暂缓推

进激素的优化计划，也未尝不可。不过你需要确保，最终，最理想的情况是 3～6 个月内，实施该治疗程序中尽可能多的部分。我向你保证会越来越容易！

该治疗程序的疗效反应是否最佳，是存在着一定规律性的。最好的疗效反应通常出现在下列情况之中：

1. 那些因 ApoE 基因而存在 AD 风险，但尚未出现临床症状者：ReCODE 个性化治疗程序对阿尔茨海默病的预防作用，从科学性角度也许需要许多环节和时间追踪后才能最后加以确认。但迄今为止，我们还没有看到采用了该治疗程序而从无临床症状的潜在风险者，发展成有明确的临床痴呆症状患者。

2. 有主观认知衰退（SCI）者：同样，每个具有主观认知衰退（SCI）者，用了此程序后都有明显改善。

3. 有早期轻度认知衰退（MCI）者：在轻度认知衰退的早期阶段，蒙特利尔认知评估量表（MoCA）分值为 24 分或更高分数者，都有更好的改善机会。即使分值低至 1 分的晚期阿尔茨海默病患者，也可以表现出某种改善。轻度认知衰退者中表现出疗效最佳的，是遗忘型的轻度认知衰退，以及实验室生理参数明显不佳者。

4. 早期阿尔茨海默病患者（AD）：虽然我们仍称其为"早期阿尔茨海默病"患者，但其隐性进展的病理生理过程可能已持续 20 余年了，这表明事实上它已在这个隐匿的病理过程中属于晚期了。在使用上述程序的患者中，很多人都属于此类的表面症状尚属早期、但病理已偏晚期的阿尔茨海默病患者，他们的 MoCA 得分值通常在十几分，简易智力状态检查量表（MMSE）的得分值通常在 20 分以上。尽管如此，这些人都显示出明显的认知功能改善。

虽然早期患者可因治疗取得了较好的疗效，但我们偶尔也听到一些晚期阿尔茨海默病（AD）患者使用该程序，至少也获得了某些积极的结果。

以下，是我在 2015 年收到的一封电子邮件：

亲爱的布来得森医生：

我最近从加利福尼亚搬到了俄勒冈州。在这里，我和我的妻子、82 岁的岳父住在一起，并照顾着他。他很抑郁，处在比较晚期的老年痴呆状态，时好时坏。他顺从地服用了许多 Re-CODE 个性化治疗程序中的补充剂。即刻减轻了他每况愈下的抑郁和神疲乏力等症状。现在，他更加开朗了，还滔滔不绝地讲述着他过去荣耀的故事。与之前因迷糊而搞不清自己在哪儿而不时地啜泣、哀伤、嚎叫等相比较，真是有着天壤之别。

我的要旨是：即使患者实施 ReCODE 个性化治疗程序后并未即刻恢复到最佳功能状态，但照顾过患有老年痴呆患者的家庭成员，在使用了 ReCODE 个性化治疗程序一段很短时间内，就能感受到患者的明显改善。而要判断他到底能最后改善到什么程度，客观地说，还为时过早！

5. **Ⅲ型（毒素型）阿尔茨海默病除外**：Ⅲ型（毒素型）阿尔茨海默病（AD）已被证明是最难治疗的。虽然在这类亚型的早期阶段时，其主观认知衰退（SCI）常常还可以逆转。但一旦Ⅲ型 AD 被确认了，治疗往往变得极其复杂。因为必须识别毒素源头，且能够有效加以清除；所接触的任何生物致病源必须做出处理；进展中的免疫异常反应须调整恢复。尽管我们已有一些成功改善了的Ⅲ型 AD 患者，尤其那些体内汞含量高的患者，消除汞中毒后，衰退了的认知功能迅速地扭转了，但这些通常是例外。总体上，Ⅲ型 AD 患者普遍较难纠治，似乎是规律性现象。

6. **除认知功能改变外，其他方面都比较健康者**：也许，这并不奇怪，那些无需服用其他慢性病治疗所必需的多种药物的人，对本治疗程序的疗效往往更趋完美，因为治疗的干扰较少。

7. 那些在 MRI 上没有显示出脑萎缩，或者萎缩仅局限于海马体者：当大脑存在着广泛的脑萎缩时，人们常常表现出理解概念的困难、难以组织文字和寻找词语，以及其他更多的障碍等。他们可能变得更加消极，回到了孩子般"幼稚"时代。这种情况更常见于Ⅲ型（毒素型）阿尔茨海默病患者。虽然也可能发生在其他类型的晚期患者身上。如果大脑存在着广泛的萎缩，对 ReCODE 个性化治疗程序的反应，总体上说是比较差的。

8. 年龄低于 75 岁者：这并不是说，那些 75 岁以上的患者中没有表现出应有的良好疗效的。但总体而言，年轻些的人会有更明显和更快速的疗效。

9. 有配偶和医生等的有效支持者：配偶的有效支持，已被证明是非常有帮助的。也有很多患者的配偶自己也开始采用该治疗程序，他们在很多方面可以给予患者以帮助和配合，例如，从敦促患者更好地遵从医嘱，到帮助减缓患者的压力，以及一直努力配合患者找回快乐，等等。

接受过"功能医学"或多种医学结合专业培训的，以及熟悉针对慢性病的网络和编程方法的医生，也常常能够提供额外的帮助。但另一方面，有些医生也可能会固执到不可变通。下面，是我们关于认知衰退逆转研究的论文第一次发表后，我收到的上千封电子邮件中的一封：

亲爱的布来得森医生：

我们阅读了你关于认知衰退逆转研究的大作，我们希望与我们的家庭医生讨论这个治疗程序的可行性。但他却置之不理，说他没有时间认真阅读。他甚至不接受你文章的拷贝。当我们要求他帮助转诊到另一个也许会有兴趣指导使用这种治疗程序的医生处时，他简单地回答："是医生，就别搞营养学！"他介绍给我们的神经病学家认为"安理申"是唯一的解决办法。而对我们来说，那是一个不可接受的解决方法。当我们问到"同型半胱氨酸"时，他开始翻白眼了。

你的程序之所以吸引我们，是因为其中的前六类因素已经符合。我有纤维肌痛，我已经通过总体的饮食调整、运动和减压等来控制（而不是药物）本病。

另一方面，ReCODE个性化治疗程序对那些实验室检查数据并无明显改善者，往往疗效欠佳。这也可能提示：他们并没有很好地遵循此治疗程序。深入分析其原因：包括对治疗程序的细节未加以留意，不认真遵从程序，或直到发展成晚期阿尔茨海默病才开始重视，不坚持随访就诊，不继续加以"最佳化"，或患有严重的Ⅲ型阿尔茨海默病患者，或他的健康保健团队并没有齐心协力，积极支持与配合，等等。

本章结束时，我要坦诚地说：如果几十年前有人告诉我，作为神经病学研究者，会建议采纳包括冥想（打坐）、瑜伽、笑疗（幽默疗法）、音乐、禁食、运动、植物、草药、营养和睡眠等方案时，我会嗤之以鼻的。但对于经历多少年磕磕碰碰研究后才得出来的结论和成果，令我无从置疑。事实上，我的妻子，一位很好的家庭医生和全科医生，早在25年前，当我还在实验室做神经退行性疾病机制深入钻研的早期，她就告诉我说：无论我们的研究最终发现什么，总归会是与生命的基本过程相关的东西，不外乎营养、压力、炎症、毒素等。当时，我争辩道：我们最终一定会确认一个特殊的分子，它将是阿尔茨海默病发病的关键性因子。因为我们采用了还原论研究方法。

不用说，事实表明我错了！

悔不该！当初我就应该听从她的建议与意见。

---·第十一章·---

虽很困难，但可以寻求变通及支持

鞭笞将持续，以激励士气持续高涨。

——布莱上尉

布莱上尉的格言，也许只是杜撰的。但他所说的，似乎是针对阿尔茨海默病、主观认知衰退、轻度认知衰退治疗程序最优化宗旨而言的。要知道，在病理生理上，精神压力是促使老年痴呆进展的重要因素之一，故必须避免精神紧张。嗯，这就给你带来了一定的压力了，对不对？再加上必须放弃一些你偏爱的食物的建议，那么，想要系统实施 ReCODE 个性化治疗程序所承受的压力反而又增加了。

史蒂夫，73 岁，在两个主要的医疗中心被评估为包括记忆困难和注意力障碍在内的认知衰退，且已持续 7 年多了。虽然他没做过脑脊液的检测评估，也没做 PET 扫描，但他已被告知有可能患上了阿尔茨海默病，基因检测是 ApoE3 双基因纯合子型的，有明显的"肠漏"、麸质过敏、血脑屏障"渗漏"，以及其他多种自身抗体（包括针对自己脑组织的抗体）存在。当我解释这些东西时，他说："你的意思是，我必须放弃比萨?!"

嗯，是的！也许不是永远地"放弃"。但现在比萨饼肯定不应该再成为主食了。我知道在实施 ReCODE 个性化治疗程序中，这一条对有些人来说，有相当的困难。但请记住：尽管看起来像是已经尽了最大努力，但这个治疗程序似乎对你没有起作用，其中总有原因存在。如果发现有上述疏忽，它很可能就是失败的主要根源。对于疗效欠佳者，我们深究后得出的明确解释是：人们无意中试图跳过该治疗程序中的一部分，且很可能忽略了的恰恰是其中最关键的！幸运的是，这些年来，我已经与不少患者通力合作，不断给予激励，以帮助他们更好地遵从该治疗程序，且对许多他们难以实施的要素及环节，也已经找到了支撑和变通的好方法。

- "我不想放弃冰激凌！"

因为最好能避开冰激凌中容易触发炎症的乳制品和糖类，所以试试不含乳制品的椰奶冰激凌，它的含糖量也比较低。

- "如果要我放弃巧克力，我会很悲伤！"

没问题，那就试试有机黑巧克力吧！它的可可含量很高（超过 70%），含糖量却比较低，只要不过量贪吃就是了！我告诉患者，可以晚餐后吃一两块。也可以推荐一些含有其他成分的巧克力，如可以降低血糖的椰子、薄荷和坚果等。当然，在寒冷冬天的晚上，如果渴望犒劳一下自己，喝一杯热可可，偶尔尝试一下，未必不可！

- "我有'糖瘾'！"

承受着精神压力者，吃糖上瘾的现象很常见。它也会发生在从基于糖类的饮食，改为以优质脂肪饮食为主的膳食结构的早期阶段。抑制"糖瘾"的一个好方法是：摄入中链甘油三酸酯油 1 g 或者 1 茶匙。你应尽量避免摄入含有人造甜味剂的食品：常见的如阿斯巴甜、糖精和三氯蔗糖等。相对来说，甜叶菊糖则是一种比较安全的替代性的甜味剂。

- **"中链甘油三酸酯油和椰子油是饱和脂肪酸，我能不能试用其他方法来促成轻度酮症？"**

是的，中链甘油三酸酯油和椰子油是饱和脂肪酸，当它与其他单糖或无膳食纤维的食物结合时，会出现一些问题。但如果食物中增加膳食纤维，并减少单糖的摄入，那么饱和脂肪酸通常就不成为问题了。但如果想尽量减少饱和脂肪酸的摄入，也可以变通一下：在改善膳食方案的头几个星期先使用中链甘油三酸酯油（因为它有助于产生轻度酮症），然后就"切换"到摄入其他形式的脂肪，如特级纯橄榄油、坚果和牛油果等，那样能保证脂肪处于健康状态，小而密集型的低密度脂蛋白和氧化型低密度脂蛋白都在正常范围。这是既能促进轻度酮症，又能促进脂肪正常代谢的两全其美之良策。

• "我喝多少水有没有关系？""喝什么样的水最好？"

最好喝过滤水，特别是对那些 1.5 型（糖毒）或 Ⅲ 型（毒素型）阿尔茨海默病患者，因为喝纯净水可降低糖尿病风险，并帮助排泄毒素。每天摄入量约 2000 mL。喝草药茶水也是达到上述目的的好方法。上面提及的草药可以煎煮后以茶的形式摄入。

• "我没有时间锻炼！"

也许，你最好雇一个体能教练，或参加一个锻炼班等，也可以借助跑步、骑车，或参与社交网络互动等各种方式，试着找到最适合你的锻炼形式。如果真的因受时间限制而无法兑现，那么，努力试试把锻炼融入日常的生活之中，比如，爬楼梯，或骑自行车上班，或在家跟随电视操来活动肢体等。

• "我无法消解我的生活压力！"

这样吧！你试试每天抽点时间去水疗中心，尝试一下冥想或打坐，听听冥想音乐，或欣赏你自己喜欢的音乐、享受你自己爱好的艺术，悠闲地散散步，放慢节奏，轻轻松松。

• "这个程序就是太复杂了！我甚至已不能保证我日常简单的事，更何况这么复杂的程序？"

我期待着有这么一天：人类真正拥有简单的几招，就能有效处理潜在而复杂的认知衰退的诸多因素。但目前尚没有这样的招术，纵然 ReCODE 个性化治疗程序有诸多环节，十分烦琐。直至目前，它仍然是防止和扭转记忆丧失和认知衰退的最有效的"组合拳"，因为它兼顾了导致认知衰退的几乎所有环节及机制。

话虽是这么说，但与此同时，我们也正在尽力减少该程序的复杂性。不幸的是：它是由认知衰退背后复杂的生物化学诸多机制所决定的。基于研究深化，我们应能逐步做到对每个人所需采取的步骤尽可能地少！这有赖于对突触保护及毁损机制之间微妙关系的准确洞察。然而，在此之前，只能退而求其次，多多益善，尽可能做好为你量身定制的多环节程序。

当你遵循这些程序，同时追踪实验室数据，若某方面有所改善后，就可在医生指导下，适当地从程序中删减一些环节。例如，许多患者注意到，当他们的代谢状态改善时，激素水平随之自然地优化了。这时，就不再需要激素补充剂了。同样，炎症消除后也无须再用抗炎方法了。随着时间的推移，疗效的体现，你可能会感到惊讶：也许你不再需要特定药物了！因为代谢优化了，血压趋于正常了，血脂也改善了；甚至，你的早期糖尿病或许烟消云散了。

• "你为什么不能就只给我一种药片？"

当然可以！但应该与为你量身定制的、纠治整体功能的上述程序一起使用。对本病患者来说，单一的药片不足以力挽狂澜。正如我第八章所说，对本病，即使是最好的药，也只是像饭后甜点——点缀点缀而已。我坚信：药物治疗对阿尔茨海默病来说，的确非常重要。即便未来会有针对性的药物问世，本病的最佳疗法依然是该药物结合实验室检测结果，配合使用量身定制、重在改善全身状态的综合程序。你想想看：某一房间屋顶有 36 个"漏洞"，再好的药物设计，也只能是针对其中一部分"漏洞"的有效填补，当借助该程序把其他一些"漏洞"都修补好后，结局自然会更好。而且，单纯借助药物并不能解决病变过程所存在的生理基础失衡问题。如果你的大脑处于突触保护与突触毁损平衡机制偏于毁损一侧，失衡机制不解决，即使你再加大药物剂量，它依旧会源源不断地生产出 β-淀粉样蛋白。因此，更重要的是纠治内在的失衡机制问题。单一药物无力纠治由诸多潜在因素所导致的上述失衡机制，必须借助针对性评估后的个性化综合的治疗程序。

•"但没有什么比垃圾食品更好吃的了！"

是的，垃圾食品利用人类进化中滋生出的嗜好甜食和高热量食物的本能，诱使我们吃低营养价值的食品。这最容易导致代谢综合征、诸多慢性病等，也包括认知衰退。也许，遵从 ReCODE 个性化治疗程序最困难部分就在于要求你放弃自己所喜好之物：比萨饼、软饮料、煎饼早餐……但避免更大毁损的唯一方法是弃劣从良的饮食"替代"。采用 ReCODE 个性化治疗程序，可为你提供愉悦的体验新机会（顺便说，新颖也有益于认知）。因此，如果你像我原来一样喜欢汽水，可以考虑喝红茶菌——一种益生菌所泡制的茶水，口味相当不错；如果你嗜好炸鸡块，试试散养鸡的蛋，或用橄榄油烧制的蔬菜——我个人最喜好的是"水槽色拉"（kitchen-sink，是美国蔬菜色拉大杂烩的怪称，意思是好比水槽里所有的蔬菜），从生菜、牛油果、胡萝卜，到菜豆和熟鸡蛋等，与油、醋、汁等调味拌在一起；当你吃新鲜、有机、健康的食物时，你会发现自己的味觉变了。我敢打赌：你会体验一种全新的口味，并会找到与你以前所喜欢的比萨饼一样的感觉，甚至是令你回味无穷的新美食。

•"但我直到很晚才能吃晚饭！"

为让你能够实施头天晚餐和第二天早餐/早午餐之间 12～

16 小时的禁食，试着停吃早餐，晚点吃午饭，并在傍晚前吃点小吃、点心之类的。

·"我不喜欢服药片。"

我们正与医学专家合作，以合并部分药物，减少药物数量，并仍保持所需的个性化、量身定制的原则；也正在探索将几种推荐的维生素和营养补充剂一起调和成茶的剂型，或混合后冲入纯酸奶中。现已有几种营养补充剂：如 Ω-3 脂肪酸和维生素 E 合在一起，融进 "Souvenaid" 的饮料里。随着时间的推移，相信组合性的药物会越来越多，整体上可以减少药片的数量。

·"我爱吃肉。"

没问题！虽然 Ketoflex12/3 的食谱主要是基于植物的，但也主张摄入少量的肉和鱼。尤其是草饲养的牛肉、散养的鸡肉和野生 SMASH 鱼（三文鱼、马鲛鱼、凤尾鱼、沙丁鱼和鲱鱼）等。

·"那酒呢？我能不能在下班后喝一杯酒放松一下？"

对大多数人来说，每星期有几天晚上喝一杯酒是可以的！但你不能过量，不能让酒精影响你的记忆！酒最明显的问题之一是：它会像糖一样刺激胰岛素，所以，最好把酒的摄入量限制在最低水平。同样理由，还需强调尽量少喝其他含有酒精的饮料。

·"你不提吸烟。我猜那也是不行的，但吸电子香烟呢？"

香烟对阿尔茨海默病是一个明确的危险因素：它造成血管壁损伤、肺损伤等，并带入体内多项化学毒品，以及引发其他诸多不利于健康的因素，故必须远离香烟。至于电子香烟，这方面的研究数据尚未成熟。但如果设想一下你不能扭转认知衰退的严重后果，建议还是避开它们。至少，要等到人们了解了更多的利弊关系后，再做出定论。

·"你没有多谈大豆。如果我试着减少肉类摄入量，多吃豆腐和其他豆制品，行不行？"

可以！按照研究，每人每千克体重每天大约需要补充 1 g 蛋白质。实际上，你有多种方法可以达到这一点：吃鱼、散养鸡和鸡蛋、草饲牛，以及有机豆腐和豆制品等。

•"你说有些成功使用 ReCODE 个性化治疗程序的患者早上还喝咖啡，这样行吗？如果行，有没有对咖啡因的限制？"

如前面所述，朱莉在日记里就记载：她是喝咖啡的！咖啡是可以的！研究表明：喝咖啡和阿尔茨海默病风险的降低还有着某种关联性（意思是喝咖啡对防范阿尔茨海默病风险还有一定帮助）。当然，摄入太多的咖啡可以使人兴奋，入睡困难；而且，对肾上腺素有一定的刺激，故应控制剂量。

•"那么茶呢？"

世上有许多不同类型的茶。它们都提供了极好的获得植物药的途径。因此，从姜黄，到印度人参，到假马齿苋等，都可以。此外，贯彻这一治疗程序时，绿茶和红茶也都是可以的。

•"Ketoflex12/3 的食谱会让我置于维生素 B_{12} 和铁缺乏的风险之中吗？"

不会的！实验室报告会告诉你是否需要补充维生素 B_{12} 和铁。如果需要，可以适当补充。此外，上述的 Ketoflex12/3 食谱中提供动物食品，它们也含有维生素 B_{12} 和铁。

•"我喜欢用高温做饭，这将是问题吗？"

烹饪建议已在第八章阐述了。烹调用油，应选择具有高烟点的，或在较高温度下无烟雾的油；最好选择牛油果油、椰子油、黄油、酥油，或动物脂肪等。

•"我应该避免用铝锅吗？"

阿尔茨海默病与铝有关的理论从未被证实过。故从目前所知的来看，没有证据表明必须要避免铝锅。

•"我是不是只吃有机的食物比较好？"

是的！如果有选择，应当首选有机食品，因为它们没有接触农药。而非有机食品则难以避免。

前已提及的可帮助提示和鉴别食物好坏的网站，指导你如何优先选择：

http：//www.fullyraw.com/dirty-dozen-clean-15. 该网站对选择有机食物尤其重要。这些，对于那些Ⅲ型（毒素型）阿尔茨海默病患者尤其具有价值。

• **"你告诉我：不能得到自己渴望的东西，难道我不该听从自己的身体吗**?"

我们的生理信号通常是准确的，甚至是必不可少的。它会告诉人们：什么时候应该和需要吃、喝、呼吸、睡眠，或满足生理需求等。但这些信号中也夹杂着本能，如提示我们，对高糖果汁的嗜好胜过水；对垃圾食品的喜爱胜过健康食品；且常常驱使人们深夜摄入糖类。怎么鉴别哪些本能需要服从，哪些本能需要抵御呢？幸运的是，取舍标准相当简单：服从那些与人类进化所兼容的因子所驱动的，如因自然的昼夜、明亮、黑暗周期所引发的 8 小时睡眠，以及白昼的频繁运动；抵御那些与我们进化不兼容的因子所驱动的，如贪吃加工食品或糖，深夜使用很亮的白炽灯，或每天大量时间瘫坐在沙发椅子上，一动不动。

有几种方法可以帮助解决"瘾""嗜"偏差：如摄入 L-谷氨酰胺 500 mg（对嗜糖或嗜酒者尤其可取）、吞服中链甘油三酸酯油 1 g 或者 1 茶匙、多喝水（常可有效抑制"饥饿"感，尤其是在晚上），以及加强锻炼等。

• **"我太忙**!"

对癌症及阿尔茨海默病等慢性病患者而言，症状往往在病程晚期才会出现，而且，开始时通常很轻微。不像其他病，如当你患了细菌性肺炎时觉得它发展很快，所以会马上寻求治疗；

但当你有一两种老年病时（包括健忘症等），你不会早期就急于评估或治疗。事实上，某 AD 患者的妻子仍对其有病历证明患有此病的丈夫说："你患的只是与多数老年人相似的偶尔健忘而已。"请注意，务必在百忙中抽出时间，及时诊断与治疗。这将保证你能换取回更多的时间，更富有质量地活着。

底线是：一旦有认知衰退症状，就集中几个月时间加以解决，你将会换取回更多时间，甚至很多年时间。

有一个很好的替代方案（很多患者都发现它很有用），它不是用一种食品替代另一种食品（像用椰奶冰激凌代替牛奶冰激凌），而是我极力主张的：无论状态怎样错综复杂、有多困难，都要不断提醒自己，ReCODE 个性化治疗程序很管用，它的主要"副作用"是更好的健康状态，包括胰岛素敏感性提升、糖化血红蛋白改善、血脂指标优化、能量代谢状态更好、情绪更愉悦稳定，它还可以减轻体重，使体重指数更正常；另一个重要"副作用"是总让当事人处在松弛、平和、欢乐和愉悦的状态。

是什么给人带来了快乐？是聆听音乐？在优美环境中徒步踏青？还是家人在一起的美好时光？或与狗一起溜达？或是冲浪运动？滑雪？跳舞？弹唱钢琴？看喜剧？品味美妙食物？令人心旷神怡的性生活？……其实，是 ReCODE 个性化治疗程序开始让你把更多的欢乐重新融入到你的日常起居之中，并尝试新的生活。对你来说，为挽回并留住健康大脑，关键的是要寻找自己日常生活中真正喜欢的事情，并将其融汇成一体。一旦渡过难关后，你会发现自己的认知功能正在改善之中；且重新获得了对你及你家人来说最本质的东西，给你的生活带来额外的极大快乐。而且，这才是促使你自己快乐及认知功能永葆活力的最强大内在动因。

第十二章

当费曼遇上马基雅维利[①]

必须记住，没有什么比创建一个新的体系更难以计划，更令人怀疑成功的可能性，经营管理的风险更大。开创者承受着所有从保存老机构中获利人的敌意，而那些新的体系的受益人也只在半心半意地支持。

——尼克洛·马基雅维利

对于一个成功的技术，现实必定会优先于公共关系，因为自然不会被愚弄。

——理查德·费曼

如果你想让人们喜欢你，就大谈革命与改革；如果你想被人们所憎恨，就努力去实践它。

——R. F. 洛布

科学前进的每一步都是从上一个葬礼中走出来的。

——马克斯·普兰克

译者注：

① 尼克洛·马基雅维利（1469—1527），意大利政治家，其学说常被概括为马基雅维利主义。他强调如何夺取和巩固政权，是西方近代政治思想及维护权术的代表人物，其格言是"为了达到一个高尚的目的，可以使用最卑鄙的手段"。理查德·费曼（1918—1988），美国现代著名科学家，被称为是"爱因斯坦第二"，做出诸多巨大科学贡献，讲究变革，讲究尊重事实，在20世纪美国是位家喻户晓的人物。本书作者十分推崇费曼，前面已提及费曼多次。他这里以费曼与马基雅维利对举，猜测其意是把自己在科学（神经退行性病变）领域开创性探索，发现奥秘，并创造新方法、解决老问题的努力，类同于费曼在科学上创新及变革，却遭遇顽固势力激烈抵抗。译者认为，这一比喻是恰当而意蕴深刻的。

想　想耳熟能详的"定论"——人们早已听说阿尔茨海默病是既不能预防，也无法逆转，因此，如果你对我与你分享 AD 的成功故事，以及与 ReCODE 个性化治疗程序相关的科学研究基础持有怀疑态度，我一点也不会感到惊讶。

关于这一问题，我对"怀疑论"者非常熟悉。我的第一篇有关逆转认知衰退的论文在 2014 年发表前几年，接到了一个明显患上了早期阿尔茨海默病且非常出色的医生打来的电话。他说：他知道并没有治疗阿尔茨海默病的有效方法。但如果任何有一丝希望的临床试验苗头出现，是否可以让他及时知道。我告诉他，他的电话来得正是时候，因为我们已有很多对 ReCODE 个性化治疗程序体现出良好反应的患者。

但他不相信我所说的每一句话。对我解释的 ReCODE 个性化治疗程序每一细节，他的回答都有点暴躁："目前并没有公开的证据表明，这是一种治疗阿尔茨海默病的有效方法。"任凭我怎么解释，他都持毫不妥协的怀疑态度。尽管我一再试图解释为什么程序化的综合疗法比单一药物可能与该病的病理生理基础更为契合，单一药物治疗基本无效，并不意味着程序性的组合治疗也无效，他仍然怀疑。

忍受他 20 多分钟奚落嘲笑后，我最终耸耸肩、摇摇头地说："这样吧！给我 6 个月时间，如果我没能使你有所好转，那么你可以去别的地方。"

"没有其他地方可去！"他讥讽似地还敬了我。

"那么，你有什么损失吗？"我也诘问道。

他沉默了半天，终于同意试用一下 ReCODE 个性化治疗程序。3 个月后，他妻子打电话来告诉我说：他的情况大为改善！一晃 3 年过去了，他依然保持着良好的认知功能状态。事后，他亲口告诉我说：他已成为 ReCODE 个性化治疗程序的忠实信徒，并已开始把它推荐给他的患者。

他的前期态度，使我想起了1984年科恩兄弟拍摄的黑色惊悚悬疑剧《血迷宫》（*Blood Simple*），剧中卷入血腥仇杀的每一个人，都变得简单粗暴而非理性，不假思索，一概抵牾……与他类似，现在很多颇有身份的医生、科学家、政客，最初对该治疗程序的反应，也往往类似，本能性地简单抵制，不假思索，也不想听听解释。我举一些比较典型的类似例子。

　　一位神经病学专家告诉我：他不会考虑对患者使用ReCODE个性化治疗程序的，因为"我不喜欢'猎枪'方法！①"另一位说："该程序有太多的部分需要FDA的批准。"第三位医生说：他用过ReCODE个性化治疗程序，患者虽已明显提高了他们简易精神状态检查（Mini-Mental State Examination）的评分值，从22分提升到了29分（27～30分是正常的）；但他并不能解释清楚这是为什么。还有一位则说："因为我没有听说过这个治疗程序，因此，它一定是不重要的！"2011年，在巴黎举行的一次阿尔茨海默病国际学术大会上，我偶遇一位世界顶级的阿尔茨海默病专家，他问我正在研究什么？当我告诉他，我正在研究阿尔茨海默病可能的最佳程序性疗法时，他淡淡地笑了，把手轻搭在我肩上，拍了拍，说："好了，别花太多时间在那里了！"另一位阿尔茨海默病专家说："我永远不会推荐用这些治疗程序的，因为我不知道如何解释它们。"新闻媒体曾报道某所大学在一项老鼠实验研究，再次用临床已失败了的药物似乎"治愈"了老鼠身上的阿尔茨海默病，有专家就提议说："尽早地提前重复使用那些已失败了的药物，这也可能是解决阿尔茨海默病的一种新方法。"2014年，我总结的ReCODE个性化治疗程序疗效的学术论文发表后，两位基金会的

译者注：

① 猎枪方法指打猎时胡乱放枪，目标及方向都并不明确。隐喻作者的方法并没有精确基础研究支持，没有针对"猎物"。

官员主动联系了我。结果，他们认为这些患者"也许"根本没有患上阿尔茨海默病。当我一一展示了每位患者的确诊标准及客观依据时，他们不屑一顾地说："哦！那好吧！"还有一位政府官员在某次大会上走近我，对我说："我看了你的论文，戴尔，它好像有点怪异！"

唐纳德·基特是受聘于 G8（八国集团，Group of Eight）这样的大型国际机构，以协助世界铲除阿尔茨海默病危害的。当他听了我们关于阿尔茨海默病的、前所未有的疗效结果，以及解决该病患者需兼顾 36 个"漏洞"的治疗程序时，他说，"如果你能把它减少到 3 个'漏洞'，我可能会感点兴趣！"什么？你居然想要让我们与阿尔茨海默病本身进行协商，讨价还价吗？我试图向他解释驱动该疾病病理过程的诸多环节时，他回答说："这听起来像是科学，但我不喜欢太复杂的科学。"这就是协助世界摆脱阿尔茨海默病困扰而重任在肩的家伙？太令人失望了！我意识到，他对阿尔茨海默病或神经医学一无所知！令人感慨的是：人类正陷入阿尔茨海默病的暴风骤雨之中，而试图尽快驶离这一"旋涡"的航船，却由这样的人来掌舵！他们根本没有方向感，甚至自身一头雾水，不知该怎么驾驭这艘航船。

上述疑问者中，居然没有一个人问及阿尔茨海默病的治疗效果！也没有一个人关心绝望了的老年痴呆患者家属。质疑者中没有一个人要求去看看任何一个患者或与他们谈谈！没有一个人关心开给 AD 患者的药物是不是有疗效。其实，只要有疗效，哪怕是任何一丝的改善，都可能是阿尔茨海默病领域人类前进的重大一步。更没有一个人提及数百种已被枪毙了的无效的 AD 药物，其在试验阶段就已耗资成千上百亿美元。

引用电影《大空头》（*The Big Short*，2015 年）中的一段经典语句："真理就像是诗！但大多数人都憎恨诗！……"

类型相似的"大脑简单"反应，有时则来自于直接参与治疗者，他们实际上是有第一手证据证明此程序是有效的人：

肯恩，67 岁时出现记忆力下降；他有明确的阿尔茨海默病家族史，自己也检测显示为 ApoE3/4；β-淀粉样蛋白的 PET 扫描和脱氧葡萄糖 FDG-PET 扫描都显示有阿尔茨海默病特征存在。因此，他被确诊为阿尔茨海默病。MRI 检查显示：他的海马体体积已明显萎缩，致使他低于同龄人的第 20 百分位（小于 80% 的同龄人）。采用 ReCODE 个性化程序治疗后 10 个月，他的状态显著好转；MRI 复诊显示海马体的体积恢复，已达第 70 百分位（处于同龄人最好的 30% 之内）。

然而，他接到 MRI 报告后不久，又收到一封来自 MRI 中心的信函，说前一份报告是一个错误：神经放射学专家告诉肯恩，他无法相信电脑测量的海马体体积改善是对的，或者说是真实的。该专家提出：这个报告必须被修改，并指出，修改了的海马体的体积是第 35 百分位，而最初的报告也应该往上"修改"成与此相匹配的第 35 百分位。这样，说明没有变化就对了。因为神经放射学专家根本不相信海马体会有"增长"的任何可能性。肯恩的前后两组 MRI 摄像片被送到另一个独立神经放射科医生处进行再审阅读，他的结论是：第一次的体积实际上低于第 10 百分位（只是在 10% 的同龄人之上），而第二次的体积则超过了第 80 百分位（在 80% 的同龄人之上，也就是最好的 20% 之内）。

其实，对我来说：对疗效及结果的不信任，甚至怀疑，是太熟悉不过的事了。让我来揭示一些最常见的持怀疑态度的根源：

• **"我的医生告诉我说：阿尔茨海默病是无法治愈的！"**

这就是我们最近想出版这本书的要点和目的所在。我们以雄辩的事实第一次证明：认知衰退是可以逆转的，尤其是在它的早期阶段。因此，关键是要尽可能早地启动相应的防范治疗程序。

•"我宁愿等到对我的危害更大时才采用该治疗程序；我现在还不算'太糟糕！'"

请不要等待！开始得越晚，你的认知衰退就越难以扭转。

•"该程序中没有任何一部分听起来像是针对性的'解药'？"

认知衰退（包括老年痴呆症）是一个非常复杂的病理进程，受到诸多因素之制约。量身定制地针对与你发病相关的所有因素做出改善，为的是逆转你的病理过程。而且，迄今为止，此程序已取得了极大的成功。没有单味的特效药可得心应手地治愈阿尔茨海默病，并不意味着一个合理的综合方案也没有帮助。当然，我们并不排除这种可能性——有一天人们或许会创造一种特效疗法来治愈此病。然而，此病复杂的病理生理学机制使短期内这种特效药问世的可能性是零，因为该特效疗法可能必须找出造成阿尔茨海默病的许多起作用的因素。

•"'麸质'过敏只是一种潮流。难道它真的可能困扰着我？"

我也希望是这样的！但不幸的是，许多科学研究已推翻了早已过时的那种认为只有乳糜泻才需要关注麸质的旧认识。麸质已被证明既可以损害肠道屏障的完整性，导致肠漏；也可能对血脑屏障造成伤害，并诱发系统性炎症等，多环节地增加了认知衰退的风险。

•"你建议的有些实验检测方法都不能从我的医疗保险费中报销！"

对认知衰退的标准评价检测方法的确不包括很多已确定有价值的检测方法或正在研制的有效检测方法，更不用说可以指导你如何防范或优化对该病的治疗。人们已发现：一些保险公司其实已开始把一些新的或更综合的检测方法涵盖在了医疗保险服务范围了。而且需强调：这一投资远比让自己或自己钟爱的人囚禁在护理院中更为合算！护理院本身是极其昂贵的。

•"为什么我还没听说过这个治疗程序？为什么我的医生也没听说过？"

虽然我与实验室同事自 1993 年起就开始发表 ReCODE 个性化治疗程序的基础研究内容，但我们论述实施该治疗程序病例的第一篇论文，2014 年才发表。当我写这本书时（2017 年），已有 3 篇论文通过了评委的评审（一篇涉及治疗，另两篇涉及诊断）。事实上，任何新的治疗程序都有可能遇到质疑或被许多医疗机构所忽视，除非有大规模的临床对照试验。我在第五章中已解释过为什么这些事情还没有发生。但在 2017 年，我们开始了一个二期临床试验的论证过程，以便为一个更大规模的综合性的 ReCODE 个性化治疗程序这类全新临床试验铺平道路。

•"这个治疗程序对其他原因引起的认知衰退有效吗？如路易体痴呆、血管性痴呆、多发性硬化症、帕金森病和额颞变性等。"

这是个重要问题！但我们目前还没获得明确的答案。ReCODE 个性化治疗程序的设计初衷是针对已认识到的、导致阿尔茨海默病认知衰退的可能机制，并尽可能多地囊括这些机制。我们认识到，导致阿尔茨海默病的许多问题（如胰岛素抵抗、"肠漏"、生物毒素等）同样也影响着Ⅱ型糖尿病、代谢综合征和心血管疾病等。非阿尔茨海默病的神经退行性疾病，如路易体痴呆等与阿尔茨海默病有部分机制可能是相同的。第七章中我讲到的最初几个在检测中被评估出的路易体痴呆患者，其结果与那些Ⅲ型（毒素型）阿尔茨海默病相类似。也许，解决这些毒素源头问题，也将有助于路易体痴呆的治疗。不过，相关研究仍有待于深入进行。

•"……但我的实验室数据均正常啊？"

当你试图扭转认知衰退时，"正常值"不一定足够地好。实验室数据应该是最佳的，而不只是在"正常"范围之内的。对此，详情请参见第八章。

- **"不过，我已经开始在吃健康食品了！"**

这的确是一个很好的开端！让我们看看你实施个性化程序后实验室检查结果的数据变化吧！并以此确认你饮食优化对认知衰退的改善情况。

- **"我需要发泄，我和我的家人对此都非常沮丧、愤怒和郁闷！为什么这种不幸会发生在我的身上?"**

你说得很对！你的确有理由沮丧、生气和郁闷。但认知衰退不会是没有缘由的。其中，主要缘由（通常可以由几个甚或更多的缘由所构成）是可以分析、识别、衡量和解释的。你可以发泄，但最好同时进行针对性的评估和坚持个性化治疗。

- **"我听说补充剂和草药是不受管制的，而且，大部分是垃圾。"**

有些补充剂和草药的确不像广告宣传的那样神乎其神；有些甚至没有包含标签上标注的有效成分。所以，我强调是要找对的、正确的！一位我很尊重的优秀的草药（替代医学）医生，推荐了源于"榕树"（Banyan Herbs）、"大地女神"（Gaia Herbs）、"麦特金尼斯"（Metagenics）及"自然健康"（Natural Health Products）等品牌的草药、补充剂及相关产品，这些，相对来说都是比较可信的。

- **"我并没有见到好转，因此，你的治疗程序无效！"**

可以理解你的抱怨！你需要进一步做的事，是与你的医生或健康教练一起，精准地找出问题所在，并努力解决它。以下是常见的一些可能偏差：

（1）你采用此治疗程序多久时间？它通常需要 3～6 个月方能看到初步改善。须知，逆转多年积累的伤损，决不是一朝一夕之事。

（2）你的病史记录完善吗？你也许有与阿尔茨海默病无关的主观认知衰退及轻度认知衰退？须排除多发性中风（反复腔梗）和酒精等引起的认知衰退，明确这一点很重要，因为 Re-CODE 个性化治疗程序并不是为这些病理而设置的。

（3）如果你一直遵从优化了的该治疗程序至少已达 6 个月，实验室检测提示生化数据已好转，但你并没有感受到认知功能的改善，这提示：有些事可能被忽略遗漏了！你的认知衰退不会没缘由的。此时，重要的是不断评估和稍微调整一下治疗程序。例如，你可能忽略了轻度酮症的促进？你可能没有做到要从基于糖类的食谱，改变成以好的脂肪为主的食谱？代谢改善的常见标志是：你的体重从开始实施此程序起，能减轻 4.5～19.0 kg。此外，上已提及，认知衰退的早期，改善效果最明显。如果你已有了中度（及中度以上）的阿尔茨海默病，认知功能要想明显改善，有时会困难得多，需要更长时间！

（4）没有良好疗效反应的最常见因素之一是没有真正地遵循该程序。其次，较常见因素是兼有Ⅲ型（毒素型）阿尔茨海默病，这需要额外地补充步骤以消除症状和清理毒素的影响。如果你患的 AD 具有Ⅲ型的特征，可咨询那些对慢性炎症反应综合征（CIRS）有着丰富经验的临床医生。如在 www. surviving nold. com 网页上列出的。

（5）另一个常见原因是未诊断出"睡眠呼吸暂停综合征"。你排除了这个可能性吗？你每天晚上至少有 7 小时的良好睡眠吗？

（6）再者，你有没有坚持做大脑训练：每天 30 分钟，每周 3 次；或每天 10～20 分钟，每周 5 次吗？如你坚持了大脑训练，是否自我意识到认知功能（包括测试结果）仍在衰退过程中？或已有所改善，但不是你所希望的改善速度？你首先观察到的通常是认知衰退停止了；接着，才会有很缓慢的改善。例如，以前你一些事情不能做得很好，现在似乎可以做得好一些。如已经可以记住看过的文献，或能够遵从某些指示了；这些，就应该视为是好转的征兆。

（7）你的实验室检测指标是否已达到了第七章图表上所列出的最佳值？

现已有数百人运用过 ReCODE 个性化治疗程序。故当你发现有阿尔茨海默病遗传风险，或已经历着主观认知障碍或轻度认知障碍，或已被确诊为早期阿尔茨海默病，请别急，静下心，深呼吸，先消除绝望无助的消极感；可以先与已采用过此治疗程序而有改善的患者好好交流交流；这对你一定是有帮助的，因为它不是神话（幻想），也不是不能实现的空头支票。然后，剩下的问题只是取决于你是否真的想借助此治疗程序，以战胜认知衰退。当然，如果你自己没有战胜它的决心、意愿与毅力，连"上帝"都没法拯救你！

我在第五章说过，说服庞大的跨国药企及权威机构的头头脑脑们和那些思想封闭、不能容忍任何偏离陈旧教条的专家们，即使那些用旧方式对付阿尔茨海默病已在事实上被证明头破血流、一败涂地，会是多么困难。可幸运的是，科学的伟大在于：证据胜过一切！至少，早晚终究会承认证据的！

医学疗法的唯一评价标准是"疗效"，看其是否能够帮助患者真正改善病情或症状，而不是看它能不能带来研究基金，有没有可能赚钱，在权威的杂志上发表能不能获得同事的赞许，能不能获得嘉奖，而是要看帮助患者改善病情了吗！这似乎简单明了。但令人惊讶的是，现实生活中很少会有人如此优先地考虑。但这对阿尔茨海默病患者来说，这个"认知指南针"尤其重要。因为到目前为止，此病还戴着"无药可医"的帽子，没有其他疗法可以替代，我们无从选择。目前，标准护理措施没法制止老年痴呆的进展，不用说逆转主观认知衰退（SCI）和轻度认知衰退（MCI），更别说纠治阿尔茨海默病（AD）的认知衰退了。

部分原因是：这类神经退行性病变的赌注太高了，门槛太低了。众所周知，阿尔茨海默病是需要投入上万亿美元的全球性大问题，诱惑实在太大了！从而，诸多骗子、投机分子、卖蛇油（指贩卖假药）的等蠢蠢欲动。例如，虽有专家说他们不相信我们通过同行评审发表的论文数据结果；但他们中已有仿照者正开始创办"山寨"公司，声称能够提供同样的治疗程序。尽管他们没有这一领域的专长和技术，没有对该治疗程序真正的认识及理解。有一个"山寨"公司由一位女商人及几位病理学家合作开办。当他们被告知他们使用的程序已经过时，他们的回答居然是"只要能赚钱就好！"另一个仿照公司是由两个不道德的 IT 电脑经营商主办的，他们没有基本的医学知识，更不用说神经医学深奥的专业技能。如果说，你的打印机被卡住，这些人也许会对你有帮助的，但是如果你担心你的神经功能及认知问题，你则需要咨询专业医生，最好是深入了解神经系统基本问题的专科医生。可悲的是：这些"山寨"版的公司，正在利用人们的绝望，从中牟取不正当的利益。

正如人们常说的："亲吻美元时，画面的真实性就模糊了！"上万亿美元诱惑确实是巨大的！在 AD 领域重大利益诱惑之前，它的客观性很容易遮掩了。毫无疑问，改变对阿尔茨海默病的基本认知及应对原则将会给世界带来剧烈震动，包括一些坚决持旧有观点者的抵触、畏缩及摩擦，各种利益集团的明争暗斗，也包括我们在推广过程中所面临的资金募集等的风险和困难。

在电影《大空头》（*The Big Short*）中扮演迈克尔博士的克里斯蒂安说过："人们宁愿选择听从看似权威和熟悉的说法，

而不相信真实的数据或事实。"这常常会带来灾难性后果，就如2008年开始出现的金融危机。约200年前，伊·塞梅尔魏斯医生（Dr. Ignaz Semmelweis）发现分娩后产妇的高死亡率是由于接触过尸体的医学院学生在帮助产妇分娩时把病菌传播给了产妇。他发现：只要用次氯酸钙（俗称"漂白粉"）溶液洗洗手，预防预防就完全可以避免。其实，他那时候就能挽救无数新妈妈的生命。但由于当时整个"传染病"的概念不清晰，专家权威们不相信塞梅尔魏斯这位小人物。一位权威认为："手指甲周围似乎不太可能携带这么多的传染因素，或气体状态传染因素不足以杀死患者。"最终，医界的权威们把塞梅尔魏斯视为精神病患者，强迫他住进精神病院，并折磨他。极具讽刺意义的是：塞梅尔魏斯医生最终却死于感染！

当我们用不断改进和完善的疗法来防止和逆转认知衰退时，我们需要有不断创新的试验、新类型的临床检查测试和完整的数据库，以及全球开放性的预防措施。要完善一个真正能够治愈阿尔茨海默病的疗法，需要我们医学专家及医疗界的领军人物有比200年前的塞梅尔魏斯时代更敏锐、更开放、更包容的思想境界。

多少世纪以来，人类通常多死于诸如细菌性肺炎等的急性感染性疾病。20世纪生物医学的伟大成就之一是开发了用以治疗急性感染性疾病的抗生素，以及完善了预防这些疾病的公共卫生政策措施。结果，现在大多数人不再死于感染，而是死于各种慢性疾病、复杂性疾病，如癌症、心血管病变和神经退行性病变等。不幸的是：我们仍然试图以解决急性病的模式，来解决迥然相异的慢性疾病，如试图借用单一药物、单一疗法，以解决错综复杂的慢性疾病，这就好比是在东方人的"围棋"

比赛中，想试用"跳棋"策略来取得胜利①。

我想重复一下在第一章中所说过的：不应该再有任何人因阿尔茨海默病而去世。当你再一次读到这些时（无论你第一次听到此结论时是如何惊讶怀疑的），我希望现在我已能说服你了。这不仅在理论上有可行性，而且，今天我们在技术上也已达到了这一点。为了更好地结束现实社会中每位患阿尔茨海默病患者的疾苦，我们需要将20世纪的临床医学，更新上升为21世纪的新实践；我们需要更积极主动地应对人类自身认知功能的健康状况。这将要求我们遵循量身定制的原则，按照每个个体的特殊性，追求个性化的最佳健康方案。这将是完全不同于20世纪高度趋同化的健康保健指导思想及其措施方法。而且，不能再让人等到症状出现以后才去看医生，因为在新的时代，原本等待症状出现后再去看病的急性病的防治模式已经过时，比如上呼吸道感染时，流鼻涕、喉咙痛等症状来得很快。慢性病一旦出现临床症状，大都已属晚期了。21世纪的医学，要求人们将不应该等到症状出现后才针对性地改变自己的生活方式；此时，再想阻击慢性病，已为时过晚。人们应该率先采取像ReCODE个性化治疗程序那样的、个性化的系统方案，以管理各自的健康问题。

为了促成21世纪的医学，我们必须消弭这个复杂的大漏洞，弥合人体组织结构的复杂性和赖以诊疗的基本数据的简单性之间的巨大鸿沟，深入洞悉哪些实验室指标能更准确地提示阿尔茨海默病等的潜在危险。单一地检查钠或钾功能水平是远远不够的！

想象一下，你正学习飞机驾驶，但教练却告诉你：仪表盘

译者注：

① 东方围棋的棋路及步骤，要比西方跳棋复杂得多。隐喻套用简单思路，试图解决复杂问题。

上没有高度表、没有空中速度指示器；而且，前面的挡风玻璃模糊不清；你唯一可了解的数据是来自一侧的温度计数值，它可以提示你左侧机翼的温度。如果这样，无疑你将上天一次，坠落一次！对不对？嗯，就像是我们在阿尔茨海默病这类慢性病中发生的情况——只检查钠、钾等一般性生理参数，却并没有真正了解与洞察有可能导致该病的诸多最重要因素。

因此，我们必须通过全面收集与心身复杂性相匹配的各种生理参数，努力弥合这类复杂性与简单性之间的巨大裂隙。只有这样，我们才有可能阻止和逆转阿尔茨海默病等慢性病的进展。

对于21世纪的医学，慢性病的诊断将不再会靠猜测了，而一定会更加完善。例如，对主观认知衰退（SCI）诊断，21世纪的水准将替代20世纪的盲人摸象，将会把胰岛素抵抗（现人们已开始将"胰岛素抵抗"细分为Ⅲ级）、晚期糖基化终末产物（AGE）相关的自身抗体，以及曲霉菌与人类白细胞抗原DR/DQ12-3-52B（HLA-DR/DQ12-3-52B）的结合反应所激活的先天免疫系统状态、相关的胶霉毒素产物等综合在一起加以分析，以确诊为70％的1.5型（糖毒）SCI，加30％的Ⅲ型（毒素型）SCI。届时，治疗将是一个个完全个性化了的方案，它将找出所有引起这些疾病的因素。

填平复杂性与简单性之间的鸿沟将改变一切！它将让我们能够在慢性病来袭的数十年前就预测到，并努力加以阻击。填平复杂性与简单性之间的鸿沟，也将能够让医生得以迅速地确定预防及治疗是否有效，从而更好地引领患者回归健康轨道，避免慢性病恶化。疾病诊断将不再是一个猜测性的游戏。显然，这也将切实地降低老年痴呆的全球经济负担，减少成千上万亿美元的健康保健支出，改进医疗决策，延长人类的平均寿命。

填平复杂性与简单性之间的鸿沟将创造21世纪的健康医疗

保健新模式。因此，这将是不再恐惧老年痴呆的新世界；一个没有因认知衰退而家庭破裂、充满困顿的新时代。正如人们所说的：目标，是有截止日期的梦想！通过鼎力合作，我们一定能够实现这些梦想！

　　"每个人都认识一些癌症幸存者。但没有人听说过一个阿尔茨海默病的幸存者！"我真诚地希望，在这本书中，我已成功地向你们展示：那些只是昨天的"旧闻"了！今天，世界的一切已经开始改变！

附录 A　优选食物和避免摄入食物

让我将所谓的红灯食物、黄灯食物和绿灯食物为你列个表格，其中，红灯食物指那些无论如何都应避开的食物，黄灯食物指那些可以适量食用（因为完全避开这些食品会让太多的人难恪守 ReCODE 个性化治疗程序，不妨退而求其次，适当加以控制）的食物，绿灯食物指那些可以放开吃的食物。

绿灯食物：宜常吃	黄灯食物：不宜常吃	红灯食物：尽可能避免吃
蘑菇	淀粉类蔬菜，如土豆（红薯是一个例外，见下文）、玉米、豌豆和南瓜等	糖和其他简单碳水化合物，如面包（白色和全麦）、（意大利）面食、大米、饼干、蛋糕、糖果、苏打水
十字花科蔬菜，如西蓝花、花椰菜和抱子甘蓝（布鲁塞尔豆芽）	豆类，如青豌豆和大豆类	谷物
绿叶蔬菜，如羽衣甘蓝、菠菜和生菜	茄子、辣椒、西红柿等茄类	麸质
野生鱼，特别是鲑鱼、鲭鱼、凤尾鱼、沙丁鱼和鲱鱼	低升糖指数的非热带水果，如浆果	尽量减少乳制品，但偶尔可以摄入奶酪或有机全脂牛奶（或生牛奶）、纯酸奶等
散养鸡蛋	散养鸡	加工食品（如果在包装上有成分列表的，应该避免）
甘薯、芜菁甘蓝、欧洲防风草和绿色香蕉等抗性淀粉类	草饲养的牛	高汞鱼，如金枪鱼、鲨鱼和箭鱼
益生菌食品，如酸菜、泡菜等	葡萄酒（限量 1 杯，不宜天天喝）	具有高血糖指数的水果，如菠萝等
益生元食品，如豆薯①和韭菜	咖啡	
草药茶，红茶，绿茶		
含硫的蔬菜，如洋葱和大蒜		

译者注：————————————————————●

① 豆薯，一种类似球茎状的蔬菜，比马铃薯稍大些，又叫凉薯、沙葛，原产于墨西哥。

可参见：

功能医学专家资讯网站：

https：//www.functionalmedicine.org/practitioner_search.aspx?id＝117

健康和身心健康教练资讯网站：

http：//www.findahealthcoach.com/

有关慢性炎症反应综合征(CIRS)资讯网站：

http：//www.survivingmold.com/

消费者直接可参照做实验室测试的网站：

https：//www.anylabtestnow.com/

https：//www.aacc.org/～/media/files/position-statements/directtoconsumerlab-oratorytesting2.pdf?la＝en

讨论和分析 ApoE 相关资讯网站：

www.apoe4.info

其他相关资讯网站：

https：//www.drbredesen.com

https：//www.mpicognition.com

附录 B　计酮器详细信息

Ketostix 是一种尿酮体测定仪，本身测试不太精确，对大多数人没有多大帮助。

·作为一个例子的是 Precision Xtra 器，它可以同时测量确定葡萄糖和酮。葡萄糖测试条是非常实惠的；而酮测试条则更昂贵。来自 ApoE4.info 网站的网友 Julie Gregory 建议可以从加拿大购买，因为加拿大要便宜实惠些。

·计酮器无需处方购买。

·计酮器单价约为 25 美元。

·这里是购买计酮器的一个网站：

· https：//www.amazon.com。可输入"精确葡萄糖酮监测系统"（precision glucose ketone monitoring system）。

·检测目标是保持 β-羟基丁酸在 0.5～4 mmol/L，提示有轻度酮症。

·使用计酮器确定你自己已处于轻度酮症状态后，就不必每天（甚至每周或每个月）再重复检测了。因为你已经了解如何可以使自己处在轻度酮症状态。当然，该计酮器仍然可供你随时检测抽查。

附录 C　从 23andMe 评估 DNA

请注意，23andMe 不能提供完整的基因组测试，因此，无法评估与阿尔茨海默病相关的所有 SNP（单核苷酸多态性，即 DNA 差异）。然而，它可提示 ApoE 状态（其提示 ApoE 的准确率约达 85%）。而且，23andMe 刚刚开始重新恢复 ApoE 的检测报告。

订购你的套件

• 在网络上，转至 23andme. com，然后单击"工作原理"（"how it works"选项卡）。

• 点击"立即购物"（"shop now"）按钮。

• 选择"健康＋祖先"（"health＋Ancestry"），然后点击"添加到购物车"（add to cart）按钮，开始设置你的个人资料和信用卡账单；请务必记住新账户的用户名和密码。

• 当你收到邮件中的 DNA 试剂盒时，将其打开，并严格按照说明书操作。

• 访问 23andMe 网站，并选择"注册工具包"（register bit）。

• 将样品以原有的已付费邮箱邮寄回 23andMe。

• 一旦您的样本到达实验室，你将收到来自 23andMe 的确认电子邮件。

提取你的基因组文件

当你的基因组序列检测完成后，你将收到来自 23andMe 的电子邮件。

• 登录你在 23andMe 网络账户，下载你的基因组数据。

• 登录后，按右上角你的档案名称（profile name）。

• 选择：浏览原始数据。

• 在他们的下一个网页上，点击"下载"按钮。

• 指定要下载的（你的）档案文件。

• 选择"全部 DNA"。

• 查证你下载了一个压缩至 5～30 MB 的文件，下载文件的名称格式为：Genome＿Your＿Name＿Full＿date. zip。

收到此文件后，可以通过 Promethease（https：//www. promethease. com/）等网站进行分析。

附录 D

对于那些想知道我们研究 ReCODE 个性化治疗程序基础的人，我在下面提供了一个简明表。附加信息可在我们超过 200 篇已通过同行评审的正式出版文献中找到。其中，许多可以在线免费获取。

信念	证据
记忆的储存与重组/遗忘受一个可塑性平衡的影响	清晰记忆; D664A 突变体; 变异
APP 是可塑性平衡的中介	D664A 突变体[1]
比值 4∶2 反映 APP 介导的可塑性平衡	D664A 突变体[2]; ApoE4 效应; 炎症作用
阿尔茨海默病（AD）风险因素, 如 ApoE4 改变了可塑性平衡, 并改变了4∶2 的比值	[3]
APP 是依赖性受体	[4] [5] [6]
发展 AD 的可能性 ［突触破坏信号传导］/［突触形成信号传导］	转基因动物; APP 突变的患者; 流行病学
APP 作为分子开关的作用	sAPPα, CTFα和 β-淀粉样蛋白的抑制作用
APP-Aβ 形成朊病毒循环	[7]
朊病毒的起源是生物信号放大	系统中的抗静态信号需要放大, 并具有多目标结果
聚合反应调控信号	同源性激活化复合物, 如半胱天冬酶[8]
AD 是由于对代谢、 感染、 炎症、 毒性诱导剂的保护性反应而产生的神经退行性的可塑性失衡	流行病学; NF-κB 反应[9]; 第 3 型患者; 汞效应
SCI、 MCI 和 AD 的治疗包括: 将可塑性平衡转向突触形成信号传导, 并远离突触破坏信号传导	[10] [11]

文献证明的解释

• 在记忆储存与重组/遗忘之间存在着可塑性平衡机制的影响因素。清晰记忆的现象（摄影记忆, 指过目不忘）支持了这一点。调节操纵这个平衡则提供了进一步的证据。APP 中半胱天冬酶位点的突变减轻了 "Mouzheimer's病" 转基因鼠的记忆丧失结果。相反, 将阿尔茨海默病相关的 APP 引入鼠体内则会引起与 "Mouzheimer's病" 相关的记忆丧失。将改良 "Mouzheimer 鼠" 的基因突变转入正常鼠, 却能改善记忆的保留。所有这些发现, 都支持这样的信念: 即存在着一个可塑性的平衡机制, 影响着记忆储存与重组/遗忘过程。

• APP 是可塑性平衡机制的中介。如上所述, 在 β 位点、γ 位点和半胱天冬酶位点的 APP 突变, 按照预期的方式, 双向改变这种平衡, 一边是改善着记忆, 另一边则又恶化着记忆。这些发现, 支持了 APP 本身就是可塑性平衡机制中介的这一理论。

• 4∶2 比值反映 APP 介导的可塑性平衡机制。增加 4 种 APP 衍生肽 sAPPβ、Aβ、Jcasp 和 C31，或减少 2 种 APP 衍生肽 sAPPα 和 CTFα 的基因突变，以及其他操作（如营养因子添加），可以降低记忆功能，并增加阿尔茨海默病的病理生理改变。相反，降低这一比值，配合其他操作，则具有相反的效果，可以改善记忆功能，并减少阿尔茨海默病相关的病理生理变化。

• AD 的风险因素（如 ApoE）可改变可塑性平衡机制，并改变 4∶2 的比值。风险因素（比如 ApoE、雌激素低水平、维生素 D 低水平等），都提高了这一比值；相反，体育运动和 BDNF 等降低风险的因素则又都降低了这一比值。

• APP 是一种依赖性受体。正如上表中列出的参考文献所示，APP 显示出依赖受体的特征，例如单一的细胞内半胱天冬酶切割位点和营养因子（netrin－1）的结合。

• 发展成 AD 的概率 α（突触破坏信号传导/突触形成信号传导）。就像在骨质疏松症中破骨细胞信号/成骨细胞信号传导一样；发展成阿尔茨海默病的概率与突触破坏信号传导与突触形成传导信号的比值成正比。所以，在任何一个方向上调节该比值都会对 AD 的风险产生可预测的影响；导致该病的进展或消退。这一规律性现象得到了许多家族性阿尔茨海默病患者临床现象的验证：所有这些突变都增加了这一比值；此外，许多来自流行病学的研究结论，以及从运动到激素，到营养支持等的观察结果也都支持这一论点。

• APP 作为分子开关的作用。APP 切割的衍生物反馈可以抑制另一切割途径。例如，APP 切割形成 CTFα，可以抑制 γ 位点切割。因此，切割路径会朝向一个或另一个方向，起到开关样作用。

• APP-Aβ 形成朊病毒循环。根据上述事实的推论，APP 中 β-淀粉样蛋白的加入增加了更多 β-淀粉样蛋白的产生，如表中引用的参考文献所示。因此，APP 和 Aβ 形成朊蛋白循环，β-淀粉样蛋白的产生，促使 APP 产生更多的 β-淀粉样蛋白；然后反馈性地继续刺激着这一过程。

• 朊病毒起源于生物信号放大。生物系统如血液凝固等需要快速扩增，结果不是一个单一的目标，无论是血栓态对非血栓态，或是神经突触延伸对神经突触回缩等，都具有抗内稳态信号的特征。因此，介质生产更多的相同介质或自身的信号。这些就是朊病毒的特征。

• 聚合反应调控信号。如许多系统所示，蛋白质的自我交互（同源相互作用）往往涉及特定的效应，如激活。例如，在一些半胱氨酸蛋白酶中，聚合导致快速激活。

• AD 是一种由于对代谢、感染/炎症或毒性诱导剂的保护性反应所诱导的神经退行性可塑性失衡。正如文中所指出的，转变成倾向于促进阿尔茨海默病发展的 4 种肽（这是产生 β-淀粉样蛋白的途径）的 APP 处理，是对 3 种主要的刺激（炎症、营养缺乏、毒素接触）的保护性反应。这种保护性反应进一步导致突触等的减少。

• SCI、MCI 和 AD 的治疗涉及将可塑性平衡机制转换为突触形成信号和远离突触破坏信号。患有 SCI、MCI 或早期 AD 的人（不仅仅是小鼠或其他动物模型），被发现在突触形成信号转为占上风后，显示出相关症状的改善，为该理论提供了决定性的证明。见引用的参考文献。

致　谢 ·————

针对一种"不治之症"，一套有效的治疗方法是如何被全力打造出来的？这个病症，曾被证明对数百种候选药物都有抗药性。现在，可以说了，因为有了众多真诚卓越、富有爱心的人的支持，终于研究出了这套治疗阿尔茨海默病的有效方法。

感谢吉姆（Jim）和菲利斯·伊斯顿（Phyllis Easton）的慷慨及友谊，他们使玛丽的病情有了转机；感谢朴顺炯博士（Dr. Patrick Soon-Shiong）的卓越远见；感谢道格拉斯（Douglas）和艾伦·罗森堡（Ellen Rosenberg）的勇于承担风险；感谢贝里尔·巴克（Beryl Buck）、达格玛（Dagmar）和大卫·杜比（David Dolby）、小史蒂芬·贝切尔（Stephen D Bechtel Jr）、戴安娜·梅里安（Diana Merriam）和四风基金会（Four Winds Foundation）；还有盖尔·布朗（Gayle Brown）、戴安娜·钱伯斯（Diana. Chambers）、凯瑟琳·格尔（Katherine Gehl）、拉瑞（Larry）和根诺·丁格斯（Gunnel Dingus）、麦克拉·侯各（Michaela Hoag）、露辛达·沃森（Lucinda Watson）、汤姆·马歇尔（Tom Marshall）和约瑟夫·唐基金会（Joseph Drown Foundation）等；同时，还需致谢杰弗里·利普顿（Jeffrey Lipton）、赖特·罗宾逊（Wright Robinson）和沙·麦克比（Shar McBee）。

我曾有幸在世界一些最前沿的科学家和杰出医生那里学习，获取知识。我最诚挚的感恩必须给予斯坦利·普鲁塞纳（Stanley Prusiner）、马克·莱顿（Mark Wrighton）、罗杰·斯巴瑞（Roger Sperry）、罗伯特·柯林斯（Robert Collins）、罗伯特·菲什曼（Robert Fishman）、罗杰·西蒙（Roger Simon）、维什瓦纳特·林格帕（Vishwanath Lingappa）、威廉·施瓦茨（William Schwartz）、小肯尼思·麦卡蒂（Kenneth McCarty Jr）、理查德·巴林格（Richard Baringer）、尼尔·拉斯金（Neil Raskin）、罗伯特·瑞泽（Robert Layzer）、西摩·班杰（Seymour Benzer）、艾琪·瑞史拉提（Erkki Ruoslathi），以及李·胡德（Lee Hood）和迈克尔·莫贞奇（Mike Merzenich）等，衷心感谢他们无私的教导和指示，令我受益匪浅。

我还要谢谢那些投身于医学科学变革的功能医学的先驱和专家们，以及我的同事们。他们包括：杰弗里·布兰德（Jeffrey Bland）、大卫·帕尔马特（David Perlmutter）、马克·海曼（Mark Hyman）、丁·欧尼诗（Dean Ornish）、瑞奇·舒梅克（Ritchie Shoemaker）、萨拉·戈特弗里德（Sara Gottfried）、大卫·琼斯（David Jones）、帕特里克·海那维（Patrick Hanaway）、泰瑞·沃斯（Terry Wahls）、史蒂芬·耿得瑞（Stephen Gundry）、阿瑞·弗丹尼（Ari Vojdani）、汤姆·奥布莱恩（Tom O'Bryan）、纳森·普莱斯（Nathan Price）、杰拉德·洛奇（Jared Roach）和克莉斯·克莱苏（Chris Kresser），等等；以及来自 ApoE4. info 社交网站的活动家朱莉·格雷戈里（Julie Gregory）和她的同事们；还有，像第一个患者（Patient Zero），以及黛布拉·索纳堡（Deborah Sonnenberg）和大卫·B（David B）这样的勇敢探索者，他们以坚韧不拔的努力和训练，帮助了许多认知功能衰退者。

我还要感谢那些诊治和照管过本书谈到的患者的医生们，包括玛丽·凯·罗斯（Mary Kay Ross）、埃德温·阿莫斯（Edwin Amos）、安·海瑟薇（Ann Hathaway）、凯瑟琳·特普斯（Kathleen Toups）、阮根·查特吉（Rangan Chatterjee）、安亚·潘吉亚（Ayan Panja）、苏珊·斯加乐（Susan Sklar）、凯洛·戴梦得（Carol Diamond）、瑞奇·舒梅克（Ritchie Shoemaker）、玛丽·阿克里（Mary Ackerley）、孙吉亚·舒怀格（Sunjya Schweig）、拉齐·巴特尔（Raj Patel）、沙润·豪斯曼-科恩（Sharon Hausman–Cohen）、内特·伯格曼（Nate Bergman）、基姆·克罗森·罗森斯坦（Kim Clawson Rosenstein）、韦斯·杨博格（Wes Youngberg）、凯伦·科夫勒（Karen Koffler）、克雷格·谭尼奥（Craig Tanio）、戴维·詹金斯（Dave Jenkins）等，以及健康教练艾米丽·阿莫斯（Amylee Amos）。还有，必须感谢的是来自美国各地和除美国外7个国家的数百位曾参与本书相关工作并做出了贡献的医生们。

另外，我非常感谢阿波罗健康（Apollo Health）机构的莱斯·凯里（Lance Kelly）和他的团队，以及Factivate的胡安·波拉斯（Juan Porras）和他的团队等；他们在ReCODE个性化治疗程序的演算、编码和整理报告等方面都做出了杰出的贡献。

如果没有与我一起工作的、杰出的实验室成员和同事们在过去30年间的无私奉献，就不可能有这本书中所描述的任何内容和进展。我与同事们在过去几十年间一直陶醉于下列生活之中：热烈的学术争鸣、不计其数的大小会议研讨、无法记时的一次次实验、对结论重复再重复的耐心检验、不屈不挠的探究。这一切，都是为了强化对人类健康的认知和对医疗保健事业的贡献。为此，我要特别感谢莎露滋·拉比扎得（Shahrooz Rabizadeh）、帕特里克·梅伦（Patrick Mehlen）、约翰·瓦格斯（John Varghese）、拉莫汉·劳（Rammohan Rao）、帕特里夏·斯皮尔曼（Patricia Spilman）、罗文娜·阿布伦西亚（Rowena Abulencia）、凯范·尼亚（Kayvan Niazi）、李道忠（Litao Zhong）、阿列克谢·库拉金（Alexei Kurakin）、弗洛尼卡·加尔文（Veronica Galvan）、达西·凯恩（Darci Kane）、凯润·普奇（Karen Poksay）、克莱尔·彼得斯-李步（Clare Peters-Libeu）、维娜·瑟达卡拉（Veena Theendakara）、亚历克斯·马特斯（Alex Matalis）和布来得森（Bredesen）实验室所有其他现任及前任成员们，以及在加州大学旧金山分校老龄化研究所、桑福德伯翰医学发现研究所（Sanford Burnham Prebys Medical Institute）和加州大学洛杉矶分校所有共事过的同事们。

我还得感谢汤姆·蒙特（Thom Mount）、莱雅·豪耐特（Leigha Hodnet）、莎露滋·拉比扎得（Shahrooz Rabizadeh）、帕特里克梅伦（Patrick Mehlen）、

丹·洛温斯坦（Dan Lowenstein）、布鲁斯·米勒（Bruce Miller）、史蒂芬·豪泽（Stephen Hauser）、迈克·阿勒比（Mike Ellerby）、大卫·格林伯格（David Greenberg）、约翰·瑞德（John Reed）、盖·萨尔韦森（Guy Salvesen）、塔克·芬奇（Tuck Finch）、努丽娅·阿萨-马特（Nuria Assa-Munt）、金（Kim）和洛波·罗森斯坦（Rob Rosenstein）、埃里克（Eric）和卡罗尔·阿道夫森（Carol Adolfson）、朱迪（Judy）和保罗·贝斯特恩（Paul Bernstein）、贝弗利（Beverly）和罗尔丹·伯尔曼（Roldan Boorman）、珊迪（Sandy）和哈兰·克莱曼（Harlan Kleiman）、菲利普·布莱德森（Philip Bredesen）和安德列娅·康特（Andrea Conte）、黛博拉·弗里曼（Deborah Freeman）、彼得·罗根（Peter Logan）和比尔·尼科尔森（Bill Nicholson）、史蒂芬（Stephen）和玛丽·凯·罗斯（Mary Kay Ross）、拉吉·拉坦（Raj Ratan）、玛丽·马克艾克罗（Mary McEachron）和道格拉斯·格林（Douglas Green）诸位，为了他们与我的友谊，以及多年来他们所参与的讨论。

最后，我得感谢协助我编写出版这本书的优秀团队，他们包括：打字和校订者沙伦·贝格利（Sharon Begley）、德迪·菲尔曼（Dedi Felman）和汤姆·蒙特（Thom Mount）；文学代理人约翰·马斯（John Maas）和斯特林勋爵文学社（Sterling Lord Literistic）的塞莱斯特·范恩（Celeste Fine）；编辑卡洛琳·萨顿（Caroline Sutton），出版商梅根·纽曼（Megan Newman）和企鹅出版社兰登书屋（Penguin Random House）的阿弗瑞丛书（Avery Books）编辑组，没有他们的努力奉献，就不可能有这本书的问世。

参考文献 ·————

第四章 诱发阿尔茨海默病的自我因素

［1］ Kumar，D. K.，et al. Amyloid-beta peptide protects against microbial infection in mouse and worm models of Alzheimer's disease. Science Translational Medicine 8：340ra72，doi：10. 1126/ scitranslmed. aaf1059 (2016).

［2］ Kumar，D. K.，W. A. Eimer，R. E. Tanzi，and R. D. Moir. Alzheimer's disease：the potential therapeutic role of the natural antibiotic amyloid-beta peptide. Neurodegenerative Disease Management 6：345 – 348, doi：10. 2217/nmt – 2016 – 0035 (2016).

第五章 黔驴技穷似地往返于病床与实验室之间

［1］ https：// en. wikipedia. org/ wiki/ Dependence _ receptor.

［2］ Lourenço，F. C.，et al. Netrin-1 interacts with amyloid precursor protein and regulates amyloid-beta：production. Cell Death and Differentiation16：655 – 663，doi：cdd2008191［pii］10. 1038/ cdd. 2008. 191 (2009).

［3］ Galvan，V.，et al. Reversal of Alzheimer's-like pathology and behavior in human APP transgenic mice by mutation of Asp664. Proceedings of the National Academy of Science USA 103：7130 – 7135，doi：10. 1073/pnas. 0509695103 (2006).

［4］ Spilman，P.，et al. The multi-functional drug tropisetron binds APP and normalizes cognition in a murine Alzheimer's model. Brain Research1551：25 – 44，doi：10. 1016/ j. brainres. 2013. 12. 029 (2014).

［5］ Ibid.

［6］ Clarkson，T. W.，L. Magos，and G. J. Myers. The toxicology of mercury-current exposures and clinical manifestations. New England

Journal of Medicine 349：1731-1737，doi：10. 1056/ NEJMra022471
（2003）.

第六章 上帝基因和阿尔茨海默病的三种类型

[1] Mutter, J., A. Curth, J. Naumann, R. Deth, and H. Walach. Does
inorganic mercury play a role in Alzheimer's disease? A systematic re-
view and an integrated molecular mechanism. Journal of Alzheimer's
Disease 22：357-374，doi：10. 3233/JAD-2010-100705 （2010）.

第七章 "认知镜"检查你的问题出在哪里

[1] den Heijer, T., et al. Homocysteine and brain atrophy on MRI of non-
demented elderly. Brain 126 (Pt 1)：170-175 （2003）.

[2] Rocca, W. A., B. R. Grossardt, L. T. Shuster, and E. A. Stewart.
Hysterectomy, oophorectomy, estrogen, and the risk of dementia.
Neurodegenerative Diseases 10：175-178，doi：10. 1159/ 000334764
（2012）.

[3] Brewer, G. J. Copper excess, zinc deficiency, and cognition loss in
Alzheimer's disease. Biofactors 38：107-113，doi：10. 1002/ biof.
1005 （2012）.

[4] Chausmer, A. B. Zinc, insulin and diabetes. Journal of the American
College of Nutrition 17：109-115 （1998）.

[5] Liu, G., J. G. Weinger, Z. L. Lu, F. Xue, and S. Sadeghpour. Ef-
ficacy and safety of MMFS-01, a synapse density enhancer, for treating
cognitive impairment in older adults：a randomized, double-blind, pla-
cebo-controlled trial. Journal of Alzheimer's Disease 49：971-990，
doi：10. 3233/JAD-150538 （2016）.

[6] Smorgon, C., et al. Trace elements and cognitive impairment：an eld-
erly cohort study. Archives of Gerontology and Geriatrics Supplement
9：393-402，doi：10. 1016/ j. archger. 2004. 04. 050 （2004）.

[7] Tyler, C. R., and A. M. Allan. The effects of arsenic exposure on
neurological and cognitive dysfunction in human and rodent studies：

areview. Current Environmental Health Reports 132 – 147, Report No. 2196 – 5412 (Electronic) (2014).

[8] Basha, M. R., et al. The fetal basis of amyloidogenesis: exposure to lead and latent overexpression of amyloid precursor protein and beta-amyloid in the aging brain. Journal of Neuroscience 25: 823 – 829, doi: 10. 1523/JNEUROSCI. 4335-04. 2005 (2005).

[9] Bakulski, K. M., L. S. Rozek, D. C. Dolinoy, H. L. Paulson, and H. Hu. Alzheimer's disease and environmental exposure to lead: the epidemiologic evidence and potential role of epigenetics. Current Alzheimer Research 9: 563 – 573 (2012).

[10] Ashok A., N. K. Rai, S. Tripathi, and S. Bandyopadhyay. Exposure to As-, Cd-, and Pb-mixture induces Aβ, amyloidogenic APP processing and cognitive impairments via oxidative stress-dependent neuroinflammation in young rats. Toxicological Sciences 143: 64 – 80, doi: 10. 1093/toxsci/ kfu208 (2015).

[11] Dysken, M. W. et al. Effect of vitamin E and memantine on functional decline in Alzheimer disease: the TEAM-AD VA cooperative randomized trial. Journal of the American Medical Association 311: 33 – 44, doi: 10. 1001/ jama. 2013. 282834 (2014).

[12] Poole, S., S. K. Singhrao, L. Kesavalu, M. A. Curtis, and S. Crean. Determining the presence of periodontopathic virulence factors in short-term postmortem Alzheimer's disease brain tissue. Journal of Alzheimer's Disease 36: 665 – 677, doi: 10. 3233/JAD – 121918 (2013).

[13] Descamps, O., Q. Zhang, V. John, and D. E. Bredesen. Induction of the C-terminal proteolytic cleavage of AβPP by statins. Journal of Alzheimer's Disease 25: 51 – 57, doi: 10. 3233/JAD – 2011 – 101857 (2011).

[14] Bredesen, D. E. Inhalational Alzheimer's disease: an unrecognized-and treatable-epidemic. Aging (Albany NY) 8: 304 – 313 (2016).

第八章　逆转认知衰退

[1] Heijer，T.，et al. Association between blood pressure levels over time and brain atrophy in the elderly. Neurobiology of Aging 24：307－313 (2003).

[2] http：//www. health. harvard. edu/diseases-and-conditions/glycemic-index- and-glycemic-load-for-100-foods.

[3] Khan，A.，M. Safdar，M. M. Ali Khan，K. N. Khattak，and R. A. Anderson. Cinnamon improves glucose and lipids of people with type 2diabetes. Diabetes Care 26：3215－3218 (2003).

[4] http：// articles. mercola. com/ sites/ articles/ archive/ 2014/ 09/ 21/hilary-boynton-mary-brackett-gaps-cookbook-interview. aspx.

[5] https：// draxe. com/scd-diet.

[6] http：// www. drperlmutter. com/ learn/ resources/probiotics-five-core-species.

[7] Thrasher，J. D.，M. R. Gray，K. H. Kilburn，D. P. Dennis，and A. Yu. A water-damaged home and health of occupants：a case study. Journal of Environmental and Public Health 2012，doi：10. 1155/ 2012/ 312836 (2012).

[8] http：// www. survivingmold. com/shoemaker-protocol/Certified-Physicians-Shoemaker-Protocol.

[9] https：// www. functionalmedicine. org/ practitioner_ search. aspx? id＝117.

[10] Shoemaker，R. C.，MD. Surviving Mold：Life in the Era of Dangerous Buildings. Otter Bay Books，2010.

附录 D

[1] Galvan，V.，et al. Reversal of Alzheimer's-like pathology and behavior in human APP transgenic mice by mutation of Asp664. Proceedings of the National Academy of Science USA 103：7130－7135，doi：10. 1073/pnas. 0509695103 (2006).

[2] Ibid.

［3］ Theendakara, V., et al. Neuroprotective sirtuin ratio reversed by ApoE4. Proceedings of the National Academy of Science USA 110： 18303 - 18308, doi： 10. 1073/ pnas. 1314145110 (2013).

［4］ Lourenço, F. C., et al. Netrin-1 interacts with amyloid precursor protein and regulates amyloid-beta production. Cell Death and Differentiation 16： 655 - 663, doi： cdd2008191 ［pii］ 10. 1038/ cdd. 2008. 191 (2009).

［5］ Lu, D. C., et al. A second cytotoxic proteolytic peptide derived from amyloid-beta-proteinprecursor. Nature Medicine 6： 397 - 404, doi： 10. 1038/ 74656 (2000).

［6］ Spilman, P., B. Jagodzinska, D. E. Bredesen, and John Varghese. Enhancement of sAPPα as a therapeutic strategy for Alzheimer's and other neurodegenerative diseases. HSOA Journal of Alzheimer's &‑Neurodegenerative Diseases 1： 1 - 10 (2015).

［7］ Spilman, P. R., et al. Netrin-1 interrupts amyloid-beta amplification, increases sAβPPα in vitro and in vivo, and improves cognition in a mouse model of Alzheimer's disease. Journal of Alzheimer's Disease 52： 223 - 242, doi： 10. 3233/JAD - 151046 (2016).

［8］ Julien, O., et al. Unraveling the mechanism of cell death induced by chemical fibrils. Nature Chemical Biology 10： 969 - 976, doi： 10. 1038/nchembio. 1639 (2014).

［9］ Matrone, C., et al. Activation of the amyloidogenic route by NGF deprivation induces apoptotic death in PC12 cells. Journal of Alzheimer's Disease 13： 81 - 96 (2008).

［10］ Bredesen, D. E. Reversal of cognitive decline： A novel therapeutic program. Aging 6： 707 - 717, doi： 10. 18632/ aging. 100690 (2014).

［11］ Bredesen, D. E., et al. Reversal of cognitive decline in Alzheimer's disease. Aging 8： 1250 - 1258, doi： 10. 18632/aging. 100981 (2016).

常用英文缩写与中文名词对照表

A1c	糖化血红蛋白	FT₃	游离三碘甲腺原氨酸
Aβ	β-淀粉样蛋白	FT₄	游离甲状腺素
ACTH	促肾上腺皮质激素	FLAIR	压水像扫描
AD	阿尔茨海默病	GABA	γ-氨基丁酸
ADNP	依赖活动性神经保护蛋白	GAD	谷氨酸脱羧酶
AGE	晚期糖基化终末产物	GERD	胃食管反流
AHI	睡眠呼吸暂停低通气指数	GGT	谷氨酰胺转移酶
AIDS	艾滋病	HPA	下丘脑-垂体-肾上腺轴
ALCAR	乙酰左旋肉碱	hs-CRP	超敏 C 反应蛋白
ApoE2	载脂蛋白 E2	HDL	高密度脂蛋白
ApoE3	载脂蛋白 E3	HEPA	高效空气过滤器
ApoE4	载脂蛋白 E4	HLA-DR/DQ	人类白细胞抗原- DR/DQ
APP	淀粉样前体蛋白	HRT	激素替代疗法
ATF	美国烟酒火器与爆炸物管理局	HSV	单纯疱疹病毒
AZT	抗病毒药物	5-HT	5-羟色胺
BDNF	脑源性神经营养因子	IDE	胰岛素降解酶
BPA	双酚 A	IL-6	白介素- 6
CAMP	环腺苷酸	IRB	伦理委员会
CIRS	慢性炎症综合征	LDL	低密度脂蛋白
CPAP	持续气道正压通气	LDL-p	低密度脂蛋白颗粒
CRP	C 反应蛋白	L-DOPA	左旋多巴
CRH	促肾上腺皮质素释放素	LTP	长程增强效应
CSF	脑脊液	MARCoNS	耐药葡萄球菌
DHEA	脱氢表雄酮	MCI	轻度认知衰退
E₂	雌二醇	MCT	中链甘油三酸酯油
EDTA	乙二胺四乙酸，依地酸二钠	MMSE	简易心理状态检查
EEG	脑电图	MoCA	蒙特利尔认知评估量表
ERMI	美国环保署相对霉菌指数分值	MRI	磁共振成像
FDA	美国食品和药品管理局	NAC	乙酰半胱氨酸

NAD	辅酶		rT₃	反式三碘甲状腺原氨酸
NF-κB	核因子-κB		SAGE	自用老年认知测试
NIH	美国国立卫生研究院		SAM-e	S-腺苷甲硫氨酸
PCF	肺囊性纤维化		sAPPα	可溶性淀粉样前体蛋白 α
PD	帕金森病		sAPPβ	可溶性淀粉样前体蛋白 β
PET	正电子发射计算机体层扫描术		SAS	睡眠呼吸暂停综合征
P5P	5-磷酸吡哆醛		SCI	主观认知衰退
PP2A	蛋白磷酸酶 2A		sdLDL	小的稠密低密度脂蛋白
PPARγ	过氧化物酶体增殖物激活受体-γ		SNP	单核苷酸多态性
			SPMs	特定促炎症消退介质
PPI	质子泵抑制药		TG	甲状腺球蛋白
PQQ	吡咯喹啉醌		TGF-β	转化生长因子-β
PS1	早老素 1		TNF-α	肿瘤坏死因子-α
PS2	早老素 2		TRH	促甲状腺激素释放激素
PSA	前列腺特异性抗原		Trp	色氨酸
PUFA	多不饱和脂肪酸		TSH	促甲状腺素
RAGE	晚期糖基化终末产物受体		oxLDL	氧化低密度脂蛋白
RBC	全血细胞计数		UARS	上气道阻力综合征
REM	快速眼动睡眠		VIP	血管活性肠肽
ROS	活性氧		VDR	维生素 D 受体

图书在版编目（ＣＩＰ）数据

终结阿尔茨海默病 ： 全球首套预防与逆转老年痴呆的个性化程序 / ［美］戴尔·E.布来得森著 ； 何琼尔译； 何裕民主审 — 长沙 ： 湖南科学技术出版社，2018.10（2024.8重印）

书名原文：The End of Alzheimer's

ISBN 978-7-5357-9948-7

Ⅰ. ①终… Ⅱ. ①戴… ②何… Ⅲ. ①阿尔茨海默病—诊疗 Ⅳ. ①R749.1

中国版本图书馆 CIP 数据核字(2018)第 199681 号

湖南科学技术出版社通过安德鲁·纳伯格联合国际有限公司北京代表处独家获得本书中文简体版中国大陆出版发行权。

著作权合同登记号：18-2018-007

上架建议：畅销·医学科普

ZHONGJIE A'ERCIHAIMO BING QUANQIU SHOUTAO YUFANG YU NIZHUAN LAONIAN CHIDAI DE GEXING HUA CHENGXU

终结阿尔茨海默病 ——全球首套预防与逆转老年痴呆的个性化程序

著 者：[美]戴尔·E.布来得森
译 者：何琼尔
主 审：何裕民
出 版 人：潘晓山
策划编辑：梅志洁
文字编辑：唐艳辉 陈一心
出版发行：湖南科学技术出版社
社 址：长沙市芙蓉中路一段 416 号泊富国际金融中心
网 址：http://www.hnstp.com
湖南科学技术出版社天猫旗舰店网址：
　　　　http://hnkjcbs.tmall.com
印 刷：湖南省汇昌印务有限公司
　　　　（印装质量问题请直接与本厂联系）
厂 址：长沙市望城区丁字湾街道兴城社区
邮 编：410299
版 次：2018 年 10 月第 1 版
印 次：2024 年 8 月第 21 次印刷
开 本：710mm×1000mm　1/16
印 张：20
字 数：250 千字
书 号：ISBN 978-7-5357-9948-7
定 价：59.00 元